Teaching and Learning with Infants and Toddlers

Where Meaning-Making Begins

与0—3岁婴幼儿一起学习

支持主动的意义建构者

［美］玛丽·简·马圭尔-方／著
（Mary Jane Maguire-Fong）

罗　丽／译

中国轻工业出版社

图书在版编目（CIP）数据

与0—3岁婴幼儿一起学习：支持主动的意义建构者／
（美）玛丽·简·马圭尔-方（Mary Jane Maguire-Fong）著；
罗丽译. —北京：中国轻工业出版社，2020.8（2025.1重印）

ISBN 978-7-5184-1289-1

Ⅰ. ①与… Ⅱ. ①玛… ②罗… Ⅲ. ①婴幼儿－哺育
②婴幼儿－早期教育 Ⅳ. ①R174 ②G61

中国版本图书馆CIP数据核字（2019）第288518号

版权声明

责任编辑：王慧超 张天怡 责任终审：杜文勇
策划编辑：高 君 责任校对：刘志颖 责任监印：吴维斌

出版发行：中国轻工业出版社（北京鲁谷东街5号，邮编：100040）
印 刷：三河市鑫金马印装有限公司
经 销：各地新华书店
版 次：2025年1月第1版第3次印刷
开 本：710×1000 1/16 印张：21.25
字 数：195千字
书 号：ISBN 978-7-5184-1289-1 定价：65.00元
读者热线：010-65181109
发行电话：010-85119832 010-85119912
网 址：http://www.chlip.com.cn http://www.wqedu.com
电子信箱：1012305542@qq.com
版权所有 侵权必究
如发现图书残缺请拨打读者热线联系调换
242246Y1C103ZYW

北京市教育委员会 2020 年度社科计划一般项目"托育机构照护质量对 0—3 岁婴幼儿发展的影响研究"（项目编号：SM202010028009）的阶段性研究成果

译 者 序

生命最初的 1000 天是个体大脑发育的最关键时期，同时也是人的一生中投资回报率最高的阶段。由美国早期教育专家玛丽·简·马圭尔-方（Mary Jane Maguire-Fong）教授撰写的《与 0—3 岁婴幼儿一起学习——支持主动的意义建构者》（*Teaching and Learning with Infants and Toddlers: Where Meaning-Making Begins*）一书系统而深入地探讨了 0—3 岁婴幼儿的学习与照护。基于集体照护的视角，作者在书中强调了作为主动的意义建构者的 0—3 岁婴幼儿是在动态的关系系统中学习和发展的，每天的经历都会影响他们身心的发展，而且婴幼儿和照护者之间的关系塑造着其正在发育的大脑。作者引领读者从广义上理解婴幼儿的课程，把游戏、照护常规、对话和互动视为教与学的关键时刻，注重对婴幼儿学习环境和日常经验的规划。全书包括三大部分，第一部分（第一章至第四章）聚焦婴幼儿的学习方式，结合最新科学研究阐述了婴幼儿惊人的学习能力以及受意大利瑞吉欧·艾米莉亚（Reggio Emilia）学前教育项目启发的反思性教学取向；第二部分（第五章至第九章）关注婴幼儿的学习内容，详细介绍了婴幼儿学习在情绪情感、社会性、动作、认知以及语言领域的核心经验；第三部分（第十章至第十四章）探讨前两部分内容在集体照护实践中的应用，涉及支持照护关系的政策、作为探索与学习环境的游戏空间、引发乐趣和学习的照护常规、尊重式对话与指导以及分享婴幼儿的学习故事。

本书兼具科学性和实用性。作者博采众长，在书中融入了教育学、心理学、医学、公共卫生学等学科权威专家、学者的教育理念和实践经验，并把经典理论基础、实证研究成果、生活实例和案例剖析巧妙地交织在一起，同时从理论层面和实践层面上"授人以渔"。本书不仅有助于家长和相关从业人员理解"教"与"学"对于 0—3 岁婴幼儿意味着什么以及看上去是什么样子的，还能在如何设计婴幼儿照护机构、计划课程、评估学习、与家长合作等方面启迪职前人员和在职从业人员。

身为一位教育科研工作者，同时也是一位婴儿的母亲，我对 0—3 岁婴幼儿的保育和教育很感兴趣。我在美国留学时久仰本书作者和三位推荐专家的盛名，因而很欣喜自己能担任本书的翻译工作。在数月翻译期间，我经历了从"孕妈"到"宝妈"的角色转变。对我来说，翻译此书的过程是一段美好的学习旅程，让我对 0—3 岁婴幼儿有了全新的认识，指导并不断反思自己的育儿实践。如今在与女儿的互动中，我习惯于把她的动作、表情、声调、言语等与本书中相对应的内容联系起来，以便更好地解读她对周围世界的探索以及正在发生的学习，同时运用本书所提供的专业性知识和智慧来帮助自己努力成为女儿建构意义旅程的支持性伙伴。可以说，本书已然成为我开展相关研究和育儿实践的必备资源。

在译作出版之际，感谢中国轻工业出版社引进了这本书，感谢家人对我翻译工作的全力支持，感谢万千教育编辑部高君女士的辛勤付出和对译作提出的建设性意见。

限于自己的水平，译文中难免存有疏漏、不当之处，恳请读者朋友批评指正。

罗　丽

2019 年 12 月

原书推荐序 1

我很高兴被邀请为这本在婴幼儿照护领域极具价值的新书写序。我个人认为，这本书能让我的工作变得更轻松，因为它的内容完美地对应了"0—3岁婴幼儿照护项目"（Program for Infant/Toddler Care，缩写为PITC）的理念，该项目多年前由我创办并管理到现在。从本书对婴幼儿大脑发展的清晰阐释到对反思性婴幼儿照护的醍醐灌顶式的描述中，我已能预见，我将频繁地把它作为重要资源。

本书呼吁婴幼儿照护者反思自己的实践，不管是在家庭还是集体照护环境中。在意大利瑞吉欧·艾米莉亚学前教育项目教师所开展的鼓舞人心的工作的启发下，作者邀请读者把婴幼儿照护视为一个关系系统，在这个系统里，每个参与者，即婴幼儿、家庭成员、教师，都喜欢并关心彼此，愿意接受惊喜，也坚信自己能够向他人学习。

当前，婴幼儿照护领域正在发生一场课程改革，其中最重要的课程要素不再是上课和教案，而是规划能够让学习发生的环境和活动。本书从婴幼儿的角度阐明了学习是什么，并让婴幼儿教师回答一些关键问题，比如"婴幼儿教学看起来是怎样的？我们怎么知道他们在学习呢？"

正如瑞吉欧·艾米莉亚的卡丽娜·里纳尔迪（Carlina Rinaldi，2006a）所建议的，如果我们聆听婴幼儿，他们就将向我们表达他们的想法。通过使用婴幼儿照护中心的例子，作者描述了教师和家长如何对婴幼儿进行有意识地观察、倾听和记录，并反思和研讨如何进一步提供支持来促进他们的学习。

本书在婴幼儿课程方面给予我们很多启示，比如要让婴幼儿参与一日常规、提供能让婴幼儿投入的游戏环境、鼓励开展有意义的对话和互动等，并提供了一个以多种方式使用档案记录的框架，即课程计划、学习评价、促进家长参与，以及让更多的人"看见"婴幼儿的学习。

让我感到很高兴的是，本书如此强烈地尊重婴幼儿早期经验的重要性。我认为，这本书给美国西部教育集团（WestEd）的"为了我们的孩子而战"（For Our Babies Campaign）增加了论据。对为婴幼儿争取更好待遇而奋斗的倡导者们来说，本书是资源宝库；对政策制定者来说，本书是参考资料，提供了很多关于如何更好地照护婴幼儿的详细实例；对试图解释"婴幼儿普适性标准"（universal standards）等复杂概念的人士来说，本书也是一种有益资源。通过呈现婴幼儿的特点，本书或许能帮助标准研制者深思熟虑地制定标准，以防"把孩子和洗澡水一起从澡盆里泼出去"。

基于婴幼儿发展、心理学和神经科学的重要研究，作者邀请大家反思，当与婴幼儿一起工作时，教与学意味着什么。在此过程中，作者把"课程"定义为婴幼儿、家长、教师、（如果做得好）甚至社区创设学习环境的动态过程。如果大家都能够关注本书，那么婴幼儿照护事业将更加完善。

——J. 罗纳德·拉利（J. Ronald Lally），教育博士，
美国西部教育集团儿童与家庭研究中心、
"0—3 岁婴幼儿照护项目"的联合主任

原书推荐序 2

在 20 世纪 50 年代，我开始研究新生儿。我和其他研究者均认为，新生的婴儿不仅仅是"小肉球"。我们有很多地方要向新生儿学习，事实也证明，他们可以教给我们很多东西。通过他们的活动、条件反射、肤色、感知觉以及社会性反应，婴儿向我们表明他们从一出生就做好了与我们交流经验的准备，并引导我们了解如何支持他们的发展。本书揭示了婴幼儿与照护者之间的微妙互动，照护者以多种途径影响婴幼儿的经验，而婴幼儿反过来又改变照护者的行为。事实上，新生儿对父母声音的反应（如婴儿转身朝向父母）让父母觉得婴儿已经认识他们了，且从这一刻起，人们获得了成为父母的不可缺少的勇气。正是这种双向的互动与交流塑造了父母与婴儿的经验，促进了他们都向对方学习。这种互动在婴儿出生之前就开始了，因为我们现在已经知道，胎儿也有听力，可以从他们在子宫里听到的刺激中学习。

随着越来越多的婴幼儿母亲进入职场，关系必须拓展到家庭的围墙之外，包括教师和从事家庭支持工作的专业人员。为了探索教师和家庭支持工作人员如何与父母一起了解婴幼儿，作者借鉴了我于 1991 年创办的"触点中心"（Touchpoints）以及我针对儿童发展撰写的《触点》（*Touchpoints*）丛书中的第一本。作者认为，婴幼儿、家长以及与他们一起工作的人士共同形成了一个动态的系统，即"三角关系"，并探索了"与婴幼儿一起工作时，教与学意味着什么"这一问题。

我希望，通过阅读本书，你将领会到婴幼儿是有能力的，教师在与婴幼儿一起工作时能够享受探索教与学之间相互作用的乐趣。婴幼儿向我们学习，与此同时，我们也要向他们学习。在这本书中，你还将学会使用多种方法来帮助婴幼儿及其父母缓减在某些失控时刻体验到的压力，并帮助他们实现平衡，为自己的成就感到自豪。

——T. 贝里·布雷泽尔顿（T. Berry Brazelton），医学博士，
美国哈佛医学院荣誉教授、布雷泽尔顿触点中心、波士顿儿童医院的创始人

前　言

　　婴儿从出生那一刻就开始了学习，借用科学家埃德·特罗尼克（Ed Tronick）和杰罗姆·布鲁纳（Jerome Bruner）的话，他们正在"建构意义"。本书的主题就是关于婴幼儿如何建构意义以及我们应该怎样去支持他们。卡丽娜·里纳尔迪（2006a）解释道，儿童"从出生那一刻起就开始寻找意义……并贯穿他们的一生……在寻找意义的旅程中，我们应该成为他们的伙伴"（p.21）。对于接纳这个观点的人来说，本书就是指南，阐述了婴幼儿如何学习、学习什么，以及怎样支持他们的学习。

　　本书分为三大部分。第一部分旨在探索"婴幼儿如何学习"。结合发展心理学和神经科学领域的发现，以及在教育和心理健康方面的实践，第一部分邀请读者探讨有关婴幼儿如何建构意义的研究。基于杰罗姆·布鲁纳、T. 贝里·布雷泽尔顿、彼得·福纳吉（Peter Fonagy）和埃德·特罗尼克的研究，第一章介绍了作为动态关系系统的婴幼儿照护；第二章探讨了婴幼儿的大脑如何在关系中发展，采用了布鲁斯·佩里（Bruce Perry）研制的框架以及丹尼尔·西格尔（Daniel Siegel）研究中的概念；第三章从婴幼儿的角度来探讨知识，包括婴幼儿如何通过文化视角进行学习，并为读者"命名"婴幼儿的学习提供了词汇。芭芭拉·罗戈夫（Barbara Rogoff）、路易斯·德曼－斯帕克斯（Louise Derman-Sparks）和珍妮特·冈萨雷斯－梅纳（Janet Gonzalez-Mena）的想法和见解为这一章提供了依据；受到意大利瑞吉欧·艾米莉亚学前教育项目中教师工作的启发，第四章对"反思性计划循环"（reflective planning cycle）进行了概述。

在此基础上，第二部分旨在探索"婴幼儿学习什么"，并介绍了社会性、情绪情感、认知、动作和语言发展等领域中的婴幼儿研究，特别是 T. 贝里·布雷泽尔顿、埃德·特罗尼克、艾米·皮克勒（Emmi Pikler）、艾莉森·高普尼克（Alison Gopnik）、凯伦·温（Karen Wynn）、帕特里夏·库尔（Patricia Kuhl）的研究。从第五章至第九章，每章介绍一个婴幼儿发展领域，同时强调其核心工作，即婴幼儿建构意义的方式。

第三部分着眼于如何把上述知识应用到高质量婴幼儿照护机构及家庭托儿所的设计中。第十章介绍了婴幼儿集体照护中的三个必要实践，这些实践的灵感来自耶里·珀尔（Jeree Pawl）、J. 罗纳德·拉利和彼得·曼焦尼（Peter Mangione）的工作，也融入了伊丽莎白·琼斯（Elizabeth Jones）、路易斯·托雷利（Louis Torelli）和贝弗·博斯（Bev Bos）等人的观点；第十一章描述了如何规划作为学习环境的游戏空间；基于玛格达·嘉宝（Magda Gerber）、艾米·皮克勒和埃琳·萨特（Ellyn Satter）的观点，第十二章描述了如何制定尊重式的照护常规，让婴幼儿成为积极的参与者；第十三章探索了如何使用尊重式的对话帮助婴幼儿学会协商冲突，体验交朋友和维持友谊的乐趣。本章也探讨了如何支持经历过重大创伤事件的婴幼儿。为了提高公众对婴幼儿学习重要性的认识，本书最后邀请大家以视觉叙事（visual narrative）的方式分享婴幼儿学习的故事，"视觉叙事"这一概念改编自意大利瑞吉欧·艾米莉亚学前教育项目中的教师工作。

本书的灵感来源于我的许多教师和同事，我希望这本书能见证他们的智慧和善良。伊丽莎白·琼斯开阔了我的眼界，她是第一位把观察儿童作为课程调整手段的学者。埃米·沃纳（Emmy Werner）让我重视儿童学习的文化背景。J. 罗纳德·拉利和彼得·曼焦尼帮我建构了对婴幼儿课程和反思性教学方式的广义理解。T. 贝里·布雷泽尔顿和埃德·特罗尼克增强了我对婴幼儿建构意义的理解的复杂性和一致性。克里斯蒂·勃兰特（Kristie Brandt）

和莫琳·圣约翰（Maureen St. John）为我在婴幼儿与父母心理健康领域的学习提供了平台。贝弗·博斯向我和我的孩子们展示了游戏作为学习环境的深远影响。我的许多同事都为本书做出了贡献，包括梅里尔·费瑟斯通（Merrill Featherstone）、玛丽安娜·派拉里奥（Mariana Pilario）、朱莉娅·帕拉西奥斯（Julia Palacios）、安妮·克雷斯（Anne Kress）、黛安娜·克伦威尔（Diane Cromwell）、乔特·李（Joette Lee）、玛吉·佩雷斯·塞瑟（Margie Perez Sesser）、玛莎·佩拉尔塔（Marsha Peralta）、多尼斯·艾科恩（Donis Eichhorn）、洛兰·乔（Lorraine Chow）、玛丽·琼斯（Marie Jones）、贝蒂·布莱兹（Betty Blaize）、玛塞拉·克拉克（Marcela Clarke）、贾尼斯·凯泽（Janis Keyser）和安妮·怀特（Annie White）。感谢爱德华·方（Edward Fong）、玛丽亚·马圭尔-方（Mariah Maguire-Fong）、瑞恩·马圭尔-方（Ryan Maguire-Fong）、凯西（Kathy）和基思·纳尔森（Keith Nelson）、罗伯特·苏胡（Robert Soohoo）、克里斯廷·纳尔森·斯莱坦（Kristin Nelson Sletten），以及高度负责的编辑玛丽·埃伦·拉卡达（Marie Ellen Larcada），他们多次慷慨地审校本书的草稿，并给予我建议，我深表感谢！赋予本书生命的是一系列故事，这些故事由美国河流学院儿童中心（American River College Children's Center），以及迪克森、麦迪逊、戴维斯和金城的移民婴幼儿中心（Migrant Infant Centers）里的婴幼儿、家长、教师和支持人员提供，我将永远地感激他们！

目　录

第一部分　婴幼儿如何学习

第一部分

婴幼儿如何学习

　　本书包括三个部分，第一部分主要探讨婴幼儿如何学习。其中，第一章介绍了婴幼儿作为主动的意义建构者，他们对周围的世界进行探索；第二章描述了在关系的背景下，婴幼儿大脑的发育；第三章从婴幼儿的视角出发探讨知识；第四章阐述了一个适合婴幼儿学习方式的课程取向。受意大利瑞吉欧·艾米莉亚学校的启发，这一章也介绍了反思性的教学方式。

第一章　婴幼儿是主动的意义建构者

我们在婴儿摇篮里看到的是有史以来最伟大的心灵，是宇宙中最强大的学习机器。（Gopnik，Meltzoff，& Kuhl，1999，p.1）

婴幼儿是天生的学习者。他们一出生就具备了多种技能，特别适合探索周围的世界。这种如饥似渴地探索和学习的生物学能力打破了人们长期以来认为婴幼儿缺乏思考、聆听、观察和感知能力的观念。数个世纪以来，科学家和哲学家一直将婴幼儿描述为"受到一系列无意义且令人困惑的刺激轰炸的无助的对象"。在不同的历史时期，婴幼儿被描述为"知识的被动接受者""像藤上成熟的西红柿一样成熟的产物"，或者是"被经验塑造的小肉团"。研究婴幼儿的新方法和新技术揭示了截然不同的婴幼儿形象，他们积极地感知、看和听，将接触到的环境变得有意义。

许多人或许没有注意到，健康的新生儿虽然还不具备完备的视力，但他们非常善于区分母亲的脸和陌生人的脸（Pascalis，de Schonen，Morton，Deruelle，& Fabre-Grenet，1995）。研究表明，新生儿更喜欢看人脸，而不是没有生命的物体（Farroni，Johnson，Menon，Zulian，Faraguna，& Csibra，2005），并且对面部表情的细微差别也很敏感。他们直视人脸的时间要比避免眼神交流的时间长得多（Farroni，Massaccesi，Pividori，& Johnson，2004）。他们能够区分快乐、悲伤和惊讶的面部表情（Field，Woodson，Greenberg，& Cohen，1982），更喜欢注视快乐的人脸，而非不露声色的或令人恐惧的人脸（Rigato，Menon，Johnson，Faraguna，& Farroni，2011）。他们甚至可以被引导模仿面部表情，比如噘嘴或吐舌头（Meltzoff & Moore，1983）。

新生儿可以在不同的语言表达中区分短语和音调（Nazzi，Floccia，& Bertoncini，1998）。相比低沉的声音，他们更喜欢高音（Nugent，Keefer，Minear，Johnson，& Blanchard，2007）。他们对语言的觉察能力如此之强，甚至能够区分两个几乎相同的语音“ba”和“pa”的细微差别（Eimas，Siqueland，Jusczk，& Vigorito，1971）。他们的嗅觉也同样敏锐，曾有研究详细地描述了新生儿如何区分母亲和陌生人的气味（Porter & Winberg，1999）。简而言之，儿童从出生起就具有强大的能力，能够觉察和区分大量与人有关的感知觉信息。

婴幼儿是天生的研究者

研究表明，婴幼儿积极地探索周围的世界并从中建构意义（Committee on Integrating the Science of Early Childhood Development，Board on Children，Youth，and Families，National Research Council，2000；Gopnik，2009；Nugent et al.，2007；Rochat，2009）。他们的感官系统已经准备好探索新奇的、有趣的、信息丰富的一切。研究者艾莉森·高普尼克（2009）将婴幼儿的思维与成人的思维进行比较，阐释婴幼儿的知觉有别于成人。婴幼儿有一种独特的能力，他们能够瞬间收集大量的信息。这种能力意味着婴幼儿一次能够专注于多件事，而成人知觉的特征是一次仅能专注于一件事。婴幼儿能够在研究周围的世界，以及与人、物的互动中收集和组织广泛的信息，并赋予其意义。

研究发现：婴幼儿收集信息的能力令人惊讶

在短短的人生前三年中，婴幼儿建构了大量的知识。这怎么可能呢？科学家兼研究者艾莉森·高普尼克（2009）认为，婴幼儿能以独有的方式察觉周围的一切。她解释道，婴幼儿有能力瞬间从大量资源中收集广泛的信息。这种能力是成人所没有的，成人更容易将注意力集中于环境中某个特定的部分以执行某个计划。婴幼儿有成人为他们执行计划，所以他们没有必要缩小知觉范围。婴幼儿能够注意到大量的信息，收集和评估其意义，并将其组织起来，这是一种不同于成人的知觉模式。高普尼克通过把婴幼儿比作灯笼，把成人比作聚光灯，来解释这一差别。灯笼会把光投射在呈现出弧形的周边空间上，而聚光灯聚焦光的范围更窄。正是这种在任何时刻都能认真地关注广泛信息的能力，使得婴幼儿可以注意和辨认周围环境中的很多小细节，在一段相对短的时间内获得大量的知识。

婴幼儿注意并积极地收集信息，同时他们也积极地传递（即交流）信息。审视"反思：解读婴儿"中的照片。婴儿扬起眉毛时传递了什么信息？睁大眼睛或者眉头紧锁时又传递了什么信息？嘴唇如何表达感觉或意图？与转移目光相反，凝视意味着什么？手臂或手掌的动作如何发出后退或靠近的信息？明亮的眼神传递着什么信息？早在婴幼儿会说话之前，他们就开始用肢体进行交流。

- 身体姿势。
- 手势。
- 面部表情。
- 反应时间。
- 眼神交流，即回避或持续注视。
- 发声。

婴儿从出生的那一刻起就在积极地与照护者进行双向交流。

想一想，当婴幼儿对你微笑时会发生什么。你忍不住要回以微笑，这就会促使婴幼儿更多地微笑，反过来也会促使你做出回应。或者，婴幼儿的微笑变成了一种探询的表情。最有可能的是，你皱起眉头的样子和婴幼儿很像。无论是成人还是婴幼儿，每个人每时每刻都在解读、回应和调整自己的行为，这是一种回应对方行为和表情的功能。这种互动关系会影响婴幼儿的学习内容和学习方法，因为一方的行为和感受会影响和改变另一方的行为和感受（Tronick，2007）。

案例 1.1　意义建构：玛丽亚的一餐

一位教师听到了躺在附近摇篮里的 3 个月大的玛丽亚的哭声，她看了看手表，点点头，对这个小婴儿说："是的，差不多就是这个时间，我知道你很快就要醒了。"她朝着玛丽亚的摇篮走过去。玛丽亚感觉到一双温柔的手把她环抱在怀里。尽管饿了，但她的哭声渐渐停了，她平静了下来。她看到一个物体逐渐接近她，并闻到香味。这种气味使她充满了对美好事物的期待。随着她的下嘴唇被轻轻地碰了一下，她张开了嘴。她的嘴唇找到了奶嘴，并开始吮吸。在一阵吮吸之间，她停了下来，凝视着在她上方的那张面带微笑的脸。她看着教师，教师也看着她，她听见教师对她说："嗨，玛丽亚，你饿了对吗？你还想多吃点吗？我很高兴你看着我。你看到了什么？"几分钟过后，她开始打瞌睡，吮吸的节奏和肚子里的饱腹感催人欲睡。教师把她抱到摇篮里，帮她盖上被子，轻轻地对她说："小宝宝，快睡吧。"

案例 1.2　意义建构：马里奥的一餐

3 个月大的马里奥在摇篮里哭泣。旁边的一位教师看了看手表，并说道："哦，不，怎么这么快？他只睡了一个小时就醒了。如果他醒了，我什么事情也做不了。"她瞥了一眼同事，说："我不会理他的，就让他一直哭吧。"马里奥的哭声越来越大。"你最好去管管他，"同事提醒她，并递给她一个加热了的奶瓶，"他会把其他人吵醒的，到时候我们就真的有麻烦了。"教师看了眼时钟，朝马里奥的摇篮走去，边走边说："我的休息时间结束了。好吧，我来了，不要哭了。"她把马里奥抱起来，马里奥的哭声减弱了。"你已经知道可以通过哭泣来得到你想要的东西了，对吧？这个不会持续太长时间。"教师把奶嘴塞到马里奥的嘴里，马里奥的身体转向其他地方，教师则继续与同事交谈。马里奥开始吮吸，盯着教师看，但是教师的脸转过去了。随后，马里奥目不转睛地看着墙，过了一会儿，奶嘴从他嘴里掉了出来。教师再次把奶嘴塞到他的嘴里，他不舒服地扭动起来，拱起背，并把奶嘴吐了出来。他听见教师对他说："你不想吃了吗？好吧，那就别吃了。"他开始哭泣。教师把他放回摇篮，说道："你最好能明白，你不能总是随心所欲。"

反思：解读婴儿

研究每张照片。你注意到了什么？婴儿通过表情或姿势告诉了你什么？是否传递了信息？如果有，用语言表达你认为婴儿要传递的信息。当你看照片时，你看到和感觉到了什么？然后，思考是什么行为或表情向你传递了这样的信息，婴儿的身体姿势、注视方向、面部表情，还是手臂的位置或弯曲的状态？婴儿如何与你交流并传递充满情感、渴望或意图的信息呢？在这么小的年纪，这怎么可能呢？

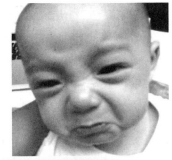
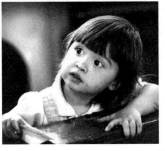

反思：玛丽亚和马里奥的一餐

回顾案例 1.1 和案例 1.2 中的两个案例，它们都描述了婴儿在集体照护环境中的进餐经历。从婴儿的角度来思考这两个案例，并将玛丽亚与马里奥的经历进行比较。试想一下，如果这样的照护是日复一日的常规，那么婴儿学习到了什么呢？

婴幼儿不仅向他人传递信息，还会在观察周围人时接收到丰富的信息。他们用眼睛、耳朵、嘴巴、皮肤和鼻子来获取别人的信息。他们能察觉细微的行为，比如声音的感染力或强度、手势、眼睛凝视的方向。随着时间的推移，婴幼儿对他人行为的解读逐渐形成一种预期模式。他们学会预料反复出现的行为、事件和态度。婴幼儿的形象，即新信息的主动寻求者、信息的组织者、建构周围世界知识的研究者，改变了我们对他们及其照护的认识。

婴幼儿在日常照护中所获得的不同体验导致他们的了解内容也大不相同：

- 有的婴幼儿体验了被温和以待，而有的婴幼儿体验了触摸带来的疼痛感，并感到粗糙和痛苦。

- 有的婴幼儿的哭声得到了回应，并传递"当我需要帮助时，我擅于寻求帮助"等信息，而有的婴幼儿的哭声被忽视或引发尖锐、愤怒的责骂，并传递"我不擅于满足自己的需求"等信息。

- 有的婴幼儿得知"我是一个好的交流者，别人会倾听和回应我，我将更多地与他人沟通"，而有的婴幼儿觉得"我不是一个好的交流者，所以我以后会减少与他人沟通"。

- 有的婴幼儿认识到进餐是和谐的，而有的婴幼儿认为进餐是紧张的、唐突的、令人不舒服的。

婴幼儿主动地学习照护者的行为和态度。他们能吸收照护者看待他们、抚摸他们、与他们交谈的方式。这些经验随着时间的推移不断重复，逐渐形成一种预期模式，影响婴幼儿对自己与他人关系的认知，是婴幼儿建构"世界地图"的基石（Gopnik，2009）。婴幼儿使用这些"地图"航行于之后的经历中。这样，在一日照护中，婴幼儿积极地组织自己与他人关系的经验。可见，婴幼儿的照护者对婴幼儿认识世界的方式影响深远。

婴幼儿的学习：一个动态系统

婴幼儿的学习方式可以被描述为一个动态系统。例如，可以把婴幼儿大脑对行为和态度的"蚀刻"，比作雨滴一滴接一滴地落在平坦的干沙地上的同一地点（Thelen & Smith，2006；Tronick，2007）。当第一滴水滴落在地面上时，凹痕就开始形成了。逐渐地，这个凹痕变成了一条水渠。当更多的雨滴落下时，这条水渠变得更深。附近的雨滴也开始汇集到这条水渠中，水渠不断地变深。久而久之，一个小小的凹痕变成了一条深深的水渠，一股洪流由此涌出。

雨水周而复始地滴落，把一片平坦的、相连的土地变成了复杂的、高低起伏的丘陵和山谷。在多次降雨之后，山谷变得更深，丘陵变得更高，与此同时，地形逐渐稳定下来。虽然地形依旧会发生变化，但是非常缓慢，而且早期形成的地貌不易改变。

这个例子解释了动态系统理论（dynamic systems theory）的核心观点。当把它应用于人类发展时，该理论表明，儿童是在动态变化的过程中成长的，每天的经历都会影响他们身心的发展。

反思：时刻把婴幼儿或日程安排放在心头

心理学家耶里·珀尔（2003；Pawl & St. John，1998）告诫人们，不要仅凭完成的事情来衡量婴幼儿照护机构和家庭支持项目的工作价值，即在列有换尿布、进餐、午睡等任务的作息安排表上打钩。她主张将重点从

"做了什么"转移到"如何做"上，并劝告人们，在照护婴幼儿时，"你做了什么和你怎么做一样重要"。在阅读下面这个婴幼儿照护中心的案例时，请你反思这一建议。

观察

婴幼儿照护中心的主任会定期走出办公室，以流水线的方式快速地为教室里的每个婴幼儿换尿布。在换尿布时，她很少或根本不与婴幼儿进行眼神交流或语言沟通，有时她会与附近的成人交谈，但很少与婴幼儿交流。

解读

在这个场景中，婴幼儿更多地被看作客体还是主体呢？你认为，这位中心主任是如何看待自己的角色的？你认为，她如何评价这个中心的照护质量呢？请将这个案例与耶里·珀尔的建议结合起来思考。

婴幼儿是主体而非客体

在这个动态的系统中，婴幼儿是自身发展的主角。这意味着，他们是积极的主体，他们收集信息并将信息传递给他人，所有与他人的互动都会影响他们的发展。他们并非被动的客体，只能简单地对他人的行为做出反应。通过与照护者的互动，他们积极地参与。婴幼儿专家玛格达·嘉宝和她的导师艾米·皮克勒是拥护婴幼儿主体权利的最重要的倡导者。玛格达·嘉宝是国际知名的美国婴幼儿保教者资源机构（Resources for Infant Educarers，缩写为RIE）的创始人，艾米·皮克勒是匈牙利布达佩斯市著名的孤儿院——皮克勒机构（Pikler Institute）的创办人。下面这句话引自皮克勒博士（1994），展现了其关于尊重式照护的理念："我们永远都不应该机械地对待儿童，永远都不应该像对待无生命的物体那样对待儿童，不论儿童多么小。"（p.20）他们主张密切地关注婴幼儿回应和游戏的方式，把婴幼儿细微的表情解读为交流，提倡不要打断婴幼儿的游戏，为婴幼儿自由探索提供充足的时间和空间，并把婴幼儿的游戏和探索视为他们身心健康发展的核心要素。

反思：你对于婴幼儿的认识

你对于婴幼儿的认识是怎样的呢？你倾向于如何看待婴幼儿呢？

- 积极的学习者？还是被动的学习者？
- 有能力的？还是没有能力的？
- 拥有丰富的学习能力？还是缺乏学习能力？

你对于婴幼儿的认识如何影响你与婴幼儿之间的关系呢？

我们评估婴幼儿照护质量的方式与我们关于婴幼儿的认识直接相关。如果婴幼儿仅仅被视为需要照护的对象，那么我们通过衡量效率、便利性和成本效益就可以评估质量。例如，我们可以记录作息安排表中的换尿布、供应餐点、午睡等任务，以及架子上玩具的数量、师幼比等。然而，在这些评估指标中，我们忽视了婴幼儿的主观体验，即婴幼儿的感受、想法和学习。当用任务和日常安排去衡量照护质量时，我们就忽略了换尿布时婴幼儿的体验、他们是否喜欢照护者提供的食物，以及他们在难过时如何得到抚慰等评估照护质量的指标。在集体照护中，婴幼儿作为主体的体验应该成为评估照护质量的一个主要因素。

婴幼儿被安置于各种照护环境中。许多家长在家里照护婴幼儿，而有些家长在工作时需要其他人来照护婴幼儿，通常指集体照护环境。例如，有些婴幼儿和其他年幼的儿童组成一个小组，在某个人的家里接受照护，即家庭托儿所；有些婴幼儿则在家庭以外的环境里接受照护，如儿童中心、儿童照护中心、幼儿学校或者（仅针对婴儿的）婴儿照护中心。

三角关系

不论婴幼儿在哪个环境中接受照护，照护机构都包括三个参与者，即婴幼儿、家长和照护者。在本书中，婴幼儿时期是指儿童从出生到 3 岁这个阶段，这与全美幼儿教育协会（National Association for the Education of Young Children）的定义一致（Copple & Bredekamp, 2009）。本书用"婴幼儿"一词指 0—12 个月大的婴儿和 12—36 个月大的学步儿。"家长"是指那些在婴幼儿的家里承担主要照护责任的人，包括亲生父母或养父母、祖父母、叔叔或舅舅、姑妈或姨妈，或者婴幼儿的哥哥姐姐。

"教师"是指负责照护一群儿童的成人，这一定义与全美幼儿教育协会（Copple & Bredekamp, 2009）对教师的描述也是一致的。还有一些词语也被用来描述那些照护婴幼儿的专业人员，如照护者（caregiver）、教保人员（educarer, Gerber, 2002）、婴儿教保从业者（infant specialist）、家庭支持专业人员（family support specialist）或保育员（care provider）。当描述家长和专业人员都可以使用的策略时，我使用的是"照护者"一词。

集体照护环境中的个人共同形成了一个动态的关系系统（Thelen & Smith, 2006）。系统是指由相互联系的部分组成的复杂整体。在婴幼儿照护中，这个系统包括婴幼儿、家长，以及照护者（Malaguzzi, 2012; Rinaldi, 2006b）。每个参与者都与其他参与者相互联系，彼此之间建立关系。

如图 1.1 所示，婴幼儿、家长和教师形成一个三角关系，彼此相互影响（Tronick, 2007）。为了确保三角关系更加牢固，三方都要彼此信任，并向对方学习（Allen, Fonagy, & Bateman, 2008）。这种信任要建立在三角关系中的婴幼儿、家长、教师都彼此尊重和重视的基础上。牢固的三角关系有以下三个特征（Rinaldi, 2006b），即：

- 关心他人。
- 接纳好奇心。
- 相信自己能向他人学习。

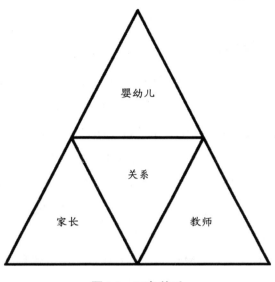

图 1.1　三角关系

在这个三角关系中，关心他人不只是照顾他人或被他人照顾，而是意味着关怀他人，并感到自己也被关怀。它还意味着，愿意走出我们熟知的范围，去思考我们未知的一切，愿意接纳意料之外的事情并相信我们能从彼此的身上获得学习。

从研究到实践：谁来照护婴幼儿

三角关系受社会经济发展的影响。随着国家经济的发展和繁荣，越来越多婴幼儿的母亲进入职场，她们在外出工作期间需要有人来照护她们的孩子。婴幼儿照护服务对家庭来说可能是昂贵的，其费用甚至高于幼儿园阶段的儿童教育。儿童年龄越小，照护费用越高，这主要取决于较高的师幼比。依据不同照护机构的规定，其师幼比会有所差异。但总体来说，如果把师幼比作为照护费用的一个衡量指标，那么婴幼儿照护确实要比其他年龄段的儿童照护花费更高。

婴幼儿：明智的投资

权威经济学家指出，资助为婴幼儿及其家庭提供服务的机构是明智的做法。诺贝尔经济学奖得主詹姆斯·赫克曼（James Heckman）用证据展现了为儿童早期发展进行投资所获得的经济效益（Heckman & Masterov，2007）。这些证据表明，当国家未投资婴幼儿保教事业时，整个社会的成本会上升而非下降。从长远来看，国家若未对儿童早期发展投资，就会在维持公民的健康、就业以及社会经济福利等方面花费更多。多项研究的数据显示，在学前期每投入 1 美元 [①]，将获得 7~16 美元社会收益。

经济学家（Heckman & Masterov，2007）简要地解释了这种成本节约："技能产生技能，学习产生学习。如果不对儿童早期发展的不利因素加以处理和应对，就会导致儿童随后的学业和社会交往困难。优势会累加，而劣势也是如此。"（p.447）我们为儿童奠定的学习基础越强，他们之后在学校的表现就会越好，从而在未来成为更高效的劳动者和更有责任心的公民，在生活中需要更少的补偿服务。随着时间的推移，儿童早期项目有利于减少成本，因为会有越来越少的儿童需要学校、社会福利、卫生保健或刑事司法体系所提供的高额补偿服务。拥有稳定和安全的童年生活的儿童，他们辍学、因贫困而接受政府资金援助、入狱或失业的风险更低。

保教一体

婴幼儿是教育连续体中的一部分。因而，公共政策必须把保育和教育相结合，以尽可能地支持所有儿童的健康成长和学习。在美国经济发展委员会（Committee for Economic Development，2002）的一份报告中，一个无党

---

① 1 美元约为 7.13 人民币（以实时汇率为准）。——译者注

派、非营利的组织建议重新界定"教育"，即"教育是一个过程，始于儿童出生，涉及儿童早期发展的各个方面，包括身体、社会性、情绪情感和认知发展等"（p.2）。这份报告总结道："我们背叛了民主价值观……如果我们不能践行伦理道德职责去维护所有婴幼儿的健康和幸福。"（p.2）一份研究综述（Committee on Early Childhood Pedagogy，Commission on Behavioral and Social Sciences and Education，National Research Council，2000）提出了一个正在形成的共识，即"家庭外的婴幼儿照护机构应该关注教育，包括入学准备，以及为婴幼儿安全的情绪情感发展和与他人（包括同伴与成人）建立良好关系提供保障措施和促进性环境"（p.25）。

一项关于儿童早期发展投资的同样令人信服的论证来自神经科学。儿童在出生时，其大脑还未完全发育好，支持个体一生学习的大脑结构是在婴儿期形成的。神经科学家和精神病学专家布鲁斯·佩里做了如下解释：

童年经历……创造了人。童年经历可以造就……灵活的、负责的、有同情心的、有创造力的成人……或者冲动的、咄咄逼人的、冷酷的、有反社会倾向的个体……我们必须意识到，童年不是一个被动的时期，事实上，它是个体一生发展中最关键的时期，因而，也是社会生活中最关键的时期。

婴幼儿学习什么？早期经验如何影响学习？大脑变得更强还是更弱？这些问题都取决于婴幼儿是如何被照护的，由此引发了一些关键问题：

- 谁来照护婴幼儿、在哪里照护、何时照护，以及照护者需要具备哪些资质、可获得哪些报酬？
- 以确保婴幼儿获得最佳学习的方式照护婴幼儿的真实成本是多少？
- 社会如何支付婴幼儿照护的真实成本（包括在父母工作时使婴幼儿获得家庭负担得起的、高质量的照护）呢？

随着越来越多的婴幼儿在家庭外接受照护服务，风险也越来越大。我们需要通过深思熟虑的讨论，找出上述问题的答案（Lombardi，2003）。在美国，61% 的 3 岁以下儿童的母亲身处职场，因而这些家庭中的儿童更有可能接受非家庭照护。就 1 岁以下婴儿而言，这个数字是 57%（U.S. Department of Labor，2014）。

在包括美国在内的许多发达国家中，婴幼儿照护者的薪酬都很低，并很少得到适宜的工作支持（Lombardi，2003；Whitebrook & Sakai，2004）。低薪酬使得照护服务的成本降低，婴幼儿更容易获得照护服务，然而，低薪酬也增加了接受低水平照护的风险（Helburn, Culkin, Morris, & Clifford, 1995）。在讨论谁来照护婴幼儿以及需要做好什么准备时，有三个问题交织其中：

- 质量——支持最佳学习的最佳照护。
- 薪酬——教师资质与合理的薪酬挂钩。
- 支付能力——合理的家庭支出。

通过比较第二次世界大战结束后意大利和美国在几年里的发展，我们可以发现上述问题对婴幼儿照护及家庭服务的影响。第二次世界大战之后，这两个国家都经历了快速的经济扩张，随着劳动力需求的增长，越来越多的婴幼儿母亲进入职场。然而，这两个国家的政策制定者采取了截然不同的做法（Lally，2001）。

在美国，公共政策制定者认为，婴幼儿照护完全是家庭的责任。美国采取的国家政策是要求政府为 5—6 岁及更年长的儿童提供教育资助。然而，随着美国经济的增长以及越来越多婴幼儿母亲进入职场，许多人呼吁联邦政府给贫困家庭的婴幼儿提供照护津贴。在经历一系列的总统否决后，最终通过的一项法律规定，政府拨出经费帮助低收入家庭支付婴幼儿的照护费用，给失业的家长提供现金援助直至他们独立就业。

这项资助非常具体，即在家长工作时提供儿童照护服务，但对照护的要求非常低，且很难确保儿童在接受照护服务时学习到有益的内容。照护通常被称为"日托"（day care）。受雇的照护者通常未受过专业训练，领取最低额的薪酬，且几乎没有任何相关经验。这种服务假借"日托"之名，不在教育范畴之内。

与此形成鲜明对比的是，意大利北部城市瑞吉欧·艾米莉亚的政策制定者也面临着类似的经济增长状况以及大量女性进入职场的现实。在战后的意大利，许多家庭正从可怕的战争废墟中走出来。为了避免让儿童生活在战争的阴影下，一群母亲通过销售战场遗留下来的主战坦克来筹集资金开办幼儿园（Barazzoni，2000；Ghirardi，2002）。在随后的几十年里，经过整个社会的不懈努力，由婴幼儿照护中心和幼儿园组成的大规模的城市管理系统应运而生，为0—6岁婴幼儿提供服务。

在教育家洛利斯·马拉古兹（Loris Malaguzzi）的领导下，这些早期服务机构把保育和教育结合起来，把儿童的受教育经验及其造福未来社会的可能性置于投资问题探讨的中心。由此出现的政府资助的儿童照护机构致力于确保婴幼儿获得家庭可负担得起的照护服务，儿童在这些机构中能得到照护和学习支持，并且机构中的教师受过培训，获得合理的薪酬（Ghirardi，2002；Lally，2001）。半个多世纪以后，瑞吉欧·艾米莉亚学前教育学校被誉为世界上最好的学校之一（Kantrowitz & Wingert，1991）。

在过去的半个世纪里，这两个国家中的婴幼儿的经验、家庭，以及为婴幼儿提供服务的教师均截然不同，一个国家把保育和教育区分开来，而另一个国家确保保育和教育结合在一起。在这一时期不断积累的科学研究数据清楚地表明，儿童从一出生就开始学习。美国国家研究院早期教育委员会（National Research Council Committee on Early Childhood Pedagogy，2000）的一份报告总结道："早在诞生之初，新生命就已经开始渴望学习了……健康的儿童一出生就成为积极的参与者……他们探索环境、学习交流、在较短的时

间内开始建构有关事物运作的想法和理论。"（p.1）

前所未有的大量妇女进入职场，带来了对儿童照护的迫切需求。加上有关儿童早期阶段为大脑发育和学习奠定基础的研究，给予政策制定者的启示是非常明确的（National Research Council，2000）：

社会早就应该意识到家庭外的关系对婴幼儿的重要性，要尊重那些在父母不方便时照护婴幼儿的人，为他们与所有婴幼儿建立稳定的、高质量的关系提供充足的报酬，不论婴幼儿家庭的收入如何以及他们有何种发展需求。（p.7）

回顾与展望

本书邀请你踏上一段探索婴幼儿的旅程，他们是强大的研究者，也是专心了解世界的意义建构主体。在整本书中，你将了解增进婴幼儿、家长和教师之间的三角关系的方法。每一章都呈现了基于科学研究的重要证据，并解释了如何把这些研究和发现应用到一日照护活动中。通过展示婴幼儿照护机构中的成功实例，请你思考，与婴幼儿及其家长一起进行教与学意味着什么。下一章将概述大脑的运作方式以及关系在大脑塑造中的关键作用。

第二章　关系塑造发育中的大脑

太多的婴幼儿……现在已长大成人，无法应对全球激烈的竞争。他们中有很多人已身为父母，但他们的大脑在童年早期没有准备好，因此他们也不能很好地培养自己孩子的大脑。如果现在不采取行动，我们很快就会陷入无法回头的境地，因为这个国家没有多少健康且受过良好教育的成人可以促进国家的长久强盛。（Brazelton & Sparrow，2013，p. xiv）

惠特曼（Whitman，1955/2005）在他的诗《有一个孩子向前走去》（*There Was a Child Went Forth*）中，描述了日常生活对儿童的影响。

有一个孩子每天向前走去，
他最初看见的东西，他就变成那东西。
那东西就变成了他的一部分，在那一天，或者那一天的某个时候，
或者几年，或者连续很多年。
那早开的紫丁香，会成为这个孩子的一部分，
那绿草，那红白相间的牵牛花和苜蓿草，以及那菲比鸟的歌声，
还有那三个月大的小羊羔，淡粉色的一窝小猪，小马驹和小牛犊，

谷仓地上或泥泞的池塘边那叽叽喳喳的小鸡一家，

池中好奇的鱼儿，以及那美丽迷人的湖水，

那池中的水草，优雅地摇曳着，

所有的这一切，都成为孩子的一部分。

这首诗捕捉了童年里平凡时刻的微妙力量。日常经历成为我们的一部分，起初是短暂的，但随着时间的推移或者伴随着强烈的情感，我们所体验过的景象、声音和气味就会留存在我们内心。就对儿童的持久影响而言，平凡的时刻变得非同寻常（Pawl，2003）。在本章中，我们将详细地探讨婴幼儿的日常经历如何影响他们正在发育的大脑结构。我们将探索照护者的触摸、表情、气味、手势、声音、态度和行为如何成为婴幼儿大脑的一部分，并"编织"进其尚在形成中且随后会持续一生的大脑结构。

新技术使得科学家能够观察大脑的内部，并在我们使用语言说话、阅读、做出道德判断，或产生同理心时探测大脑活动。这类研究扩展了我们对儿童发展和学习的理解。神经科学最重要的发现之一就是，刚出生的婴儿的大脑在很大程度上处于未开发状态，他们的大脑建构依靠经验。科学家（Committee on Integrating the Science of Early Childhood Development，Board on Children，Youth，and Families，National Research Council，2000）对这种现象做了如下描述：

大脑的发育与周围环境的输入密切相关，环境的输入塑造了大脑的结构。最初的照护者为儿童提供的环境对儿童各方面的发展有着深远的影响，包括从出生时的健康和智力到 5 岁时的入学准备。（p.219）

婴儿在出生时就准备好收集信息、组织信息、将信息存储在记忆中，并检索信息供日后使用。他们的眼睛、耳朵、鼻子、皮肤、肌肉和器官收集了丰富的信息，进而将其传递给大脑。尽管婴儿可能看起来无所事事，甚至是被动的，但他们的大脑在任何时间点都在处理大量的信息。高普尼克（2009）将婴儿称为"人类物种的研发部门"，并将他们的能力归因于婴儿大脑的独特功能：

婴儿的大脑似乎有特殊的功能，使他们特别适合想象和学习。相比成人，婴儿的大脑内部实际上联系得更紧密，有更多的神经通路。随着年龄的增长和经验的增加，我们的大脑会"修剪"那些较弱的、较少使用的通路，同时加强那些经常被使用的通路。仔细地观察婴儿大脑的"地图"，它看起来就像古老的巴黎，有许多蜿蜒曲折、相互连接的"小街道"。而在成人的大脑中，这些"小街道"已经被少数的、有效的、能够容纳更多交通的"林荫大道"取代。（p.11）

本章将探讨神经通路如何在婴幼儿的大脑中形成，以及它们如何使婴幼儿在短短 3 年的时间内完成如此多的事情。本章从婴幼儿的视角出发探讨知识，从而为之后各章奠定基础。

大脑发育的序列

大脑的发育需要很长一段时间，从怀孕后的几周直至青春期。在婴幼儿时期，大脑实际上还在建构中。新生儿的大脑约是成人大脑的 1/4 大。从出生到第一个生日，这种惊人的增长仍在继续（Schore，2002）。到 3 岁时，婴幼儿大脑的大小约达到成人的 90%（Perry，2002）。在童年早期之后，大脑的发育速度减慢。这种较慢的速度会持续到童年中期和青春期，成年期后速度明显下降。

佩里（Perry，2002）描述了大脑的四个区域。这些区域按照从下到上的层级顺序发展，这意味着大脑中最低的区域最先成熟，最高的区域最后成熟。从大脑的底部到顶部，组织结构愈发复杂，其工作也变得更加复杂。

　　大脑的底部是脑干（brainstem）区域（见图 2.1），它的上面是第二个区域——间脑（diencephalon）。在这上面是第三个区域，即边缘系统（limbic area）。第四个区域，也是最顶部的区域是大脑皮层（cortex）。这些区域没有明显的界线，也并非单独运作。每个区域都承担特定的重点工作，且与其他区域的工作密切相关，如收集、组织、解释、追踪和作用于来自体内和体外的感觉和运动信息。

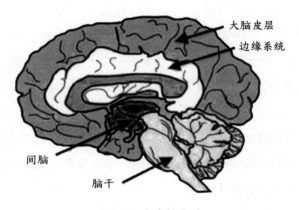

图 2.1　人类的大脑

　　脑干大约有 7.5 厘米长，不到 2.5 厘米宽，位于头骨底部。它是产前期大脑中第一个发育的区域。脑干连接脊髓和大脑，是大脑获取感觉信息的主要入口。因此，它管理着大脑与外部世界的联系，这是生存所必需的功能。出于这个原因，脑干在大多数婴儿出生时就已经发育得很好了。

　　除了是大脑获取感觉信息的主要入口之外，脑干还扮演着另一个重要的角色。它调节并维持着人体的生命系统，如血液流动、吞咽、消化、心率、睡眠—觉醒状态和体温。脑干不断地对这些功能进行调整，使身体适应体内外不断变化的条件。多亏了脑干，我们才能入睡和做梦、从黑暗的房间走出时遇见亮光会眯起眼睛、感受到一股冷空气时会颤抖，或者猛然听到爆炸声时会捂住耳朵（Perry，2002）。

尽管大多数婴幼儿在呼吸、血液循环、消化食物、排除废物或在感到疲劳时入睡等方面都没有问题，但是非常小的婴儿经常需要他人的帮助才能保持这些系统正常工作。通过轻柔地触摸、减少周围的噪声或有节奏的摇篮曲，照护者能够帮助婴幼儿调整脑干的工作，与婴幼儿一起调节发育中的大脑。

脑干的上方是间脑区域，在功能上与脑干紧密相连。间脑是婴幼儿大脑中的第二个发育区域，是大脑和脊髓之间的中继站。感觉和运动信息的多个来源汇聚于此，间脑是它们通过脑干进入大脑的第一站。间脑筛选信息，对其进行分类和组织，并将其发送到大脑的其他部位。正是在这里，婴儿根据自己的经历建构周围环境的"感官图"（sensory maps）。这些感官图帮助他们将正在体验的感觉联系起来，并把声觉与运动觉或视觉联系起来。例如，年幼的婴儿一听到房间外照护者的声音，就把头转向门的方向，期待照护者的到来。间脑区域中有一个强大的、豆子大小的结构，被称为"下丘脑"（hypothalamus）。这个微小的结构是大脑中的身体内脏控制中心，它使我们能够解释来自身体内外的感觉输入，并将饥饿、口渴、寒冷、疲劳、愤怒或悲伤等信号传送给大脑中引发哭泣、手势或动作的区域（Perry，2002）。

间脑上方是边缘系统。边缘系统拥有组织和激发情感的结构，提醒我们注意有益或有威胁的刺激。这使得它成为处理、解释和整合情感的关键区域。边缘系统帮助我们理解他人，因为我们正是从这里组织和传递非言语的社交信号（social cues），如手势和眼睛凝视的方向。边缘系统具有对学习过程至关重要的结构，它接收短时记忆，并将其转化为长时记忆（Perry，2002）。

边缘系统结构的发展反映在儿童的行为中，这一点是显而易见的。在最初的几个月里，新生儿似乎在"感觉好，感觉不好"这两种情绪之间摇摆不定。然而，快满两周岁时，他们会表现出丰富的情绪，可以用骄傲、快乐、内疚、羞愧和尴尬等情绪愉悦和为难周围的人。这种情绪能力的飞跃发展在很大程度上反映了他们已具备更发达的边缘系统。边缘系统在 6 个月到 6 岁之间经历了发育的高峰期，在青春期达到成熟（Siegel，2012）。

最后一个发育的大脑区域是大脑皮层。大脑皮层位于大脑的最顶部，控制着随意性运动、思考、推理、语言、问题解决和计划。大脑皮层非常复杂，有许多脊和沟槽，可以将大量的表面组织塞进头骨的小空间里。大脑皮层位于大脑的最上方，覆盖着大脑内部。大脑皮层最前端的区域被称为"前额叶皮层"，它与注意力、动机以及目标导向的行为有关，是大脑重要发育中的最后一个区域，直至成年早期才完全成熟。

每个大脑区域都很重要，并且相互联系，共同构成了一个复杂而精细的组织。久而久之，这个组织随着大脑的发育不断地显露出来，从下到上，并反映在儿童行为的变化上。例如，在出生后的头 6 个月里，年幼的婴儿很容易受到干扰，这表明低功能的大脑仍然需要他人帮助来调节身体系统。低功能的大脑系统会适时地适应子宫外的生活，婴儿由此将更善于自我镇定。一旦婴儿学会伸手抓东西，他们就会用眼睛、耳朵、手和嘴去探索，通过感官来收集信息，并在发育中的间脑里将其组织成感官图。随着边缘系统和大脑皮层的发育，婴幼儿在沟通、记忆、解决问题和计划等方面的能力有了明显的提高。大脑皮层在儿童 3—6 岁之间经历了一个重要的发育阶段，语言表达能力、解决问题能力和推理的复杂性不断增强。大脑皮层中新形成的连接会促进更复杂的运动技能的发展，如从翻身到爬行、坐立、站立，再到行走。

大脑最显著的特征之一是它的可塑性，也就是说，它会根据经验进行调整和变化（Siegel，2012）。这使得大脑能够吸收几代人积累的智慧，同时仍具有建构新知识的能力。婴幼儿大脑的可塑性非常强，而成人大脑的可塑性较差。年轻的大脑比年老的大脑更具有可塑性，婴幼儿时期是大脑可塑性最强的时期（Perry，2004）。正是这种可塑性使得人类能够"定制"大脑来适应独特的生活环境。

经验连接大脑

大脑的形成取决于两个因素——基因和经验。出生时，大脑的大部分是未分化的，这意味着还没有形成特定的结构，也没有分配特定的任务。从下到上，大脑随着每个区域的发展而变化，并沿着可预测的时间轴呈现出不同的特征。

基因

人类发展的基本计划储存在基因中，基因控制着发展的指令。你可以将基因比作建造房屋的蓝图。正如蓝图为建筑工程提供规格和测量要求一样，基因指挥着人类从受孕到死亡的基本设计、顺序、组成和操作。基因由脱氧核糖核酸（deoxyribonucleic acid，缩写为 DNA）组成，DNA 是一长串紧密缠绕的分子，它们以精确的顺序串在一起。相同的基因组合被包藏在人类身体的每个细胞里。DNA 作为一个代码，决定着发展的顺序和组成部分，我们可以将它比作字母表中的字母。当按照特定的顺序排列时，字母就会产生可以被阅读、理解的富有意义的单词。构成基因的分子链也是如此。这些 DNA 链就像一串串精心排列的字母，创造出信息，为人类的成长和发展提供基本指令。

有些基因对所有人都是一样的。例如，所有人的心脏设计代码都是相同的。遗传密码的其他部分对每个个体来说都是独一无二的，如面部特征、肤色或身体构造。当父母提供基因信息时，一组独特的基因在受孕时就被创造出来。

基因对生长的发生以及结构的分化进行信息编码。基因携带着指令的模板，这些指令会代代相传。人体利用这些指令来制造特定结构或功能所需的各类蛋白质。

表观遗传调控与经验

基因组指人的全套基因，是在母体受孕时就被预编的程序。在发育过程中，随着细胞的分裂，相同的基因组在每个新细胞中传递。然而，基因内指令代码的激活在很大程度上依靠经验（Siegel，2012）。通过基因表面特殊分子的作用，经验决定了特定基因如何被解读和激活。这些特殊的分子被称为"表观基因组"（epigenome），意思是"在基因之上"，像一个转盘，控制着遗传密码的表达方式。转盘向一个方向转动时，增加了反应的强度；向另一个方向转动时，降低了反应的强度。根据经验，表观基因组要么激活基因，要么抑制基因，从而用影响发育指令的化学标签来标记基因。

表观基因组在细胞分化并承担不同任务方面起着至关重要的作用。例如，在怀孕时，胚胎始于一小群干细胞。干细胞是未分化的细胞，尚未有特定的功能，但有潜力发展成许多种不同的细胞，执行不同的功能。随着胚胎的发育，一些干细胞分化为能够携带氧气的红细胞，另一些干细胞分化为能够抵抗疾病的白细胞。它们是干细胞表观遗传标记变化的结果，从而形成多种不同类型的组织，如皮肤、心脏、肺，等等。

基因在受孕时是固定不变的，而根据经验，表观基因组很容易发生变化。在大多数情况下，表观基因组是持久的，这意味着它贯穿整个生命周期，如皮肤细胞作为皮肤细胞繁殖，心脏细胞作为心脏细胞繁殖。然而，产前和产后的经历都可能导致表观基因组的变化。这些变化会随着细胞的分裂而传递下去，在细胞的工作方式上产生持续的变化，从一代传到下一代。研究表明，表观基因组的变化是对营养不良、压力和污染物的反应。

营养不足会改变表观基因组。如果表观遗传分子在大脑发育的关键阶段缺失原始成分，这些分子就会发生变化，而这些变化会通过细胞繁殖传递下去。例如，如果孕妇的饮食中缺乏叶酸（许多食物中都含有的一种基本营养物质），胎儿发育中的细胞就会形成一种受损的表观遗传标记，这意味着脊柱等关键性骨结构可能无法正常形成。怀孕期间大量饮酒也可能导致表观遗传变异，造成胎儿酒精综合征且并发低智商和行为问题等（Resendiz，Chen，Ozturk，& Zhou，2013）。导致表观基因组变化的另一个因素是高压力，这可导致调节注意力、记忆力和对抗压力的大脑结构功能受损。

表观基因组受经验影响，因此我们提供给婴幼儿（他们的大脑仍在形成中）的经验十分重要。经验会导致哪些基因连通，哪些基因受到压制，这会改变儿童的人生轨迹。正在开展的对儿童的追踪研究从养育和被忽视的双重环境出发，试图检测被忽视对大脑发育的影响。

科学家通过对童年期受过虐待的成人的大脑进行尸检研究发现，他们调节压力的表观基因组发生了变化。负责调节压力的基因因表观基因组的改变而受到钳制，因此没有被激活（McGowan et al.，2009）。

研究发现：营养不良和压力会改变表观基因组

科学家对母鼠的养育行为进行研究，以评估经验对大脑发育的影响。在一项研究中（Liu et al.，1997），实验组的母鼠以正常的方式舔舐幼鼠，控制组的母鼠则不舔舐幼鼠。经常被母鼠舔舐的幼鼠不容易受惊、乐于探索，其应激激素也不会激增。未被舔舐的幼鼠容易被噪声惊吓、不愿意探索，它们的血压和应激激素在压力大时会上升到峰值。分析在这两种条件下长大的幼鼠的大脑时发现，与被母鼠舔舐的幼鼠相比，没有被舔舐过的幼鼠的大脑拥有更少的调节压力的接收器。

为了测试这是否仅由基因上的差异造成的，幼鼠和母鼠被调换了位置，也就是说，那些不经常舔舐幼鼠的母鼠生的幼鼠被放置在经常舔舐幼鼠的母鼠旁边，反之亦然（Caldji，Diorio，Anisman，& Meaney，2004）。幼鼠在被养母舔舐之后，它们的行为发生了变化，它们的大脑也随之发生了变化。被舔舐的经历改变了表观基因组，分子标记激活了调节压力所需的基因。

神经元及其工作原理

大脑只是神经系统的一个组成部分。神经系统遍布全身，是信息和能量的通道。神经系统由大脑、脊髓、脊神经（进入和离开脊髓，连接肌肉、皮肤和关节）和颅神经（进入和离开大脑，连接身体的内部器官，如心脏、胃和肺）组成。

神经系统的基本组成部分是一种叫作"神经元"（neuron）的特殊细胞。神经元有一种特殊的功能——传递信息和能量。神经元将信息传入、穿透和传出身体。感觉神经元来自眼睛、鼻子、嘴巴、皮肤和耳朵等感觉器官，也来自心脏、肺和胃等内部器官，将信息传递给大脑。运动神经元把大脑中的信息传递出来，向肌肉和腺体发出指令。

神经元共同形成复杂的信息处理系统。例如，你的鼻子从环境中嗅到一种气味。鼻子里的一个感觉神经元捕捉到这种气味，把它带到大脑的底部进行编码并与其他的感觉联系起来。以类似的方式，眼睛里的感觉神经元通过大脑底部入口带来的视觉感受，将视觉输入与先前储存的视觉输入模式进行比较。如果鼻子或眼睛感觉到了一些全新的东西，新奇感就会被编码在神经元之间新建立的连接模式中。通过这种方式，神经系统收集、整合、组织和处理信息，并在神经元之间建立连接以保存新的信息和经验。

随着时间的推移，婴幼儿大脑中的神经元一起发挥作用，发展成庞大且复杂的神经元网络。当某段经历反复发生时，由这段经历触发的神经元之间的连接就会加强。神经元的连接通路使用得越多，它就变得越强大和越有效，这一原理被描述为"神经元一起发出信号并连接在一起"（Hebb，1949）。通过这种方式，神经元之间的连接通路可以在大脑中产生经验。最初是一群孤立的神经元，随着经验的积累，它们转变成连接的通路，能够储存和传递信息。

神经元之间的信息传递

了解神经系统如何发挥作用，有助于理解神经元的形成以及神经元之间的信息传递。与其他紧紧挤在一起的细胞明显不同，神经元被很小的间隙分隔。这个间隙是神经元之间相互传递信息的连接点，即"突触"（synapse）。多亏了突触，神经元可以同时向多个方向发送多条信息。当神经元通过突触传递信息时，它将电信号转换成化学信号，这些化学信号由被称为"神经递质"（neurotransmitter）的微小颗粒组成。神经即大脑，而神经递质即信息载体，因此神经递质的任务就是将信息从一个神经元传递到另一个神经元。因为神经递质是化学物质，所以它们很容易流入突触（见图2.2），穿过神经元之间的开放空间，被神经元顶端的特殊接收器吸收。这些接收器又将化学信号转化回电信号。

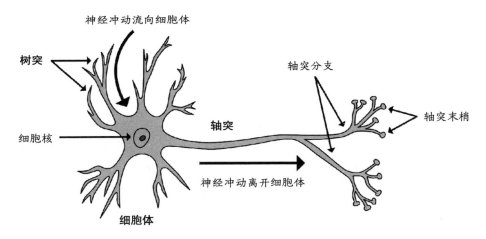

图 2.2　信息在神经元中传递

神经元的核心是细胞体。图 2.3 展示了神经元的各个部位以及信息是如何在神经元中传递的。细胞体构成了神经元的中心部位。从细胞体延伸出来的是两种分支纤维。这些纤维以电能的形式发送和接收信息。树突是一种从细胞体中延伸出来并从其他神经元中接收信息的纤维。轴突也是一种从细胞体中延伸出来的纤维，但向其他神经元传递信息。树突接收到的信号被传送到细胞体中。如果信息足够重要，需要向其他神经元传递，它就会通过轴突传递出去。在轴突顶端，信息被转化为神经递质，通过突触传递给其他神经元。

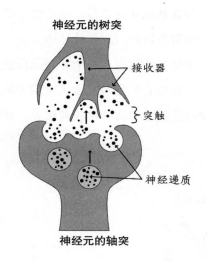

图 2.3　神经递质穿过突触

神经递质的美妙之处在于，它们可以以成千上万种不同的方式进行配置和重组。这使得同时向数以百计的神经元发送数百条信息成为可能，从而在婴幼儿时期就形成了数以亿计的突触来保存和传递信息。

每个神经元都有可能与一万个神经元进行即时交流（Siegel，2012）。信息可以在瞬间进入或离开数千条轨迹上的单个神经元。数以亿计的新突触的产生使婴幼儿能够以越来越复杂的方式进行记忆、认识、思考、推理、感觉和行动。当婴幼儿遇到了新的人、物和事件时，突触连接变得更加精细。当某段经历日复一日地重复时，这段经历所触发的突触连接就会加强。随着时间的推移，婴幼儿的大脑变成了存储和交换信息的复杂的"高速公路"。

在发育的高峰期，突触以每秒 200 万个新突触产生的惊人速度形成（Eliot，1999）。在怀孕后 5 周左右，第一个突触形成，脊髓也开始形成。在几周之内，大脑的第一个突触开始发育。从怀孕两个月到 1 岁左右，一系列新的突触形成。1 岁左右，大脑中突触的数量、密度以及每个神经元中的突触数量均达到顶峰（Huttenlocher，1994）。

髓鞘化

随着突触连接的形成和加强，大脑的大小和复杂性也在增长。另一个影响大脑大小的因素是髓鞘化（myelination）。一旦神经元在大脑中确立了自己的位置并承担了特定的任务，髓鞘化就开始了。此刻，一种稠密的、多脂肪的叫作"髓磷脂"的物质开始包裹神经元的外表面。这种多脂髓鞘涂层可作为绝缘材料，就像塑料涂层使电线绝缘一样，髓磷脂使得信息传递更加有效。

髓鞘化在新生儿期刚刚开始，并贯穿整个婴幼儿时期。婴幼儿的知识增长和技能提高可以归功于髓鞘化，因为髓磷脂加快了能量和信息的传导，从而使大脑的所有功能更加高效。髓鞘化首先发生在大脑的底部。直到很久以后，发育较晚的大脑上部区域才有髓鞘。某些用于高阶推理的大脑皮层直到成年后才完全髓鞘化（Eliot，1999）。

大脑可塑性：益处和风险

出生时，婴儿约有 1000 亿个神经元，其中的大多数神经元尚未分化，也就是说，还没有被编码特定的任务或功能。如此庞大的神经元数量远远超过婴儿所需，但在婴儿期拥有如此多未分化的神经元能够确保大脑的塑造方式适合婴儿个体。因此，婴儿的大脑具有很强的可塑性，科学家称之为"大脑可塑性"。

敏感期

大脑可塑性的一方面体现在早期发展阶段中存在的少量敏感期。在这些敏感期中，特定的大脑结构会等待特定类型的刺激，以充分激活发育指令。如果没有特定类型的刺激，这些大脑结构就不能正常发育，或以异常的方式发育。视力的敏感期出现在出生后的最初几个月。为了使负责处理视觉的大脑结构正常发育，新生儿必须体验视觉，即眼睛必须受到光波的刺激。婴儿生下来就患有白内障是罕见的，但也是有可能的。白内障是生长在眼睛里的组织网，阻止正常的视觉输入到达眼睛的感觉神经。如果白内障在出生后不久没有被发现并摘除，那么具有建构大脑视觉结构指令的基因将无法被激活，而原本需要通过回应视觉输入来重新激活的神经元也将无法被激活，其结果是永久性失明（Lambert & Drack，1996）。

敏感期的另一个例子是将言语组织成连贯的模式。将单词串成有意义的语音模式的能力需要大脑结构来实现。这些结构在出生时并不存在。在婴儿期的最初几个月，大脑等待着来自人类声音的听觉输入的刺激。如果年幼的婴儿听不见人类语言，那么控制着建构大脑结构指令的基因就无法被激活，而负责组织语音的神经回路也无法发育。其结果是语言连贯能力的永久性损伤（Eliot，1999）。

幸运的是，似乎很少有大脑结构具有如此有限的敏感期。对大多数基因而言，激活它们很容易，就像在日常照护中抱着婴幼儿、与之交谈并抚慰他们一样。因此，当婴幼儿日复一日地经历类似的行为模式时，神经回路就会被连接在一起，随着时间的推移，它们会一起激活并加强突触之间的连接。由于经验调节基因的表达方式，因此婴幼儿的经验既有可能支持，也有可能损害他们的最佳发育进程。

神经连接的修剪

在突触产生的高峰期，充足的神经元供应是大脑发育的有利条件。然而，大脑的核心结构一旦形成，就不再需要大量未分化的神经元了。通过一个类似修剪花园的过程，大脑会修剪掉那些不再被使用的神经连接。

修剪神经连接往往发生在快速成长或新技能形成之后。例如，在婴幼儿开始爬行之前，科学家检测到婴幼儿大脑区域中飙升的脑电活动与爬行有关（Huttenlocher，1994），在婴幼儿掌握爬行这项新技能时，这些脑电活动归因于大量的突触形成。一旦婴幼儿已经爬行了几个月并成为熟练的爬行者后，跟爬行有关的神经回路就会变得精简，只有最有效的回路才会被使用，而那些没有被使用的神经回路就会被修剪。从本质上说，大脑正在进行周期性的"大扫除"，消除不再需要的神经回路。

这个过度产生突触并对其进行修剪的过程揭示了发育中的大脑不断地动态变化的本质。大脑有效地塑造自己以对经验模式做出反应。在塑造适应婴幼儿独特的生活环境的大脑时，可塑性是一个理想的特征。然而，如果缺乏所需的经验，可塑性也会带来风险。婴儿容易受到经验的负面影响，例如，匮乏、忽视和虐待会损害正在发育的大脑。当缺乏关键经验、被忽视，或被虐待时，连接要么无法在大脑中形成，要么以不适宜的方式形成（Perry，2007）。研究表明，有被虐待经历的儿童，其大脑结构明显更小，且存在异常的脑电活动模式（De Bellis et al.，1999；Perry，2008）。要及时采取干预措施进行补救，否则这些曾受到过忽视或虐待的婴幼儿（包括其长大成人），甚至整个社会都会为此付出高昂的代价（Zigler，Finn-Stevenson，& Hill，2003）。

研究发现：新生儿的敏锐感觉

新生儿具有高度敏感的嗅觉和听觉系统，这使得他们能够觉察照护者的声音和气味。思考以下关于新生儿能力的研究结果。

- 如果一名新生儿被放在两套护理垫之间，一套是他的母亲使用过的，另一套是另一位母亲使用过的，那么新生儿将转向有自己母亲气味的护理垫（Porter & Winberg，1999）。

> • 如果一名新生儿被抱在两位正在交谈的成人中间，其中一位是新生儿的父亲或母亲，那么新生儿会转向父亲或母亲的声音方向，因为他在子宫里时就已经对听到的声音敏感了好几个月（Nugent et al.，2007）。
>
> 想一想，这些发现所阐明的哪些大脑结构在婴儿一出生时就已经发育并发挥了作用？

大脑的社会性

婴儿的大脑能探查、理解和向他人传递或接收信息。对于早期人类来说，他们像游牧部落一样从一个地方迁移到另一个地方，一起努力寻找食物，这十分重要。同样重要的是，认出部落成员并团结在一起的能力。数百代人从干旱、饥荒和其他灾难中幸存下来，掌握了越来越复杂的生活方式，这在很大程度上是因为他们依赖与他人的关系（Perry，2009）。与部落成员保持联系确保了人类的生存和发展。因此，随着时间的推移，进化而来的是需要与他人联系的大脑，由人际关系塑造的大脑。

婴儿解读他人

婴儿生来就有能力与那些保护、抚育他们的人保持联系。新生儿收集和组织有关照护者的感官信息。他们有一系列的反应能力，其中许多似乎是为了让他们与他人保持联系而设计的。例如，抓握反射使得新生儿牢牢地抓住碰触他们手掌的物体；觅食反射使得新生儿转向触摸他们脸颊的人的方向，这是一个能帮助他们找到母亲的乳头的动作。

新生儿敏锐的感觉和条件反射将他们与那些提供食物、温暖和营养的人联系在一起。在功能良好的大脑下部，新生儿的神经回路连接着，这些神经回路承载着新生儿对人和事的期望模式。这些模式进而成为熟悉的、安全的模板，或不熟悉的、不安全的模板（Perry，2006）。这种能力使婴儿能够预测别人会做什么以及别人会给他们带来什么感觉。从本质上讲，婴儿有能力读懂他人，发现安全和威胁，并与他们所在的社会群体保持联系（Tronick，2007）。

婴儿会根据具有一定模式的重复事件使大脑系统化（Perry，2006）。这开始于产前，当胎儿的心率和母亲的心率同步时（Ivanov，Ma，& Bartsch，2009）。母亲持续且有节奏的心率会影响胎儿大脑中正在发育的结构。正如佩里（2006）所解释的：

在脑干和间脑的产前发育过程中，有节奏的听觉、触觉、以每分钟80次的速度跳动的肌动活动（即胎儿在子宫里听到和感受到母亲的心率）以及神经回路调节的温暖、满足、安全和舒适等感觉，它们彼此之间有着强有力的联系。（pp.39-40)

出生时，婴儿对这些内部和外部的节奏仍然十分敏感。对母亲和婴儿的研究表明，母亲和婴儿的心率是同步的，在微笑和发声的时候会明显增加（Feldman，Magori-Cohen，Galili，Singer，& Louzoun，2011）。

想一想，当有人抱起一个心烦意乱的婴儿时会发生什么。最常见的情况是，这个人开始摇晃婴儿，来回地摇动、哼着曲子、唱歌。这种运动和声音的节奏在不同的文化中都很明显，它的节奏与人类静息时的心跳非常接近，大约每分钟80次。科学家（Malloch & Trevarthen，2009）在传统童谣的节奏中也发现了类似的同步现象，不同文化中的童谣的爆发点和停顿点是一致的，反映了人类静息时心跳的节奏。早在婴儿掌握语言之前，他们的大脑就已经能够对周围的节奏、运动模式和声音做出反应。

科学家系统地分析了父母和婴儿在谈话时的声音模式和动作（Beebe & Lachmann，1988；Condon & Sander，1974；Stern，2000；Trevarthen，2011）。他们发现，婴儿和父母在节奏上同步。一方的动作或音高的变化会导致另一方在动作或音高上的相应的交互变化。婴儿和父母通过手势、表情、发声和动作的变化来回应对方在措辞或音调上的变化。例如，当婴儿提高音量时，成人与婴儿互动的音量也会突然提高，随之婴儿和成人会慢慢地降低音量。特里瓦森（Trevarthen，2005）将其描述为"婴儿的内在音感"，或"时间感"，并认为它将婴儿的大脑与父母的大脑连接了起来。事实上，婴儿和父母之间这种面对面的声音交流会在婴儿的大脑中引发一阵活动，同时在父母大脑的同一区域也引发相应的活动，肖尔将其描述为"大脑与大脑的共振"（Schore，1994，p.77）。

研究发现：镜像神经元和猴子

为了研究动作在大脑中是如何被处理的，研究人员在猴子大脑的负责运动的区域中植入了一根电线，从而探测是什么动作引起了这个神经元的活动。每当猴子拿起一块食物送到嘴里时，记录仪器就会显示出那个神经元的脑电活动。某天，一个研究人员碰巧走进房间去吃点心。此时，猴子的大脑仍与记录仪器相连，它看到了这一幕。令研究人员吃惊的是，电线受到驱动，引发脑电活动并达到高峰。猴子只要看到研究人员自己喂自己吃东西，它的大脑就会像喂它吃东西时一样启动。这一刻标志着，科学家们发现了一种叫作"镜像神经元"（mirror neuron）的特殊神经元。

反思：你的镜像神经元

当别人对你微笑时，回想一下你做了什么以及你的感受如何。你可能体会到一种很好的感觉并回之以微笑。反之，如果你看到别人扮鬼脸，那么你可能感到担心，甚至害怕。镜像神经元如何让人们了解他人的意图和感受呢？你会如何向别人解释镜像神经元及其帮助我们理解人际关系的方式呢？

镜像神经元

共振发生的线索可以在镜像神经元这一特殊的神经元中找到。镜像神经元是意大利神经科学家们（Gallese，Fadiga，Fogassi，& Rizzolatti，1996）在探测猴子大脑活动时偶然发现的。当我们执行一个动作时，镜像神经元会在我们的大脑中被激活，但当我们看到其他人执行同样的动作时，镜像神经元也会被激活。此外，镜像神经元不仅对动作敏感，对情绪也敏感。镜像神经元在我们感受到某种情绪时被激活，当我们看到其他人感受到同样的情绪时也会被激活（Wicker et al.，2003）。

记忆力

婴幼儿收集周围世界的信息并将之储存在记忆中。认为婴幼儿有记忆似乎很奇怪，因为事实上，我们大多数人都无法回忆起自己在婴幼儿时期发生的事情。因此，我们假定记忆在婴幼儿时期不起作用。然而，科学家们已经开始解开记忆的复杂网络，并提出记忆有多种类型。一种记忆，被称为"内隐记忆"（implicit memory），在出生时就存在。这种早期的记忆形式可以被认为是躯体记忆或身体记忆（Siegel，2012）。内隐记忆是非言语的，因为我们把它作为一种感觉来回忆而非作为一个故事来叙述。它不同于记忆的故事或事件，因为它完全基于感觉和情感，且不包括对事件、想法或自我经历的及时回忆。

当新生儿日复一日地看到照护者的脸、闻到照护者的气味、感觉到照护者的抚摩时，新生儿的大脑中就会产生由这些感觉建立起来的印象。这些感觉形成了对照护者的内隐记忆。内隐记忆以神经回路的形式被存储，神经回路包含视觉、触觉、嗅觉、听觉或内脏感觉。每当新生儿体验到自己与照护者在一起时，电流就会经过相同的神经回路。这些神经回路控制着由照护者引发的听觉、视觉和嗅觉，它们将关于照护者的内隐记忆"焊接"进婴儿的大脑，这种基于身体的记忆会随着时间的推移而持续存在。

对内隐记忆的组织主要发生在大脑下部，这是大脑最早形成的部位（Perry，2008）。内隐记忆纯粹是对动作、感觉和情感的记忆。经历中蕴含的情绪越丰富，内隐记忆就越强大。内隐记忆使婴幼儿能够储存大量的感觉体验，并将这些感觉体验组织成感官图。

与之相反，科学家将"外显记忆"（explicit memory）描述为对事件的记忆和对经过一段时间后我们仍可以叙述的经历的记忆。外显记忆在出生时并不存在，但科学家们早在婴儿 3 个月时就发现一些与事件相关的学习现象，并对外显记忆系统的出现追溯到婴儿 9 个月大左右（Mullally & Maguire，2014）。外显记忆在婴幼儿 15—18 个月大的时候最容易识别，因为那时婴幼儿表现出记忆事件或回忆故事的能力。外显记忆通常与海马体有关，海马体是在大脑边缘系统中发育形成的一种结构。

从研究到实践：塑造强健的大脑

塑造大脑的每一刻经验，实际上都掌握在照护者手中。当有关婴幼儿大脑快速发育的新闻报道开始传播时，许多用心良苦的家长和教师的反应是用刺激来"轰炸"婴幼儿，以建构他们的大脑。电子媒体、闪存卡和录音带被宣传为"盒装健脑食品"。家长们让孩子观看旨在培养其智力的视频并进行练习，以期充分利用媒体所描述的有限且很快就会"关闭"的"机会之窗"。

发展心理学家和神经科学家（National Scientific Council on the Developing Child，2007）加入讨论以澄清这些发现。他们指出，尽管许多大脑结构在 3 岁前形成，但"'机会之窗'在儿童 3 岁时就关闭"这一说法是毫无根据的，而且对大多数大脑功能来说,"机会之窗"在 3 岁以后仍然敞开着。他们强调,既没有证据支持"需过度刺激婴儿大脑"这一做法,也没有证据支持"教育视频或音乐录音对大脑发育有积极的、可测量的影响"这一说法。事实上,他们认为,"更重要的影响是……与成人进行专注的、滋养性的和能促进成长的互动"(p.7)。

回顾与展望

　　婴儿刚来到这个世界时,就准备好解读和回应他人的动作和发音的节奏模式。他们的日常经历形成了被编入大脑回路中的期望模式。婴幼儿时期是大脑快速发育的时期,每天的经历都会影响他们正在发育的大脑结构。婴幼儿对世界的体验将影响其大脑结构的形成,这是大脑发育的一个特点,被称为"可塑性"。可塑性确保大脑能适应婴幼儿独特的生活环境,但可塑性也意味着婴幼儿的大脑容易受到忽视或虐待的影响。婴幼儿和照护者之间的关系塑造着婴幼儿正在发育的大脑,并影响他们的终身学习。下一章将探讨婴幼儿如何利用这些关系进行学习。

第三章 从婴幼儿的视角理解知识

作为教师，孩子们要求我们将他们视为寻求理解、揭示意义的科学家或哲学家……在寻找意义的过程中，我们应该成为孩子们的旅伴。（Rinaldi，2006，p. 21）

在许多方面，婴幼儿是小科学家（Gopnik et al.，1999）。他们积极收集有关人和物的信息，并探索它们之间的关系。杰出的科学家（Bruner，1975；Stern，2002）将婴幼儿心理活动的专注状态描述为"形成、检验假设的积极过程"（Stern，p.72）。他们对人和物进行实验，并积极探索。他们专注地收集信息，然后采取行动，观察其反应。就像科学家一样，婴幼儿超越已知，追求未知。

从婴幼儿的角度看，知识是什么呢？教授对婴幼儿来说意味着什么？我们教他们什么呢？我们怎么教呢？我们怎么知道他们在学习呢？本章在宽广的背景下探讨这些问题，即当与0—3岁婴幼儿一起相处时，教与学之间的关系。许多人把"教授"等同于"指导"，即提供事实、信息或旨在发展技能和概念的活动。积极的、健谈的教师形象和消极的、安静的儿童形象符合这个观点。然而，婴幼儿并不是被动的学习者，只是等待着被教授。他们以简单但重要的方式开始自己的学习，他们探索、调查、形成假设、在游戏中测验并建构概念和理论。他们不是独立地做这些事，而是会向他人寻求信息和帮助，主要是向那些关心他们的人。里纳尔迪（2006a）解释道，"在寻找意义的过程中，我们应该成为孩子们的旅伴"（p.21）。

　　婴幼儿通过实验、调查和探索来建构概念和形成技能，这一想法根源于先驱科学家维果茨基（Vygotsky，1986）、皮亚杰（Singer & Revenson，1978）和布鲁纳（1966）的理论，他们都提出了幼儿的学习理论。尽管每个人对幼儿的思维方式和学习方式都有不同的看法，但他们有一个共同的观点，即婴幼儿在与人、物的互动中积极地建构知识，这是一个不断组织、重组思想和观念的过程。

知识的三种类型

　　从婴幼儿的角度探索知识，思考下面案例中的婴儿是如何建构知识的。她躺在地板上，旁边放着几件玩具。

观察

　　婴儿塔蒂安娜舒服地趴着休息。她目不转睛地看着几英尺 ① 外的红篮筐，并把手伸向篮筐，慢慢地向前移动，用手指绕着篮筐的边缘。她翻了个身，把篮子举过头顶，心无旁骛地盯着它。她一路翻滚，直到一只手抓到弯曲的篮筐边缘，并来回地挥舞着它，眼睛紧紧地盯着摇晃中的篮筐。她笑了，脸上泛着喜悦的光，并踢了踢腿。突然，当她凝视篮筐边缘时，她的手停了下来。她调整了一下，用两只手抓住篮筐，其中一只手的两根手指刮开了织布边。然后，她用一根手指戳进篮筐边上的一个开口。

---

① 1 英尺约为 30.48 厘米。——译者注

　　这个婴儿用她的感官和动作来收集关于颜色、质地和韧性的信息。通过神经元的连接回路，她将这些感觉保存在记忆中。当婴儿摇动或用嘴和手把玩物体时，他们将了解物体的物理特性，如外形、感觉、气味和声音。这个婴儿注意到红色、弯曲的边缘以及光滑的表面。当她凝视注视她的人时，她也在收集信息，随后，当她触摸这个人的脸时，她会沉浸在这个人独特的面部特征和声音之中。所有这些与神经回路相关的感觉都将成为婴儿的一部分，被植入正在发育的大脑结构中，构成知识的基础。

　　科学家让·皮亚杰（Jean Piaget）在长时间地仔细观察婴幼儿的游戏之后提出三种知识，即物理知识、逻辑数理知识和社会知识。当我们在与人、物互动并体验其物理属性时，我们就建构了物理知识；当我们与人、物互动并将其置于关系中（如大小、顺序、数量或模式）时，我们便建构了逻辑数理知识。当我们与周围环境互动时，我们同时建构了物理知识和逻辑数理知识。第三种知识，即社会知识，它的独特性在于我们不是通过对物理世界的积极操作来建构社会知识的，而是当与周围的人互动并向他们学习时，我们获得了社会知识（Kamii & DeVries，1993；Singer & Revenson，1978）。社会知识作为知识中的一种，可以被认为是我们从他人那里所获得的信息，比如语言和对行为的期望。这三种知识都起源于婴幼儿时期。

婴幼儿积极地建构物理知识和逻辑数理知识

　　通过与周围环境互动，婴幼儿建构了大量关于人和物的物理特性的信息，包括形状、大小、颜色、密度、重量、质地、声音、气味和味道，所有这些都是事物本身的特性，可以被看到、感觉到、听到或闻到。想要了解婴幼儿如何建构物理知识，请再次观看塔蒂安娜的游戏。紧接着她的游戏，教师决定添加颜色、形状和纹理各异的新篮筐。

观察

塔蒂安娜爬向她之前玩过的那个红色的圆篮筐。她抓住它，把它放到嘴里，然后翻了个身，发现了一个绿色的方形藤条篮筐。她慢慢地靠近它，同时还拖着红篮筐。当她抓住绿篮筐的边缘时，她扔掉了红篮筐。她听到一旁的教师说："塔蒂安娜，你又找到了红色的圆篮筐了，但你也发现了那个新的绿色方篮筐。"她用嘴咬着绿色的篮筐，把它拉回来看了看，然后来回地挥舞着，最后才把它扔到地上。她用手拍打着它，当篮筐从一边滑到另一边并发出刺耳的声音时，她就不再拍打了，而是聆听着，然后又拍了一遍，重复这个动作好几次。

当塔蒂安娜用眼睛、手、耳朵和嘴来检查、操控这些篮筐时，她会把它们联系起来。她注意并感觉到一个篮筐的边缘是弯曲的，这就属于物理知识。她注意到篮筐的边缘是直的，这也是物理知识。然而，当她看着一个篮筐又看着另一个篮筐，并注意到其中一个篮筐在形状和颜色上与另一个不同时，她建构了一种关于差异的关系，这属于逻辑数理知识。被描述为逻辑数理知识的关系存在于头脑中，而非物理世界中。有了物理知识，我们能看到并触摸到弯曲或倾斜的边缘、红色或绿色等物理特性。有了逻辑数理知识，关系就存在于头脑中，而不是物体本身。当塔蒂安娜用一只手拿着红色的圆篮筐，另一只手拿着绿色的方篮筐时，她建构了一种关于差异的关系。当同时把玩两个物体时，每只手拿一个，她建构了一个关于数字的关系，得到"两个"这一概念。"两个"不是我们看到或感觉到的东西，如红色或曲面。数字是一种心理关系，是逻辑数理知识的一个例子。

塔蒂安娜利用她在游戏中学到的物理知识（形状、颜色和纹理）来建构逻辑数理知识。当婴幼儿将一种经验与另一种经验联系起来时，他们会进行组织和归类，从而建构分类的概念，例如，这些是红色的，所以要放在一起；那些是绿色的，所以把它们放在一起。分类是逻辑数理知识的一种形式，是指在心理上把相似的东西放在一起，把不同的东西分开（Inhelder & Piaget，1964）。随后，通过玩不同大小、重量或颜色的物体，婴幼儿形成了序列的概念。序列是指根据事物的不同在心理上进行排序（Inhelder & Piaget，1964）。当婴幼儿探索如何在空间中填充、调整和移动事物时，他们便建构了空间关系；当他们经历了事情如何随着时间的推移而发生时，他们便建构了时间关系；当他们把一个行为与另一个行为联系起来时，他们就建构了因果关系。数字、序列、分类和因果关系都属于逻辑数理知识。久而久之，随着在各种新环境中不断增加经验，婴幼儿对这些概念的理解会更加复杂和清晰。

在简单的游戏中，婴幼儿运用他们越来越多的物理知识来建构不断丰富的逻辑数理知识体系：

- 当发现平面更容易被放置于其他物体之上时，他们便建构了空间关系和平衡的概念。
- 当击打一个物体并导致其移动时，他们便建构了因果关系，学到物体的移动是对力的反应。
- 当把物体放在一起得到更多或者把物体拆开得到更少时，他们便建构了数字和数量之间的关系。
- 当他们注意到有些玩具可以发出声音，而有些玩具不会发声时，他们便建构了因果关系。
- 当他们手里拿着两件相同的物体时，便建构了同一性的关系。
- 当他们探索一个物体如何被放进另一个物体或与另一个物体相连时，他们便建构了空间关系。
- 当经历了饥饿、饱腹和感到满足时，他们便建构了时间关系。
- 当他们的手完全能握住照护者的手指，但只能部分地握住照护者的手臂时，他们便建构了大小关系。
- 当把小物体放进大物体之中时，他们便建构了空间关系（里和外、上和下）以及大小关系（更大、更小）。

- 当探索如何让物体移动或改变其形状时，他们便建构了压力的概念。
- 当把第一个、第二个和第三个物体堆叠成一座高塔时，他们便理解了数字和数量。

通过日常把玩物体，婴幼儿收集关于人和物的物理特性的信息，并将不同的经验联系起来，从而理解事物是如何发挥作用的，以及自己能让它们做什么。

婴幼儿学习社会知识

婴幼儿学习的第三种知识，即社会知识，是指人类发明的名称和文化习惯，如语言和对行为的期望。社会知识包括口头和书面语言、行为准则以及文化习惯。社会知识区别于物理知识和逻辑数理知识，因为它是他人传递给婴幼儿的，而不是婴幼儿通过游戏或互动主动建构的。

我们建构社会知识的方式不同于我们建构物理知识或逻辑数理知识的方式，但这两者都需要我们积极地探索以及对人和物进行试验（Kamii & DeVries，1993）。当我们聆听他人的言语和观察他人的行为时，我们获得了社会知识。当塔蒂安娜玩红篮筐时，她听见教师把它描述为"红色的圆篮筐"。如果使用西班牙语，她可能会听见"la canasta roja y redonda"（红色的圆篮子）。社会知识随着语言和文化背景的不同而发生变化。

社会知识还包括可接受的行为方式和礼仪。例如，成人看到一个孩子打另一个孩子，可能会说："我不允许你打他，打人会伤害他人，你可以向他要玩具，但你不能打他。"孩子听到了预期的行为规则，随着时间的推移，他们就会将这种理解添加到自己的社会知识中。

社会知识是由人们所处的文化背景定义的。婴幼儿在行为、语言、社会角色、价值观和礼仪等方面所学内容差异很大，这与他们在家庭、照护机构和社区中的经历有关。成人和婴幼儿之间的眼神交流方式、表示尊重和服从的用语和手势、婴幼儿的出行方式（如坐在背带里、婴儿车里、背包里）或话语模式等都会影响婴幼儿的行为，进而影响婴幼儿对他人行为的期望。集体照护环境中的婴幼儿家庭可能来自多元文化和语言背景，因此教师必须支持婴幼儿理解家庭和照护机构中使用的语言和习惯。

反思：在游戏中建构知识

在下面的观察中寻找儿童建构知识的行为。

观察

这天早晨，三名学步儿塞西莉亚、恩里克和贾马尔，在院子里发现了一堆大纸盒和圆柱体。恩里克把几个盒子堆成一座塔，然后把它推倒。三名学步儿爆发出一阵欢快的掌声和喊叫声，然后开始重新建塔。经过反复试验和多次失误，他们找到了可以用来堆叠和平衡的盒子。贾马尔毫不犹豫地在塔上加了一个圆柱体，把它竖放在一边。恩里克抓住另一个圆柱体，也把它放到这个塔上，但把它横放。他看着它开始从塔上滚下来，于是把它竖起来放着。塞西莉亚推了推这个塔，它又倒下了。三名学步儿高兴地笑了。他们又建了几次塔，又推倒了几次，在附近观察他们的教师说道："哇！你们做了一个由三个盒子组成的塔。让我数一数，一、二、三。"当她说"三"时，三名学步儿又一次推倒了塔。从那时起，当他们开始推塔（纸盒）的时候，他们就喊着："一、二、三！"

解读

思考一下这些学步儿的头脑中可能正在建构的知识。他们建构了什么物理知识？他们建构了什么逻辑数理知识？你看出这个游戏里蕴含的关于大小、空间、时间和数量的关系吗？在这个游戏中，学步儿获得了什么社会知识呢？

一日中的学习：广义的课程

就婴幼儿建构和获取知识而言，我们不能将婴幼儿的课程理解为旨在传授技能和概念的课程。为了符合我们对婴幼儿学习方式的理解，课程的定义必须是广义的，包括引发婴幼儿建构和获取知识的许多方式。拉利（2009）认为："如今，婴幼儿照护领域正在发生一场课程观念的革命。最重要的课程组成部分不再是上课和教案，而是对学习环境和经验的规划。"（p.52）就婴幼儿保教工作而言，广义的课程包括三个部分——教师在游戏环境中给婴幼儿提供的材料、照护常规的设计以及有关与婴幼儿进行对话和互动的预期（California Department of Education，2012）。

游戏空间是一种学习环境

游戏是婴幼儿建构周围世界知识的关键方式，课程计划的一个重要方面是教师如何深思熟虑地、有目的地设计游戏空间。游戏空间是学习的环境。在精心设计的婴幼儿照护机构中，游戏环境为婴幼儿概念的发展提供了巨大的可能性。思考图 3.1 中可能正在发生的学习。

照片中的儿童正在玩自己发起的游戏。教师注意到了他的游戏，并拍下照片以作为他思考的证据。她将自己的观察记录了下来（见本章案例）。

反思：以游戏空间为背景的课程

研究图 3.1 中的每张照片。你注意到了什么？在这个游戏中，维克托展示了什么知识？是什么使这个游戏有可能发生？这是课程吗？

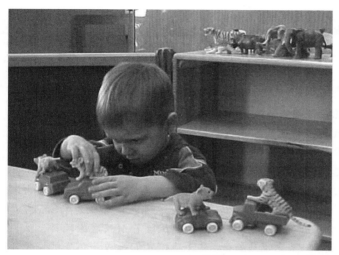

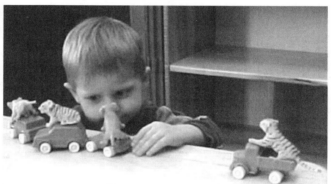

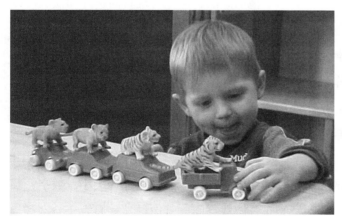

图 3.1　维克托展现了自己的思考

案例 观察与解读：维克托的游戏

预设问题：当维克托探索这些小玩具时，他的兴趣点是什么呢？

观 察	解 读
这几日，维克托花了相当多的时间收集和搬运一批小动物玩具，并把它们装进集装箱里。为了便于儿童使用，我们把这些小动物玩具放在连接与建构游戏区。今天，他又玩起了这个游戏，但他在游戏里增加了一些车辆。 · 他只选择了老虎、狮子和蓝色的车辆。 · 他在每辆车上放了一头老虎或狮子。 · 他尝试了几种组合方式，最后把三辆蓝色的汽车放在一起，并在最前面放了一辆蓝色的卡车。 · 他把两只斑纹虎放在前面，两头狮子放在后面。 · 按照大小排列老虎、狮子和卡车，并且让它们都指向同一个方向。	这个游戏是维克托自己发起的。他从书架上只挑选了老虎、狮子和蓝色的车辆。他将较小的动物与较小的车辆进行匹配，根据大小、颜色和形状进行分类。他试验着摆放这些玩具，然后把它们排成一条直线，每辆车都指向同一个方向，并让老虎和狮子分别坐在两种不同类型的车上。他在摆放玩具时似乎建构了一种特定的顺序和模式。

在这个游戏中，维克托展示了他的想法，从他对玩具的选择和摆放可以明显地看出这一点。他注意到不同的特征，即摆放在游戏空间中的汽车和其他交通工具的物理特性。通过比较，他只选择了那些具有共同特征的玩具，在这个案例中是蓝色车辆和老虎、狮子。他凭借颜色、大小和形状把一个玩具与另一个玩具联系起来。他创建了两组对象，即一组车辆和一组动物。这些都是维克托建构逻辑数理知识的例子，即关于大小、数字、顺序和类型的概念。

游戏空间中便于取用的玩具使得维克托可以用它们建构大小、数字、顺序和类型的关系。他的教师精心布置游戏空间，就像科学家们为实验室备货一样。他们收集了一系列便于比较和分类的玩具和材料，同时确保有一些玩具是相同的，也有一些玩具是相似的但具有不同的特点。他们这样做是为了促进学步儿逐渐发展分类概念，即区分物体。他们投放了大小不同但相似的玩具，以便让学步儿注意其大小并按照玩具的大小进行摆放。他们确保有一些玩具是相同的，可以用于配对；还有一些装有类似玩具的篮子，用于收集"许多"而不是"很少"的玩具，所有这些都支持儿童数量和数字概念的发展。

这些材料被放在低矮的架子上以及宽而浅的篮子和箱子里，便于学步儿取放。对每个收纳盒做标记以存放不同类型的玩具——玩具汽车被放在一个收纳盒里，小动物玩具被放在另一个收纳盒里，小人物玩具又被放在另一个收纳盒里。这类游戏发生在传统上被称为"积木区"的地方，但是这些教师选择将其描述为"连接和建构区"，因为学步儿所关注的远远不止积木。在这个游戏空间里，学步儿发现了一些圆锥形的物体（用简单的塑料杯和纸板做成的圆锥体）。它们相互连接，随着杯子或圆锥体的增加，变得越来越高。这里也有大型的乐高积木，还有纸板、金属和塑料盒子。有一些大小相同，有一些大小不同，可以用来平衡、堆叠和建构。地板上宽敞、开放的空间和低陷或凸起的表面为学步儿提供了足够的空间来排列或堆叠物体。

在自发的游戏过程中，学步儿运用这些材料建构同一性、顺序、大小、形状、数字和空间的关系。许多材料，比如小动物玩具，都是学步儿所熟悉的，可以让他们在游戏空间里玩上几天。其他的材料，比如蓝色车辆玩具，最近也被添加进来，以期能丰富学步儿的游戏，增加游戏的复杂性。投放到游戏空间的玩具是教师课程计划的一部分。在他们每周的计划中，教师们针对有些学步儿连续几天把所有的小动物玩具放进帆布购物袋中，并用车把它们从一个地方运送到另一个地方这一行为进行讨论。教师们想知道，他们可以做什么来促进学步儿使用这些材料，从而帮助他们建构更加复杂的联系。他们决定添加车辆玩具以促进学步儿建立大小、空间或同一性的关系。他们在计划中提出了一个问题，即"儿童会根据类型或大小把车辆和动物玩具联系起来，进而探索类别和分类吗"？

教师为儿童的学习做好准备，却没有指导他们的学习。维克托在没有成人提示的情况下，将老虎、狮子和车辆玩具进行了有序的排列。他建构了物理知识，即玩具的物理特性，也建构了逻辑数理知识，按照大小依次将一个玩具与另一个玩具联系起来。

通过布置游戏空间并将其作为学习环境，教师支持婴幼儿积极建构知识。婴幼儿的游戏空间是学习的实验室，他们在这里可以探索、试验和研究事物及其如何工作。家长和教师精心选择游戏空间的材料，并以吸引婴幼儿注意力的方式组织材料，使这些材料容易被婴幼儿发现和使用。学前教育专家伊丽莎白·琼斯和格雷琴·雷诺兹（Gretchen Reynolds，2011）用"游戏管理者"（stage manager）一词描述这一角色，即婴幼儿教师通过选择玩具、装饰物和材料，有目的地为婴幼儿的学习搭建舞台，吸引婴幼儿进行探索、试验和解决问题。

参与性照护常规

照护常规为婴幼儿提供了第二种学习环境。婴幼儿喜欢成为照护活动的积极参与者，随时准备使用他们的新技能和想法（Rogoff，2011）。吃饭、换尿布、如厕、穿衣服和洗手都是照护常规，不时地发生在游戏和休息时间。皮克勒和嘉宝（David & Appell，2001；Gerber，1998，2002）鼓励照护者将照护常规看作促使婴幼儿成为积极参与者的机会。

当照护常规被视为学习环境时，成人会让婴幼儿参与进来，并表现出与朋友交谈时的尊重和礼貌。照护者利用日常时间让婴幼儿在有意义的情境下倾听、预测事件的发生顺序以及使用新技能和想法。让婴幼儿在间歇中调整姿势、集中注意力或者以某种方式采取行动，成人要尊重婴幼儿需要一点时间来将一个动作与另一个动作联系起来以便建构理解的行为。第十二章探讨了如何让婴幼儿参与每一项照护常规，包括入托、离托、吃饭、午睡、换尿布、洗手、如厕和穿衣。

反思：让婴幼儿参与照护常规

思考以下这个孩子是如何被邀请进行换尿布的。

观察

托马斯的主要照护教师蹲在托马斯面前，看着他说："托马斯，我现在要给你换尿布了，我希望你准备好了，你觉得怎么样？"教师靠近托马斯，掌心朝上，在他说话的时候停了下来。教师让托马斯注意到他正准备抱起托马斯。托马斯对教师笑了笑，扔掉手里的玩具，朝教师走去。教师把他抱起来，说："我喜欢这样，托马斯，你告诉我你准备好了。"他把托马斯抱到尿布台前，说；"我现在要把你放下来。"然后，教师轻轻地把他放到尿布台上。他看着托马斯，并指着托马斯的短裤说："首先，我要脱掉你的短裤，这样我就可以给你换尿布了。"托马斯微微抬起臀部。"谢谢你，托马斯，你在帮助我！太好了！接下来是湿尿布。"托马斯轻轻地动了一下，教师把湿尿布拿了下来。托马斯听见教师说"我要把湿尿布放进垃圾桶里"。托马斯看着湿尿布被扔进垃圾桶。"现在，我要给你擦干净，你准备好了吗？这是一块湿布，我会让你先摸摸它。"托马斯摸了摸湿布，并把它紧紧地握在手里。

解读

作为换尿布的积极参与者，这个孩子在学习什么？正在建构什么物理知识和逻辑数理知识？教师是如何支持他的学习的？

传承文化的对话和故事

对话和故事——文化叙事——为婴幼儿提供了第三种学习环境。从照护者那里，婴幼儿学会了对行为、语言以及文化习惯的预期。在可接受的行为范围内，成人引导婴幼儿了解他们可以做什么、不可以做什么，这是婴幼儿社会知识的重要组成部分。当成人点头、摇头或对婴幼儿说鼓励或劝阻的话时，这些手势和语言帮助婴幼儿理解该做什么和不该做什么。

社会知识的另一个组成部分是学习语言代码。通过对话、歌曲和故事，婴幼儿学会了语言。其中大部分来自吃饭、换尿布、游戏和入睡准备时的每日交流。语言也通过定期复述的故事和程序化的韵律、歌曲和游戏进行传达，其中充满了可预期的、点缀着惊喜的重复元素。躲猫猫（把脸藏起来然后闪现）是一种典型的程序化游戏。在手指游戏和程序化游戏中，婴幼儿能够确定可预期的事情，同时也发现意外之事（Bruner，2008）。婴幼儿乐于参与这样的游戏，因为他们开始期待程序化的轮流发言。

通过故事和对话，成人传播社会知识的另一个重要组成部分——社会习俗、信仰和期望行为。通过故事，婴幼儿学会了文化生活中的行为规范。讲故事、读书、戏剧艺术和视觉艺术向婴幼儿传达了大家共有的寻常感（a sense of the ordinary）。布鲁纳（2008）认为，这种寻常感对婴幼儿的心理发展很有益。它是一种通过故事获得的共同认知，能够为婴幼儿提供必要的知识，使他们理解社会中的人。因此，社会知识在语言学上是重要的，它将婴幼儿与文化中的其他人联系在一起。

婴幼儿如何获得社会知识是本书第九章和第十三章的主题。第九章主要讨论成人如何通过对话和故事来支持婴幼儿的语言发展，第十三章探讨教师如何帮助婴幼儿学会行为规则和期望。通过日常对话、歌曲、故事和互动游戏等活动，成人向婴幼儿传达了了解生活文化和社会群体的方式。因此，在婴幼儿保教工作中，对话和互动应被视为广义课程的一部分。

婴幼儿通过文化视角进行学习

跨文化研究儿童发展的科学家（Levine et al.，1994；Rogoff，2003）将人类发展描述为文化过程。虽然婴幼儿的成长轨迹是可以预测的，但他们学到的东西并不相同。在一种文化或群体中被普遍教授的技能、概念、价值观和信仰可能与在另一种文化或群体中的有所不同。在历史的进程中，信仰、态度和期望也会发生变化。因此，婴幼儿获得的社会知识与他们出生在哪里、何时出生、由谁生育有关。婴幼儿的学习受到周围文化和群体的行为常规的影响。

不同的价值观和信仰

人们在如何执行一日常规上存在着巨大的差异，这些一日常规构成了日常生活。只有考虑到家庭和儿童的文化背景，我们才能开始理解人们对于婴幼儿学习方式和学习内容的期望和观念的差异。文化深刻地影响着我们关于什么是对的或错的、期望别人怎么做、儿童应该学什么、教师应该教什么等问题的观点。不同的价值观、信仰以及对教与学的态度常见于早期教育环境中。

思考下面这个故事中的游戏所蕴含的价值观、信仰和态度。这个故事讲述了一位婴幼儿照护中心主任的经历。该婴幼儿照护中心为从事农业生产的家庭提供服务，其中的婴幼儿家长和教师都来自墨西哥农村。这位非墨西哥裔的主任获得了儿童发展学位。

观察

一天，我建议改变我们的喂食方式，因为孩子们开始吃泥状食物。我解释道，很多孩子都能握住勺子，并建议在喂食时给他们勺子，鼓励他们自己进食。鉴于我对孩子们新发展的精细运动技能和他们对使用简单工具的兴趣的了解，这是合理的。当然，孩子们会把一些食物掉在地上，弄脏桌子，但我认为这种脏乱是微不足道的，因为这有益于培养婴幼儿的生活自理能力和运动技能。

然而，这对我来说虽是合情合理的，但对家长和教师来说却是讲不通的。在我们第一次尝试让婴幼儿自己用勺子进食后，大多数教师和家长都认为这一做法凌乱、嘈杂，没有什么价值。我听到以下抱怨和申诉——"孩子们用勺子会弄得一团糟，所以让他们自己用勺子吃饭没有意义。""孩子们只是在玩勺子。""吃饭要花很多时间，然后还要花更多的时间清理桌子、地板和他们的脸！我们最好用勺子喂孩子们。"

他们让我明白，我的"好主意"剥夺了教师和婴幼儿享受关爱与被关爱、给予与接受的快乐时刻，也剥夺了教师保持桌子干净和儿童整洁的自豪感和快乐感。

在上述场景中，两种价值观体系发生了冲突。依据所选的价值观体系，一种做法被认为是正确的，而另一种做法被认为是错误的。一方面，婴幼儿学习独立做事情是有价值的；另一方面，帮助他人干净整洁地进餐也是有价值的。

婴幼儿的学习内容反映了其照护者的价值观、信仰和态度。价值观、信仰和态度因人而异。在婴幼儿集体照护环境中，对于如何让婴幼儿入睡、如何管教他们、如何喂养或与他们交谈等问题，人们的态度和观念往往会产生分歧（Gonzalez-Mena，2007，2013）。当与来自不同家庭的儿童及成人一起工作时，了解价值观如何影响行为期望是一项重要的技能。倾听他人的担忧，不要把一种想法判断为绝对错误，也不要把另一种想法判断为绝对正确，这有助于为不同的观点赋予价值（Derman-Sparks，2013；Gonzalez-Mena，2007）。教育家兼作家路易丝·德-斯帕克斯（Louise Derman-Sparks）（Mangione，Lally，& Signer，1993）提出了如下建议：

照护者或教师倾向于认为，那些使自己感到不舒服的行为是错误的行为，是非发展适宜性的发展行为，是对儿童不公平的行为，或者是对儿童有害的行为。但在很大程度上，它们只是与众不同的行为。让我们感到不舒服，是因为文化的力量（即我们自己的文化）如此强大，导致我们觉得任何不像它的东西都很反常。（p.11）

反思：不同的观点——对与错

　　读了上述的小故事后，你的第一反应是什么？主任、教师和家长的观点各体现了什么价值观？不同的价值观会影响人们眼中的对与错吗？思考一下独立性，而不是依赖性。在上述的小故事中，一种价值观是否比其他价值观更受重视呢？思考一下整洁和秩序问题。在这个场景中，有人比其他人更看重这个吗？如果你是主任，什么样的价值观会影响你的态度和观点？当你对某人的行为或期望感到不舒服时，仅仅是因为他们的观点与你不同吗？你有过怎样的经历？你是否曾试图将这种行为或期望描述为错误或不恰当的呢？

尊重文化的协商

　　在照护来自不同家庭的儿童时，冲突是不可避免的。当我们意识到根深蒂固的文化信仰对价值观、态度和行为的影响时，我们就可以参与到尊重他人想法和信仰差异的对话中，同时让思想上的交流促进行为上的适应和改变。在照护婴幼儿的过程中出现的冲突可能是促进人们理解他人观点的机会。

　　思考这样一个例子：一位家长因为孩子衬衫上的颜料而来找教师。教师认为绘画活动提供了一种学习经验，而家长认为要保护衣服不被弄脏。教师不想限制孩子对颜料的探索，因为教师知道孩子关于液体的物理性质还有很多东西要学。教师接受颜料可能会沾到孩子衣服上的风险，但家长不这么认为。脏乱的衬衫会让孩子看起来蓬头垢面，家长担心自己无法把衬衫上的红色颜料洗干净。这可能也有费用的因素，因为家长担心自己必须要给孩子换掉有污渍的衣服。两种不同的观点碰撞在一起，没有一种观点是对的，也没有一种观点是错的，但这种分歧带来了一场令人不安的冲突，需要协商。

　　"0—3 岁婴幼儿照护项目"（Derman-Sparks，2013）提出了尊重文化的协商的三个步骤。第一步是认可担忧。接下来，询问父母更多担忧的问题，并以开放的心态倾听，这为所有观点打开了对话的大门，使冲突双方的观点更有可能得到理解和尊重。进而是第三步，即调整观点，提出以前可能没有想到的解决办法。

尊重文化的协商步骤

以下三个步骤改编自"0—3 岁婴幼儿照护项目"（Derman-Sparks，2013），可以作为在价值观或信仰上有分歧的参与者之间的对话指南。

认可（acknowledge）：让父母知道你理解他们的担忧。例如，重新表述导致冲突的问题，以及父母对该问题的感受，如"你昨天去接乔赛亚的时候看到他的衬衫上有颜料，我知道你很生气"。

询问（ask）：进一步询问父母为什么会有这种感觉。通过询问收集信息并阐明对父母感受的理解。当访谈父母以发现他们的观点及其背后的想法时，必须要真诚地倾听，如"我意识到，学步儿有时会在衣服上画画。我想听听你的意见，以便我们将来能以不同的方式处理这件事。你能更多地告诉我你的担忧吗"？

调整（adapt）：倾听父母，然后多加询问，寻找双方意见一致的地方，提出双赢的解决方案，如"你最担心的似乎是买新衣服的费用，因为没法把污渍洗掉。或许我们可以让他穿一件大衬衫作为罩衫来盖住他的衬衫。你觉得这行得通吗？你们也许还有其他想法，让我们一起来讨论吧"。

从研究到实践：命名知识是学习的基础

近几十年来，教育政策制定者对儿童应该在学校里学习的概念和技能进行了标准化描述。从出生到 5 岁的标准有时被称为"学习基础"（California Department of Education，2009），因为它们描述了儿童在随后几年的学校学习中取得成功所需要的基础知识。下表中"从婴幼儿的角度理解知识"呈现了一个普遍的婴幼儿知识基础列表。这些知识基础总结了婴幼儿在每个领域（社会性和情绪情感、认知、语言和感知运动）中发展的概念和技能。

从婴幼儿的角度理解知识

认识自己和他人

- 情感表达：通过凝视、手势或表情与他人互动并做出回应。

- 人际关系：与他人建立友谊。

- 能力识别：采取行动以影响物体或事件。

- 同理心：感受他人的情感体验。

- 情绪调节：应对强烈的情绪。

- 尊重限制：符合社会期望。

- 社交游戏：参与共同的社交活动。

思维和推理

- 分类：区分差异。

- 排序：按照事物的不同之处将它们进行排列。

- 因果关系：探索原因与结果的关系。

- 空间关系：探索如何在空间中填充、调整和移动物体。

- 表征：用一物来象征和代表另一物。

- 数字与数量：注意到数字与数量的差异。

语言和文字

- 语言：理解单词。

- 表达性语言：使用单词和短语与他人交流。

- 对话：参与越来越复杂的沟通与交流。

- 对印刷品的兴趣：与环境中的印刷品互动。

> **运动和知觉知识**
>
> - 感知：利用感觉探索社会环境和物质环境。
> - 大肌肉协调：以越来越复杂的方式从一个地方移动到另一个地方。
> - 小肌肉协调：伸展、抓取，以及以越来越复杂的方式使用手和手指。

改编自：《加利福尼亚婴幼儿学习与发展基础》（*California Infant/Toddler Learning and Development Foundations*，California Department of English，2009）。

　　这些概念和技能是学习科学、数学、语言艺术、美术、戏剧艺术和体育的基础。当婴幼儿在精心准备的环境中与朋友一起游戏时，当他们被邀请参与蕴含丰富对话和故事的一日常规时，他们获得了对概念的理解，形成了技能和想法，这为他们在学校里的成功奠定了基础（Hirsh-Pasek，Golinkoff，Berk，& Singer，2009；Jones & Reynolds，2011；Zigler，Singer，& Bishop-Josef，2004）。

回顾与展望

　　本章回顾了广义课程的理论基础，谈及婴幼儿如何收集和组织信息、如何试验和建构想法，以及如何获得社会知识。婴幼儿的学习内容经过了"文化的镜头"的过滤。他们从照护者那里获得关于价值观、信仰、行为和态度的知识。因为价值观、观念和态度在不同的家庭里有很大的差异，所以照护者必须采取尊重的态度，从不同的角度出发协商分歧。

　　对婴幼儿学习方式的研究者而言，婴幼儿的课程贯穿于一日生活之中，发生在作为学习环境的游戏空间和婴幼儿参与的一日常规之中，也发生在与婴幼儿进行的有意义的对话和互动之中。

　　下一章以对婴幼儿建构意义方式的理解以及课程的广义定义为基础，重点探讨如何通过反思性教学来支持婴幼儿的学习。该章探讨了反思性计划的三个组成部分，即观察、记录、解读。它们共同促成了教与学的反思性循环，从而生成了与婴幼儿学习方式相匹配的课程。

第四章　观察是教与学的起点

　　站在一旁，给儿童留出一些学习空间，仔细观察儿童在做什么。接下来，如果你已经很好地理解了，那么你的教学也许会与之前有所不同。（Malaguzzi，2012，p. 57）

　　前一章探讨了婴幼儿如何像科学家一样学习。他们积极地探索物体的属性和功能，注意个体的特征、行为和意图的细微差别。他们能把一件事与另一件事联系起来，建构概念和想法。他们通过聚精会神地观察和倾听来学习所处文化的语言和观念。

　　从事婴幼儿保教工作的专业人士也会专注地观察和倾听以探究婴幼儿的学习内容和学习方法，以及自己的教学内容和教学方法。当我们真正地观察婴幼儿时，我们很容易就会发现他们的想法、观点、意图和感受。观察是教与学的开端。

　　本章讨论如何系统地观察、反思和记录以便进行课程计划，评估婴幼儿的学习状况，并让家长参与进来。本章描述了一种对课程、评估和家庭参与的反思性取向，其灵感来自意大利瑞吉欧·艾米莉亚学校的教育哲学。以杰出的科学家、教育家和理论家的思想为基础（Brazelton，2006；Bruner，

1990；Lally，2000；Rinaldi，2006b），本章提供了可用于发现拉利（2000）
所描述的"婴幼儿的课程"路线图（p.6）。

观察、记录、解读

长期以来，哲学家、心理学家和教育家都将学习的发生过程理论化。
19 世纪中叶的达尔文和 20 世纪中叶的皮亚杰（Singer & Revenson，1978）等
先驱科学家仔细观察了婴幼儿的行为，以解释人类获取知识的能力。他们对
自己孩子的行为做了详细的记录。皮亚杰利用这些观察记录提出了儿童知识
建构理论。无论是在实验室里，还是在自然环境中，观察儿童都是科学家了
解儿童的想法、思考方式，以及儿童的思维为什么会随着年龄的增长而转变
的主要方式。

对于婴幼儿的家庭和早期教育教师来说，观察与反思也很有价值。著名
的研究者和儿科医生 T. 贝里·布雷泽尔顿（2006）建议家长以及那些与家长
一起照护婴幼儿的人观察婴幼儿，从而获得关于婴幼儿感受或需求的信息，
并利用这种信息更好地了解他们与婴幼儿的关系。当教师和父母一起讨论和
解读自己的观察时，他们会思考婴幼儿可能在想什么、正在发现什么以及是
什么问题激发了婴幼儿的游戏或互动。

婴幼儿在活动和游戏中都是有意识的。当我们仔细地观察他们的游戏时，
婴幼儿通过手势、表情和动作向我们展示他们的意图、感受和想法。为了了
解婴幼儿的想法，我们必须用心地观察他们。这不同于在游戏中积极地与儿
童互动，也不同于主导儿童的游戏。无论是 1 分钟，还是 20 分钟，它意味着
要停下来完整地观看婴幼儿的游戏，正如玛格达·嘉宝（2002）所说：

放下脑中的其他事情，真正地集中注意力。全身心地关注孩子做的
每件事，试着理解孩子的观点。尝试观察孩子对什么感兴趣、如何应对

挫折、如何解决小问题。婴幼儿还不会说我们的语言，但他们给了我们很多信号。（p.6）

反思：一起观察

听下面这段教师与婴幼儿父母之间的对话，这段对话发生在父母来婴幼儿照护机构中接孩子的时候。

教师：看看宝宝在你怀里温柔的样子，她在用眼睛尽情地看着你，我想她见到你一定很兴奋！（教师回头看了看家长，看到了家长的笑容）你们俩玩得真开心！看看她是怎么把头转向你的，凝视着你，用手指做着什么（孩子抓住妈妈的手）。你觉得这是怎么回事？

妈妈：她喜欢这样，我抱着她的时候，她会抓住我的手指。

教师：她那样抓着你的手指，你觉得她在告诉你什么？

妈妈：我想她在说"别把我放下来！我不想你再离开了"。

教师：你真的很清楚如何解读宝宝的交流方式。她刚刚把重心转移到你的手臂上。你看到了吗？

妈妈：她可能在说"好吧，该走了。我想和你一起回家"。

在这段对话中，教师和家长讨论并解读了他们所观察到的情况，但这更是一种观念的交流，包括"你在这里看到了什么""这和我看到的一样吗""还是你看到了不一样的情况"等问题。家长和教师共同解读婴幼儿的手势和动作，那么是什么引发了这样的对话呢？教师在这段对话中要记住什么呢？

当我们用心观察婴幼儿的游戏时，我们会发现婴幼儿通过行动、手势和表情大方地表达他们的假设、思维和想法。我们见证了他们对意图、假设和实验的非言语叙述。我们看到他们做出预测，并就物体之间的关系或人的行为产生自己的想法。婴幼儿摇一摇拨浪鼓就会显示出一种假设，即这个动作

很可能会产生声音。通常是这样，但有时不是。婴幼儿会注意到这些差异，并根据实际情况来评估他们假设会成真的事情。

在婴幼儿游戏时，我们可以观察到这个过程。婴幼儿研究物体或人，他们凝视，用嘴巴、手指摆弄或摇动物体。他们盯着人们看，对他们微笑，用手势向他们传达自己的想法和意图。他们比较自己在一个物体或人身上发现的东西和他们在另一个物体或人身上发现的东西。通过这样做，他们开始了解物体的物理特性以及人的行为。

婴幼儿会提出一些无声的问题，比如，"这是什么感觉、什么样子和什么行为呢？我能用它做什么呢？如果我这样做，会发生什么？"这些问题都是假设，就像科学家在做调查时所做的假设一样（Gopnik，2009；Gopnik et al.，1999）。在探索拨浪鼓时，婴幼儿的假设是——"如果我摇动这个，我想它会发出声音。"婴幼儿提出假设，在游戏中测试，并对事物的运作方式或发生原因进行设想。他们也对物体或人在受到作用时会做出何种反应进行假设，随着时间的推移，这些假设建构成理论。

婴幼儿把醒着的时间用在建构意义上（Tronick & Beeghly，2011），也就是说，弄清楚事物的样子、作用，或者它们之间的联系。他们在游戏或与他人互动的时刻就在这么做。婴幼儿每时每刻都在试验、创造和建构知识。他们邀请我们（即照护他们的人）关注他们的游戏，支持他们的试验。通过观察婴幼儿的游戏，我们可以了解到有助于支持他们学习的方式，正如里纳尔迪（Lally & Mangione，2006）所说，"尽可能地帮助（婴幼儿）深入研究"。里纳尔迪（2006a）解释道：

作为教师，孩子们要求我们将他们视为寻求理解、揭示意义的科学家或哲学家……在寻找意义的过程中，我们应该成为孩子们的旅伴。我们也应该尊重孩子们建构的意义、他们发展的解释性理论，以及他们为寻找和给出答案而做出的尝试。当我们以这种方式尊重孩子们时，孩子

们也向我们展示了他们自己。我们开始了解他们如何感知、质疑和解读现实，也开始理解他们与现实的关系。（p.21）

教师和家长加入婴幼儿积极认识世界的旅程中。婴幼儿是绘制旅程路线的积极参与者。婴幼儿家长的想法和周围的群体也会影响旅程的方向。婴幼儿、家长和教师通过观察、记录和解读共同参与课程以及学习环境的建构（Rinaldi，2006b）。

观察和记录

通过观察婴幼儿，我们将发现他们是如何收集信息并理解信息的。里纳尔迪（1994）解释道，年幼的儿童"要求我们倾听、观察、支持和关注他们"（p.59）。"关注他们"是指用记事本、笔、平板电脑、相机或录音设备仔细记录儿童的言行。这样的记录使得教师和家长能够一起解读、反思和思考儿童在游戏中的想法、意图或感受。有了记录的工具和照相机，教师就可以随时准备好记录每个瞬间。一张纸或一张照片的价值在于它记录了儿童的一言一行，是呈现儿童的主意和想法的证据。这些证据作为档案被记录、保存下来，随后可以很容易地用以与他人分享，并从中挖掘关于如何最好地支持儿童学习的想法。

有效的观察记录具有描述性和事实性。从某种意义上说，它清晰地描绘了一幅关于儿童做什么或说什么的图画（Rinaldi，2001），这幅图画可以解释儿童如何建构知识，或者可能使用的策略。观察记录可以清楚地说明发生了什么，准确地描述动作、手势、表情和语言。其目的是便于教师稍后与他人分享和讨论。无论是书面笔记、照片，还是事件样本，都有助于教师保存儿童经历的重要细节。

下面呈现了对儿童游戏的清晰、生动的描述：

观察

帕特里克爬向一个新篮筐，抓住它，来回挥动，看着它摇晃。他把篮筐弯曲的边缘放进嘴里，然后把它扔了下去。篮筐垂直地落地，摇摆不停。帕特里克盯着篮筐看，篮筐一圈又一圈地晃来晃去，划出一个小圆圈，然后慢慢地停下来。他捡起篮筐，翻了个身，眼睛紧紧地盯着篮筐，然后又把它扔到地上。它像之前一样摇晃成一个圆圈，然后慢慢地停下来。他摊开手掌，轻拍着篮筐的边缘，让它再次摇晃起来。他看着它逐渐停下来，然后再一次拍篮筐的边缘。这次，他用了很大的力气，看着篮筐翻过来。此刻，篮筐倒了，一动不动。帕特里克拍了拍篮筐，但篮筐依旧不动。

书面记录是记录的一种形式。另一种形式是拍照或摄像，它能很好地捕捉展现儿童想法或意图的表情、手势、时机或动作。通过摄影来记录，教师需要既能拍摄静态照片，也能录制短视频的小相机。可以把照片和视频下载下来，在计算机或平板电脑上观看。

反思和解读

当书面观察记录和照片是清晰的、蕴含丰富的细节时，它们可以为那些没有观察的人提供信息。在观察的过程中，教师记住和解读儿童在游戏时的感受或意图，但这些随后才会被记录下来。重要的是，教师首先要尽可能生动地记录下儿童做了什么或说了什么，然后再与他人分享、解读。

当我们解读一件事时，我们将假设儿童可能有意图、感受或想法。例如，"我认为他想……"或者"也许他感到沮丧是因为……"。当我们解读儿童的行为时，我们会反思并试图从儿童的行为或语言中了解并推断出儿童可能在想什么或有什么感受。尽管这并不总能轻易做到，但是清晰、生动的记录会引发大量的提问和思考，从而引发经过深思熟虑的解读。

下面的内容是对帕特里克的游戏观察记录的解读。教师从观察游戏的那一刻起，就在讨论帕特里克的想法。

解读

帕特里克似乎在收集关于篮筐的信息。然后，他试验篮筐的作用——采取行动，并观察它的反应。他通过试验想知道自己是否能重复动作，好像在问："当我向下推这个篮筐的边缘时会发生什么？它会来回摆动！我能让它再次发生吗？"帕特里克正在建构因果关系。他似乎有个主意："如果我把篮筐扔下去，甚至只是拍一下，我就能让它以一种有趣的方式移动。"

当成人一起回顾游戏的照片或书面观察记录时，他们会进行反思性对话，分享自己对记录的理解。反思性对话也是教师邀请家长加入他们，一起支持儿童学习的一种方式。通过在对话中一起反思，他们相互交流自己关于儿童想法的观点，并探索下一步该准备什么样的环境来帮助儿童开展更深入的研究。其目的是以儿童已有的想法为基础，吸引儿童在蕴含新挑战的新环境中探索相关的经验。

围绕记录的反思性对话发生在较晚的时间，可能是几天或几周之后，或专门解读记录并将其用于指导教与学的时候。围绕记录的反思性对话与传统的员工会议不同，后者的重点更多的是在机构的运营上。相反，前者"邀请"儿童参与课程计划，有助于成人探索他们的想法，并规划新的学习环境。

记录保存了儿童建构知识的过程，即他们如何探索、试验、调查、分析和创造知识。这是一个可以在教师、家长和儿童之间以笔记、照片或作品样本的形式重温和分享的记录。记录文档展现了儿童的想法、感受，超越了它们发生的那一刻，让教师和家长在随后可以重温。

反思：将作品样本作为记录的一种形式

有时，记录以作品样本的形式出现，比如素描、油画，或者儿童的手工作品。作品样本可以是一些简单的东西，比如学步儿涂画的纸张，它可以为儿童的想法提供证据。研究一下这名学步儿的绘画。她用了一张再生纸，一面无图，另一面有格子图案。她把自己的画拿给母亲并指着被许多短线条环绕的圆形图像说："这是我的正面。"她在图片中央画了一下，说："这是我的肚脐。"然后，她一边把纸翻过来，一边说："这是我的背面。"在背面，她画了一个中间有个点的小圆圈。

她在纸上呈现了有关自己形象的想法和方法，表明了什么呢？

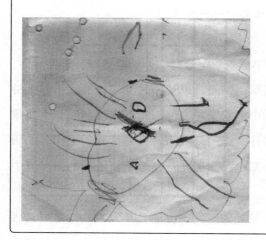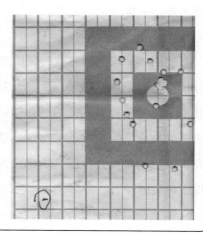

里纳尔迪（2001）将记录描述为"可见的倾听，是儿童建构的痕迹（通过注释、幻灯片、视频等）……证明儿童的学习路径和过程"（p.83）。因此，记录有多种用途。它为课程的开展提供想法，为教师评估儿童学习提供数据，邀请家长与教师一起思考如何支持儿童的学习，且可以作为故事分享给儿童，这样他们就可以重温自己的经历。

课程计划

围绕记录的反思性对话可以把儿童的经验以及他们的想法融入课程计划

中。当教师研究反思性对话中的记录时，他们以好奇和疑惑的态度寻找儿童游戏或互动的意图或焦点。这就为教师下一步要准备什么样的新环境来支持儿童的学习提供了思路。

反思性计划是循环的（California Department of Education，2012；Maguire-Fong，2006）。这个循环从观察与反思开始，继而生成记录，即描述性记录、照片、图画或其他人工制品。记录促成了解读，从解读中生成下一步的计划。当教师执行计划时，这个循环就开始了。他们观察儿童对预先计划好的活动的反应，解读他们所看到的儿童行为，记录下他们希望记住的时刻，并思考增加婴幼儿行为复杂性或挑战性的方法。图 4.1 阐释了这个循环。虽然每个部分是被分别描述的，但要记住，在流动的、相互协调的循环中，每个部分都将响应其他部分并以其他部分为基础。

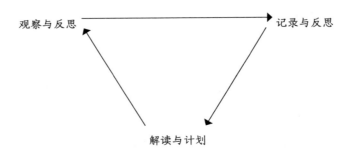

图 4.1　反思性计划循环

观察、记录和解读是反思性计划的三个组成部分。每个部分都是连续循环的一部分，反思贯穿始终。当我们观察时，我们会反思；当我们记录时，我们会反思；当我们解读时，我们会反思；在我们观察婴幼儿那一刻时，我们会进行反思；当我们与他人讨论观察记录时，我们会随之进行反思，并从中寻找线索，以便为婴幼儿的下一步学习提供支持。

下面的内容记录了对儿童游戏的瞬间观察，这个游戏由教师计划的一个艺术活动所引发。

观察

玛丽亚紧紧地捏着胶水瓶，看着胶水滴在事先切好的纸上，形成一个小熊的形状。她从篮子里各种各样的塑料眼睛和纱线中筛选，然后从桌子中央抓出另一个小熊的形状，就像她抓第一个小熊一样，在上面挤了一大圈胶水。她把每一张带有胶水的纸翻转放到一张长方形的大纸上，用手掌压住，并把更多的胶水滴在大纸上，然后用双手把胶水涂满整张纸。

上述观察展现了一名学步儿使用材料的过程。重要的是，它生动地描述了是什么吸引了这名学步儿，即学步儿对教师所提供的材料做出了什么反应。它为教师如何在儿童已有知识的基础上扩展儿童的学习并使他们的学习变得更复杂提供了线索。生动、清晰的观察记录为教师的下一步准备工作提供了思路。教师们随后回顾这些记录并进行讨论。他们一起探究这名学步儿可能在想什么以及可能想要什么。本章案例提供了与该记录有关的反思性对话。两位教师讨论了这名学步儿玩胶水瓶、胶水和纸的观察记录。一位教师的思考启发和深化了另一位教师的思考，从而促使他们更深入地了解这名学步儿。

教师们的反思性对话围绕三个关键问题展开，这些问题引出了每个参与者的独特观点（C. Rinaldi，2010）：

案例　反思性对话：解读观察记录

教师 A：我认为，她想画一幅有两只小熊的画，这两只小熊是好朋友。

教师 B：但请注意她是如何把所有的时间都集中在使用胶水上的。她的手没有松开过胶水瓶。她真正感兴趣的是熊、胶水瓶，还是胶水瓶的作用呢？

教师 A：我没有注意到。当你从这个角度思考时，她似乎在探索胶水，探

> 索胶水对手指的作用以及如何在纸上移动胶水。
>
> 教师 B：从某种程度上说，她在做一个实验，想弄清楚胶水是什么样子的以及胶水瓶是怎么工作的。胶水对她来说是一个新的工具。
>
> 教师 A：她真的是在探索因果关系，这是一个有趣的探索，我们可以寻找一些其他类型的挤压瓶，并把它们放到游戏区域里。
>
> 教师 B：我们也可以想出更多使用胶水的情况，因为学步儿可能需要更多的时间来探索它，而不是把它用于某种具体的目的。

- 你注意到了什么？
- 婴幼儿是如何表达自己的想法的？
- 这对教师的下一步准备工作有什么启示呢？

在反思性对话中，教师从经验的各个层面进行思考以寻找儿童头脑中的核心想法。这一做法可以丰富教学和学习。当我们和他人一起反思、记录并倾听关于儿童的意图或想法的多种观点时，我们的思考将更加清晰，角度将更加多样。家长也为记录带来了重要的视角。邀请家长一起观看婴幼儿游戏时的照片或视频并进行反思性对话是一种鼓励家长参与的方式。里纳尔迪（Lally & Mangione，2006）将反思性对话描述为"一种隐喻性的圆桌会议，你在这种圆桌会议上可以为儿童提供越来越深入的研究机会"。

围绕记录的反思性对话将激发教师产生许多关于接下来要做什么的想法，这些想法来自这样的问题，如"这张照片里的什么引发了儿童的兴趣"，或者"这名儿童在用他的动作、手势或肌张力告诉我什么"，又或者"在他们探索这些材料的过程中，哪些问题似乎在推动着游戏的发展"。通过细心地观察和反思，教师了解儿童的想法，并将其与接下来为儿童的学习提供的支持联系起来。

可以采用网状的形式记录想法（见图 4.2）。从空白页中间的提问开始，提示教师思考下一步为儿童提供什么样的新环境以帮助他们更深入地进行研究。参与者记录关于下一步计划的想法。图 4.2 展示了教师如何使用计划网（planning web）来记录想法，这些想法来自围绕儿童玩挤压瓶的反思性对话中。计划网显示了教师下一步为创设游戏和学习环境可能要做的准备，这与教师在游戏中所观察到的儿童想法有关。

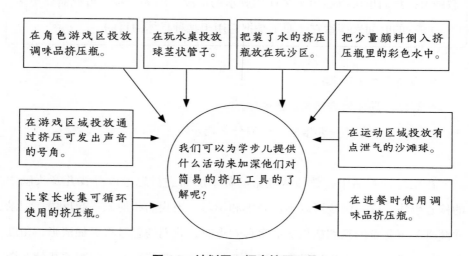

图 4.2 计划网：探索挤压工具

可以将想法写在计划网上，当参与者筛选这些想法时，他们就是在为下一步做准备，即创设新环境，让儿童更深入地思考。这样，反思性对话便生成了课程。

计划 4.1 呈现了从上述反思性对话中产生的计划。它首先描述了教师为婴幼儿提供新的学习环境所做的准备。这个计划可以被看成一个预设的计划，因为它仅描述了教师将提供的新环境，但没有规定儿童的反应。可以使用如下语句设置预设问题，把儿童的体验架构成开放式问题：

- 如果我们在游戏区域中投放（指定的材料）会发生什么呢？
- 当婴幼儿在游戏区域中遇到（某种变化）时，他们会怎么做呢？

● 如果我们将（一种新的惯例）添加到一日常规中，学步儿会以何种方式做出反应呢？

计划 4.1：探索挤压玩具

情境：在院子里装有水的洗碟盆旁边放一些挤压瓶，并把一些挤压瓶放在角色游戏区。

预设问题：当儿童在院子里看到装有水的洗碟盆和挤压瓶时会发生什么呢？当儿童在角色游戏区看到挤压瓶时又会发生什么呢？

观　　察	解　　读
J用手握着瓶子，但没有液体流出来。 　E从她的挤压瓶中挤出平稳的水流。她看见J皱着眉头，开始呜咽。E朝J走过去并伸手挤J的瓶子。他笑了笑，但把她的手推开，又挤了挤瓶子，还是没有水出来。 　在角色游戏区，R指导A："像这样！往汤里放一些。"	因为手指控制能力有限，J在挣扎。（他的精细动作）适合这个吗？投放柔软、更容易挤压的瓶子也会给其他人带来惊喜，因为他们在探究使水流动的压力。 　E注意到J的挣扎。（同理心） 　A和R把这个简易的工具放到他们的煮汤角色游戏中。（因果关系；象征性游戏）

儿童对计划中的活动有多种可能的反应。在新的环境中做选择时，儿童被吸引去探索、调查、发明、连接、转换、表征。

教师选定一个想法，准备新的环境，当他们把新的环境提供给儿童时观察并记录下儿童的反应。计划是循环性的——当教师进行观察时，他们反思儿童如何在游戏或互动中表达自己的想法或者是什么引起了他们的兴趣，并记录下来，然后在他们反思和规划新环境时使用这些记录。儿童的想法、表达引导着课程。

书面计划包括观察记录和解读两个部分，以便教师记录婴幼儿的活动。在计划 4.1 所示的书面计划中，第一栏记录了教师的观察，即记录儿童说了什么或做了什么重要的事情；第二栏记录了解读的内容，即教师对儿童似乎在想什么、打算做什么或有什么感受的反思、评论或想法。解读包括对观察中所揭示的概念或技能的说明，以及对下一步如何支持儿童进行研究的思考。

书面计划的格式要与环境相适应。例如，教师可能想要追踪某个孩子在遇到新材料时如何探索和合作。计划 4.2 展示了这样一种情境，教师在游戏区域中投放管子和球，让儿童持续探索如何在空间中填充、调整和移动球，以此追踪每一名学步儿做了什么，以及他们的游戏如何相互影响。这种表格可以帮助教师记录每个孩子的行为。

计划 4.2：探索球和管子

情境：在学步儿的游戏区域中添加不同尺寸的透明和不透明的管子，以及装着球的低矮篮筐。

预设问题：学步儿将如何使用各种大小不同的球和管子呢？一名学步儿的游戏会影响另一名学步儿的游戏吗？

［4 月 18 日，早晨 9 点，室内，连接—建构区］

观　察				解　读
伊万	朱莉娅	拉蒙	戴谢伊	

通常，教师负责记录婴幼儿在教师提供的新环境中的行为。随后，在与其他教师和家长的反思性对话中，教师将分享自己的书面笔记、照片或婴幼儿的作品样本。在大多数情况下，教师会预先决定在日常生活中系统地记录什么以及使用什么工具（即笔记本、录音机或照相机）。然而，婴幼儿在一天

的课程中也会有其他自发学习的时刻，教师可能也希望将其记录下来。

反思性课程计划是一种动态的探索，以支持儿童建构意义（Rinaldi，2006b）。在反思性计划中，婴幼儿扮演研究者的角色，教师也扮演研究者的角色。计划并不局限于一套指定的行动或学习目标。相反，计划为婴幼儿收集信息、联系相关想法和建构概念提供了许多可能性，其中有些是教师从来没有预料到的。里纳尔迪（Lally & Mangione，2006，Disc 2，Chapter 3）说道：“你为儿童下一步和下下一步的发展提供的环境和活动，并非因为你知道他下一步的发展，而是因为你想为他们提供深入研究的机会。”

学习评估

记录也为教师提供了评估儿童学习所需的证据。当教师解读记录时，他们会在记录中寻找照片、视频或书面观察记录中有关概念和技能的证据。他们注意到这一点，并在证据中指出概念或技能。例如，在玛丽亚玩胶水的观察记录中，教师注意到她对挤压瓶的兴趣似乎比对熊形剪纸的兴趣更高。教师把她对挤压瓶的探索解释为她探索因果概念的证据，即“当我以某种方式行动时，我就会得到可预测的反应”。教师在书面观察记录中添加了一个注释，即“因果关系”，以便为学习命名。

一次观察常常会为多个评估提供证据。以探索挤压瓶的玛丽亚为例，观察呈现了学习评估的多方面证据。例如，她正在建构因果关系，坚持用自己的方式解决问题，发展对小肌肉的控制能力，试验压力和重力。持续地观察和记录为定期进行的正式评估提供了证据。许多教师，特别是那些在公立机构中工作的教师，被要求定期完成一份正式的儿童评估报告，这份评估报告被保存在儿童的发展档案袋中。档案袋是一个包含笔记、照片和儿童作品的文件袋，它提供了真实性评估的数据，并记录了儿童的成长过程。

一份记录的多种用途可以从玛丽亚玩胶水的例子中看出。教师们使用同一份书面观察记录来计划接下来的课程，这个书面观察记录被复印成多份保存在玛丽亚的档案袋里，作为她正在学习因果关系这一概念、发展精细动作技能以成功使用简易工具的证据，以及她努力解决问题的证据。当儿童的档案袋以数字化形式保存时，教师可以很容易地将书面观察记录或照片与儿童的相关评估联系起来。

在婴幼儿保育工作中，记录比传统的评估工具有更明显的优势。传统的评估工具由一系列测试问题组成，儿童必须回答或解决这些问题。然而，即使可以实践，对婴幼儿进行测试也很困难。用传统评估工具采集的数据可能不会真实地反映儿童知道或能做什么（Kamii，1990）。相反，定期进行的系统性记录能生成儿童建构概念、获得技能的多个例子。

家长的参与

记录还具有邀请的功能，让家长注意并重视儿童在游戏中表现出的技能或概念。当教师与婴幼儿家长分享记录时，他们邀请家长一起思考婴幼儿正在学习什么以及随后在家庭和照护机构中应如何进一步拓展他们的学习。通过观察、记录和解读，教师、婴幼儿以及家长共同建构课程。

从研究到实践：把课程视为环境

当儿童有足够的机会投入有意义的游戏并且有足够有趣的材料和活动让他们能自然地建构意义时，学前阶段的教学才是最有效的（Giudici，Rinaldi，& Krechevsky，2001；Hirsh-Pasek et al.，2009；Singer，Golinkoff，& Hirsh-Pasek，2006；Zigler et al.，2004）。从这个角度看，课程最好被理解为学习的环境，而不是仅仅一节课或一系列基于某个主题的课程或活动。本章所述的反思性课程充分利用了婴幼儿探索和研究的自然冲动。这使它区别于由旨在教授特定技能的课或活动所组成的课程，也使它区别于主题式课程。

以下内容节选自对瑞吉欧·艾米莉亚婴幼儿中心的一名教师的访谈（Gandini，2001），以阐释反思性课程的动态性和情境性，这与基于活动的课程或基于主题的课程形成鲜明的对比。教师正在和一群学步儿讨论他们所做的一项探索活动。在与家长一起看过大海后，一名学步儿把海胆带到学校和朋友们分享。在这段节选中，教师讨论了他们可以提供什么样的环境来支持儿童对这些新鲜的、不同的生物的好奇。

我们想给孩子们提供一些放大镜，这样孩子们就能更仔细地观看海胆的内部。我们还决定在桌子上放一些不同尺寸的镜子，让孩子们从不同的角度观察海胆。在某种意义上，我们将情况变得更加复杂。当海胆被放在镜子上时，它向孩子们展示了它的多个方面。我们（教师）一起试验了一种孩子可以用来解释海胆的图形语言。我们选择了细的黑色记号笔和白纸。（p.63）

一名儿童从家里带来的海洋生物引发了此次探索活动，教师发现这个海洋生物引起了儿童的兴趣，并以此为基础展开活动。

这个例子显示了反思性课程与主题式课程的明显区别。在主题式课程中，教师计划与预设主题有某种关联的活动。儿童参与这些活动，但是他们对这些活动的反应对下一步的计划几乎没有影响。想象一下，如何结合海胆与主题式课程。在主题式课程中，教师可能会在一周内保留所有与海胆有关的事物，例如，这一周的主题是"海洋和海洋生物"。有了这个主题，他们可能会计划一个会用到蓝绿色颜料的手指画活动；把塑料海洋动物添加到玩水桌；唱一首有关滑溜溜的鱼的歌；阅读一个以鱼为主要角色的故事。在教师看来，每一项活动都在某种程度上与海洋有关。然而，在儿童看来，这种联系可能还不存在。虽然儿童可能喜欢每一项活动，但他们很可能在这周快结束时仍然对海洋生物知之甚少。如果目标是帮助儿童了解生活在海洋中的生物，那么像瑞吉欧·艾米莉亚的教师所描述的探索活动则是一个更好的课程选择。

反思性课程与主题式课程在时间利用上也存在差异。开展主题式课程的教师通常每周都要更换新的主题，而不考虑儿童对某个主题日益高涨的兴趣、掌握程度或理解能力。相反，采用反思性计划的教师会观察儿童的游戏以便指导活动的安排。一些探索活动会持续几天，另一些则会持续几周。实质上，教师与儿童一起计划日常安排。通过观察儿童的游戏，教师了解儿童如何与材料互动、如何制造和解决问题、如何形成更复杂或更一致的理解，以及他们是否喜欢教师所提供的材料。

在要求教师使用预定主题的情况下，富有创造性的教师仍然可以以反思性态度在主题内进行探索。例如，关于植物及其生长的预定主题，教师也许可以这样思考："如果我们每天在游戏区域里放一种不同的香草，如一天放薰衣草，一天放迷迭香，一天放留兰香，孩子们会有什么反应呢？另外，我们可以用什么方式让家长参与探索呢？"因此，即使在预定主题的总体框架内，教师也可以保持探究和调查的态度。

回顾与展望

婴幼儿课程是一段可以而且应该让婴幼儿体验多种多样的优美风景的旅程。婴幼儿照护机构中的每组婴幼儿的旅程都是独一无二的，从而适应婴幼儿、家长和教师的期望。里纳尔迪（1994）解释道，当教师把自己视为正在建构意义的婴幼儿的旅伴时，他们就能够把所期望的学习基础编排成日常活动。作为一名有技巧的"领航员"，他们知道如何观察婴幼儿的游戏和倾听婴幼儿，从而规划课程路线，为婴幼儿建构基础知识创造丰富的机会。

反思性计划使教学与婴幼儿建构意义的方式相匹配。它支持婴幼儿探索、试验和了解周围世界的内在冲动。它是在婴幼儿、教师和家长中共同建构的。教师和婴幼儿家长通过观察和倾听来发现婴幼儿的想法、感受和兴趣。他们记录下自己的观察结果，并通过反思为婴幼儿的学习创造新的环境。他们寻找婴幼儿表现出的游戏模式，并绘制出每名婴幼儿的进步图表。每名婴幼儿都有自己独特的路径，每组婴幼儿都有自己独特的旅程。在为不同的家庭和群体提供的服务中，课程并不是预先规定的一系列活动。相反，它是对婴幼儿、教师和家长的回应。

反思性课程不仅仅是从教学计划的盒子里选择的活动，也不仅仅是与某个主题相关的少量活动。经过精心计划的反思性课程是动态的、灵活的、开放的，可以根据婴幼儿的期望做出调整。本书第五章至第九章呈现了教师参与反思性计划的例子，他们支持婴幼儿在所有发展领域的学习，包括情绪情感、社会性、运动、认知和语言等。

第二部分

婴幼儿学习什么

　　本书的第一部分为了解婴幼儿如何学习奠定了基础。第二部分将聚焦于婴幼儿的学习内容，基于重要的研究，从婴幼儿的视角探索知识。其中，第五章透过情绪情感发展的"镜头"探讨婴幼儿学到了什么，并概述了婴幼儿的最初感觉；第六章延伸这一讨论，运用有关婴幼儿社会性发展的重要研究来探讨婴幼儿了解自我和他人的方式以及婴幼儿社会理解的起源；第七章提供了一个框架，用以了解婴幼儿的动作发展、运动模式，以及婴幼儿调动自己的身体采取行动的方式；第八章探讨了婴幼儿的认知发展，并描述了婴幼儿建构概念与思想的方式；第九章论述了婴幼儿在共同的社会环境中学习语言的方式。

第五章 最初的感觉：情绪情感发展

　　为什么有些儿童快乐且充满好奇，有些儿童悲伤且退缩，还有些儿童愤怒且不专注呢？我的答案是，这些不同的结果……与儿童在社会性和情绪互动中成功或失败的平衡性有关。（Tronick，2007，p.172）

　　有很多事情可以让婴幼儿变得特别，其中最重要的是，他们拥有惹人喜爱的能力，甚至是对最坚忍的人。凝视的目光、期待的微笑以及恳求的哭泣，婴幼儿能够吸引其他人的心灵和思想，与那些提供照护的人建立情感纽带。本章重点介绍婴幼儿如何建立这种情感纽带，并探讨他们如何理解自己及他人的情感，以及婴幼儿如何形成期望模式，这一期望模式涉及他人如何看待婴幼儿以及婴幼儿如何看待他人。

　　"感觉"这个模糊的概念背后是一个生理过程。当婴幼儿被照护者摇晃、拥抱、微笑、说话、充满爱意地看着时，他们通过触觉、嗅觉、视觉、听觉以及运动来体验，佩里（2014a）将其描述为"体感浴"（somatosensory bath）。看到一张脸，触摸到一只手，以及听到一种声音，都是婴幼儿通过神经元的连接回路编织在一起形成的感觉。这些回路产生安全感和平静感。当婴幼儿感觉到自己被他人看见和安抚时，他们就会建立起安全感的神经回路；

当婴幼儿感觉到自己被忽视并且哭泣没有带来任何抚慰时，他们就会建立起期待被拒绝的神经回路。

依恋

婴幼儿与照护者之间形成的情感联结通常被描述为"依恋"（attachment）。依恋是一种持续性的关系，将婴幼儿与照护者在时间和空间上联系在一起（Ainsworth，Blehar，Waters，& Wall，1978）。科学家约翰·鲍尔比（John Bowlby）是最早使用"依恋"一词来定义这种关系的人之一。作为一名科研工作者，鲍尔比对婴幼儿周围的环境感兴趣，并且认为婴幼儿出生时的本能行为模式具有重要的目的性，即让婴幼儿在情感上依恋父母，从而确保其得到庇护，得以生存。鲍尔比的观点是依恋理论的基础（Bretherton，1992）。

研究发现：当关系缺失时

勒内·斯皮茨博士（Rene Spitz，1949）是受到鲍尔比的研究工作启发的一位精神病学家，他研究了孤儿和住院儿童的成长经历，这些儿童在没有得到父母或值得信赖的照护者的亲密身体接触的情况下成长。20 世纪 40 年代，很多医院采取了一系列旨在减少住院婴幼儿或弃婴的人际接触措施。这些措施的目的是限制细菌和疾病的广泛传播。许多住院婴幼儿或弃婴得到了喂养和衣服，能够保持温暖和洁净，但从来没有与他人一起玩耍过或被拥抱过。斯皮茨拍摄了一些婴幼儿在婴儿床上的影像资料。电影胶片里记录了伤心绝望的婴幼儿，一些婴幼儿不停地哭泣，一些婴幼儿反复地退缩与摇摆，所有这些都清楚地揭示了遗弃和情感缺失所造成的创伤性影响。很多这样的婴幼儿最后生病了，还有一些婴幼儿夭折了。像鲍尔比一样，斯皮茨总结道：为了生存与成长，婴幼儿需要与充满爱心的成人建立情感纽带。

安全和不安全的依恋

研究者玛丽·安斯沃思（Mary Ainsworth）是鲍尔比的同事，她研究了婴幼儿和父母之间产生依恋的条件（Bretherton，1992）。安斯沃思招募了一些家庭参与研究，他们同意让研究人员在婴儿出生后的一年内每间隔一段时间到家中观察其对婴儿的照护。观察者详细地记录了婴儿与父母面对面交流、分离、哭泣、探索以及接近父母的情景。

对观察结果的分析清晰地显示了父母注意并回应婴儿的模式。当婴儿开始哭泣时，一些父母很快就能抱起自己的孩子。而另一些家长反应较慢，要么在做出反应之前等待，要么做出无法预期的反应。这种模式产生了一个有趣的结果，即与得到很少回应的婴儿相比，那些很快得到回应的婴儿在 12 个月大的时候哭泣的频率会更少（Bell & Ainsworth，1972）。

当参与研究的婴儿年满 1 周岁时，安斯沃思设计了一个实验，试图发现她在参与研究的家庭中所观察到的照护模式是否会影响婴儿的游戏和探索方式，以及照护模式怎样影响婴儿与母亲分离后的反应，即著名的"陌生情境测验"（Strange Situation）。她邀请母亲和婴儿进入游戏室。研究人员从带有单向玻璃的相邻房间里观察并记录婴儿在母亲在场时的游戏情况。然后，一个陌生人进入游戏室。几分钟过后，母亲被要求短暂离开。之后母亲回来，陌生人离开。该分离顺序揭示了一个有趣的发现。研究中的大多数婴儿都按照研究人员的预期做出了反应，即当母亲离开房间时，婴儿站在靠近门的地方，而有些婴儿直接哭了；当母亲回来时，婴儿走近母亲，伸出双臂并寻求亲密接触。一旦得到抚慰，婴儿很快又可以继续在房间里玩玩具。

然而，并非所有婴儿都表现出这种模式。一些被安斯沃思描述为"回避型"的婴儿，当母亲回到房间时，他们会冷落她；当母亲试图参与婴儿的游戏时，他们会扭头看别处或转身离开或拒绝与母亲互动。另一类被描述为"矛盾型"的婴儿，他们在母亲离开时会大声抗议，当母亲返回时，则看似对母亲很生气，但同时又试图寻求接触。当母亲抱起婴儿时，这些婴儿很难得到抚慰，通常在被抱的时候推开母亲或推开母亲所提供的玩具（Ainsworth et al.，1978）。

安斯沃思将这些依恋模式分为安全型、不安全回避型以及不安全矛盾型三类。当她将这些模式与父母在家中的回应状况进行比较时发现，安全型婴儿通常体验着回应性互动；回避型婴儿体验较少的回应性互动，抵抗亲密的身体接触；矛盾型婴儿则体验了不一致的回应，当他们试图参与的时候有时会得到回应，而有时会被忽略。

基于研究发现，安斯沃思认为，持久的依恋关系是在日常的照护模式中形成的。如果依恋关系是安全的，它会在婴儿心中建立一种期望，即自己需要得到帮助或者抚慰时将有一个安全基地可供依赖和回归，这有助于形成和谐的互动模式。如果依恋关系是不安全的，那么婴儿就不能将照护者视为自己可以依赖的安全基地，并且不能预测照护者是否会提供帮助、安慰或抚慰，从而形成了一种有问题的互动模式。

把依恋作为安全基地

婴幼儿与照护者建立起安全关系，就会将照护者视为自己的安全基地，从此出发进行探索，并且将其视为自己在疲惫、沮丧或害怕时能够回归的港湾（Powell，Cooper，Hoffman，& Marvin，2009）。当婴幼儿心满意足地独自玩耍时，就能很容易地看出这一点。他们会隔段时间与照护者进行眼神交流或短暂地返回到照护者那里（Mahler，Pine，& Bergman，1975）。这种重新连接模式以及将照护者作为安全基地的行为被有些人解释为婴幼儿在情感上的"能量补给"，照护者在场让婴幼儿拥有良好的感觉。一旦在情感上得到"补给"，婴幼儿就会准备离开并开始探索，因为他们知道自己与照护者的情感纽带仍然存在。

婴幼儿似乎能敏锐地意识到保障他们安全又可靠的人的存在。在一项针对 14 个月大婴幼儿的研究中，约翰逊、德韦克与陈（Johnson，Dweck，&

Chen，2007）试图了解婴幼儿的依恋状态是否会影响他们将照护者作为安全基地的感知。研究者发现，被评估为处于不安全依恋关系中的婴幼儿似乎期望照护者远离伤心的自己，而非靠近并且抚慰伤心的自己。研究者解释道，在一年内经历过无回应或不一致照护的婴幼儿了解到，当他们伤心的时候，他们预料照护者将忽略或拒绝他们。相比之下，那些经历过回应性照护模式的婴幼儿会期望照护者接近并安慰伤心的自己。

反思：困难行为——寻求安全感

当婴幼儿发脾气或者在愤怒、反抗中打人时，有时候他们会伤害到别人，有时候他们也会伤害到自己。照护者通常将这种行为记为"不安全行为"，并对婴幼儿进行限制、惩罚。但是对一些婴幼儿来说，反抗与愤怒是否可以变成确保自己安全的方式，也就是保护他们自身的方式呢？当那些负责保护儿童的人没能保护好他们或者吓唬他们而不是安慰他们的时候，这些儿童在无人可以求助的情况下，是否有可能通过自助来获得保护或抚慰呢？当一名年幼的儿童愤怒地攻击他人时，他先前的经历是否有可能使这个攻击性行为成为其合理的反应呢？如果一名儿童在面临困境时已经能够预料到自己会被拒绝而不是得到慰藉，那么推开别人就可以防止自己因被拒绝而产生巨大的恐惧与悲伤。那些曾在困境中遭受过拒绝的儿童，会通过攻击他人或无视他人来保护自己。由此，挑衅行为可能是儿童伪装的求助方式。

这些研究发现向婴幼儿照护者提供了一个警示，即当婴幼儿表现出困难行为时，他们可能期望他人回应自己的需求、欲望或者意图。在有需要的时候，如果婴幼儿预料自己会被拒绝而不是得到他人的帮助，那么婴幼儿推开他人或拒绝帮助是比较合理的。在婴幼儿面对恐惧、悲伤、拒绝或愤怒时，困难行为可能是一种伪装的求助，即"迷失"的婴幼儿寻求安全的"避风

港"。经过深思熟虑的干预和指导有助于改变这些模式。本书第十三章呈现了应对婴幼儿困难行为的具体指导策略。

研究表明，在生命早期形成的依恋模式与随后人际关系的困难性之间存在明显的联系（Schore，2002；Siegel & Hartzell，2003）。这强调了教师与家长将社会性和情绪问题纳入广义的婴幼儿课程中所具有的重要意义。

婴幼儿如何应对压力

婴幼儿依靠与信任的照护者之间的关系来帮助他们适应生活中的情绪起伏变化。然而，当婴幼儿与他人的互动给自己带来过度压力而不是满足时，婴幼儿所依赖的与他人的关系会使自己变得脆弱。婴幼儿定期会面临中等程度的压力，比如湿尿布引起的不舒适感、饥饿带来的痛苦感或者疲劳感。然而，过高或长时间的压力会释放出一连串的应激激素，这会威胁婴幼儿正在发育的大脑。考虑到婴幼儿正忙于建构将持续影响其一生的大脑结构，这是一个严重的问题。

研究发现：压力对婴幼儿大脑的影响

当处于中等水平时，皮质醇能帮助我们应对压力。然而，在处于高水平分泌的情况下，皮质醇会产生消极的影响（Gunnar，1998）。

- 削弱免疫系统，增加患病风险。
- 对实验室里的动物而言，会损害其大脑结构中的海马体细胞。对于人类而言，海马体与学习和记忆力有关。海马体发育于婴幼儿出生后的第一年。拥有较高皮质醇水平的婴儿，其海马体的活动减少。
- 让我们有选择地集中注意力的大脑部位将受到影响，这使儿童调节注意力的能力受损。
- 降低杏仁体（也就是大脑的"火灾报警器"）的激活阈值，使得儿童在不确定或害怕时更可能攻击他人。

- 对处理有关人的信息的大脑区域的影响，可能会损害人们在社交场合中得体行事的能力。

应激反应系统

与成人一样，婴幼儿也有应激反应系统，它提醒并且帮助婴幼儿采取行动应对外在威胁。大脑的应激反应系统由整合的神经元复合体构成，它们之间密切合作。一些神经元起源于脑干并向上延伸至大脑的较高区域，而其他神经元向下延伸至心脏以及其他器官。这些神经元使得进入大脑的信息可以被瞬间传递到身体的许多不同部位。

来自身体内的感觉，如饥饿，或者来自身体外的感觉，如响声、愤怒的声音，都会被传送到大脑边缘系统的杏仁体结构中。杏仁体被称为大脑的"火灾报警器"，因为它监控感官信息的传入，主要是危险或威胁的信号。如果检测到危险或威胁，杏仁体就会释放出应激激素信号到血液循环系统中，并传递出相关信息，比如，"这很重要！请注意！有些事情不对劲！"

人体释放的一种应激激素叫作"皮质醇"。分泌中等水平的皮质醇对注意力起支持作用，有助于人们应对日常生活中的各种挑战。然而分泌高水平的皮质醇会对婴儿期正在发育的大脑结构产生负面影响（Gunnar，1998）。

关系缓冲压力

研究大脑发育的科学家关注的是，当婴幼儿长时间地承受频繁的压力时会发生什么。在处于压力的状况下，婴幼儿的神经系统会减少用于探索与学习的能量输出，通过增加能量来调节内部器官应对外在威胁。这在"面无表情"（Still Face）经典实验中能够得到解释（Tronick，1989）。一位母亲被要求与婴幼儿面对面地进行游戏，一台摄像机记录母亲的表情，另一台摄像机记录孩子的表情。在几分钟的游戏之后，母亲被要求表现出面无表情，而且往下看。这个实验在各种各样的婴幼儿和父母之间进行，清晰地揭示出婴幼儿的反应模式。对于母亲的面无表情，孩子会扭动、哭泣、伸手指向母亲，在绝望的尝试中想要让母亲重新参与游戏。数分钟后，母亲被要求继续与孩子正常地游戏，孩子也回到了之前的状态。

在"面无表情"实验研究中有两个发现：首先，婴幼儿的生理系统出现了显著的、快速的紊乱状况；其次，一旦母亲改变面无表情并开始回应婴幼儿，婴幼儿就会很好地恢复并回到游戏中。"面无表情"实验阐释了婴幼儿在面对自己与照护者之间日常混乱的互动时所展现的恢复力（DiCorcia & Tronick，2011；Tronick，2007）。在典型的互动模式中，照护者与婴幼儿有时同步，有时不同步。例如，当婴幼儿焦躁不安且照护者以感同身受的方式进行回应时，他们是同步的。然而，不同步也很常见，如婴幼儿看着照护者时，照护者却把目光移开了。在大多数情况下，照护者会转过头来看着婴幼儿，这样就再次出现了同步。

研究发现：婴幼儿对面无表情的反应

实验中使用了两个摄像头，一个用于记录婴幼儿的表情，另一个用于记录父母的表情，研究者埃德·特罗尼克（1989）记录了父母与婴幼儿面对面游戏的情形，然后要求父母在数分钟之内表现出面无表情。对婴儿和父母进行的大量研究都呈现出一致的结果。婴幼儿努力地吸引父母的注意力，包括大笑、做手势以及有意识地凝视，但父母没有以任何方式回应婴幼儿。婴幼儿就开始变得焦躁、四处张望并且转过身去，然后双手合十，吸吮自己的拇指，同时皮肤颜色发生变化。也有些婴幼儿开始流口水和打嗝。这些都是出现压力的表现。在保持面无表情几分钟之后，父母重新投入于与婴幼儿一起进行的游戏。婴幼儿也表现出明显的缓解迹象，愉快地恢复游戏。

　　特罗尼克强调，不同步且随后出现修复这一整体模式是十分重要的。这种破裂与修复模式有助于婴幼儿了解，与照护者失去联系并不是引发自己恐慌的原因，从而学会应对社交互动的混乱状况。虽然婴幼儿的应激水平可能会因不同步而略有增加，但在同步的情形下又会减少，且始终保持在健康的、可控制的范围内。这是回应性照护的日常波动，有助于婴幼儿建立弹性应激反应系统。特罗尼克使用"相互调节"（mutual regulation）一词来描述婴幼儿与照护者之间的动态过程，其中照护者的感受和状态会影响婴幼儿的感受和状态，反之亦然。通过这种相互调节，照护者帮助婴幼儿调整生理系统，比如呼吸、血液循环以及心跳等。

　　关于相互调节如何发挥作用的一种解释可以在被称为"迷走神经"的特殊神经中找到（Porges，2001）。这种特殊神经加速了感官信息的传递，使我们能够采取行动应对外在威胁。迷走神经具有长纤维，能够支配眼睛、耳朵、脸部和声带，这些长纤维穿过脑干，一直延伸到心脏以及其他内部器官。当面临威胁时，迷走神经将感觉信号迅速地传递到心脏以及其他身体器官，并引发即时响应。当婴幼儿看到面部表情、听到声音或者感觉到自己被触摸时，婴幼儿的神经系统就会快速地分析其安全性或威胁性。如果信息被编码为威胁，那么婴幼儿的神经系统会迅速地向心脏传递信号，或者跳动更快，或者跳动更慢，以保持平静或清醒。

　　迷走神经可以在顷刻之间向心脏发出改变速度的信号，以应对挑战。迷走神经作用于心脏，就像刹车作用于轮胎一样。当刹车时，汽车减速。当迷走神经"刹车"时，心率减慢，保持平静的感觉。当我们体验到异常或长时间的压力时，迷走神经刹车就会被释放。随着刹车的停止，我们的心率会增加，呼吸和血流会相应加速，体温会随之升高，肤色也会发生变化，进而应对压力并准备付诸行动。

　　婴幼儿与可信赖的照护者之间形成的关系可以缓冲压力所带来的全部影响。当婴幼儿与照护者建立了可预测的、可靠的关系时，他们就会利用自己的触觉、听觉和视觉来形成调节身体应激激素的能力。例如，被锋利的针扎到的经历往往会引发应激激素涌入血液。然而，在婴幼儿的常规疫苗接种过程中，如果婴幼儿被值得信任的照护者抱在怀里，那么婴幼儿体内的皮质醇水平就不会显著增加（Gunnar，Brodersen，Nachmias，Buss，& Rigatuso，1996）。有值得信赖的人在场且婴幼儿已经与之建立了安全的关系，有助于减缓应激激素对发育中的婴幼儿大脑所产生的影响。

反思：在肚子中乱动的蝴蝶

　　想一想你曾经看到或听到的令你感到不安和紧张的事情，你可能会回忆起当时自己腹部的感觉。你可能听过与这种感觉有关的这样一句话，"我的肚子里有蝴蝶"，或者"我感觉有蝴蝶在我的肚子深处乱动"。这些语句与迷走神经的工作原理有关。要记住，迷走神经纤维是如何支配眼睛、鼻子、耳朵、皮肤，甚至胸腹部器官的。

　　需要关注的是，婴幼儿在受到忽视，并且没有在可预测的、可靠的关系中相互调节时的遭遇。如果婴幼儿长时间地或频繁地承受压力，那么正在发育的大脑结构的完整性就可能会受到损害。另外需要关注的是，发育早期形成的大脑结构对变化具有很强的抵抗性（Perry，2008；Perry & Marcellus，2013）。当婴幼儿在大脑中建构这些不良的行为模式时，这些模式会持续下去，甚至可能会持续一生。大脑结构形成得越早，就越难通过治疗来矫正或修复。

　　经常遭遇应激反应系统刺激的婴幼儿可能会形成适应高压力的大脑结构。儿童可能对他人的负面情绪非常敏感，很容易生气，反应冲动，或者无缘无故地打别人。此外，在没有稳固的关系的积极作用下，早年过多的压力可能会损害儿童与他人互动的能力、与他人建立良好关系的能力、集中注意力的能力以及学习能力（Perry & Marcellus，2013；Siegel & Hartzell，2003）。

规划婴幼儿情绪情感的发展

在与婴幼儿及其家庭一起工作时，帮助婴幼儿应对强烈的情绪情感是教与学的重要组成部分。对沉浸于了解自己与他人关系的婴幼儿来说，应对强烈的情绪情感是他们的课程，应当成为课程计划中的一部分。有多种机会能让婴幼儿形成信任、自信、快乐、满足以及成就感等多种多样的情绪情感。在平凡的时刻以及在简单的互动与对话中，婴幼儿通过自身和他人来学习和理解情绪情感。观察婴幼儿的悲伤、快乐或焦虑，并记录下促使这些感受出现的情形，是创造情境以支持婴幼儿了解自身以及他人情绪情感的起点。

分离与悲伤：学习的机会

婴幼儿在情感上所面临的一个最困难的转变就是与自己所爱的人分离。对很多婴幼儿来说，当与自己所爱的人长时间分离时，悲伤、困惑以及恐惧会压倒一切。当父母离开而婴幼儿没有看到他们离开时，这些感觉会变得更糟糕。婴幼儿环视教室以寻找父母的面孔或声音，但当什么都没有发现时，他们可能会疯狂地流泪，哭泣数个小时，然后全神贯注地继续寻找父母。

父母和婴幼儿在面临分离考验以及父母将自己的婴幼儿交给别人时，他们都会感到痛苦、悲伤与不确定。父母可能想避免看到婴幼儿的悲伤与恐惧，并且可能认为，如果他们偷偷地溜走，婴幼儿就不会看到他们离开，因此也就不会感到悲伤或害怕。这些都是可以理解的反应，因为父母想要保护婴幼儿免于悲伤与恐惧，但这种做法是有问题的。这种问题产生的原因在于，父母一旦离开，婴幼儿就会注意到父母的缺席，并注意到那些照护他们的人与父母不同。偷偷溜走会让婴幼儿感到困惑并且会削弱他们对父母的信任感。

对教师来说，分离的时刻也可能是艰难且尴尬的。教师可能希望婴幼儿快速地克服悲伤，投入活动。他们可能会烦恼于花时间来抚慰在父母离开后不停哭泣的婴幼儿。然而，分离实际上提供了丰富的学习机会。

如果允许婴幼儿及其父母在数天或数周之内逐渐地从家庭过渡到集体照护环境中，许多婴幼儿的痛苦就可以得到缓解。当婴幼儿有机会在集体照护环境中与父母相处时，他们会在自己熟悉、信任的人的安全怀抱中逐渐习惯新的面孔和新的环境。应当设计与制订具体的计划方案，以便教师邀请父母在分离前用必要的时间在集体照护环境中陪伴婴幼儿。

反思：适合集体照护的意大利模式

在意大利北部可以发现一个能帮助婴幼儿及其家长过渡到集体照护环境的、鼓舞人心的模式（Bove, 2001）。在这种模式中，婴幼儿逐渐适应被他人照护的过程被视为微妙的过渡时期。这一阶段会持续数周，让婴幼儿逐渐适应新的环境。家长与教师第一次见面后的最初几日，他们会在照护中心一起度过几个小时。婴幼儿进行观察和游戏，家长进行观察并与教师交流，家长和婴幼儿逐渐增加每天的停留时间，家长在此期间参与照护。教师进行观察以了解婴幼儿与家长之间的照护模式。当家长做好准备时，婴幼儿开始与照护中心的教师待在一起。仔细想一想，这种经历对婴幼儿、家长以及教师来说会是什么感觉？这样做的障碍可能是什么？在面对这些障碍时，你有什么想法？

告别

与家长共同计划每日重复的告别环节是有帮助的，并邀请婴幼儿积极参与其中。在与家长的反思性对话中，教师可以用这样一句话来确认家长的观点，即"当你离开时，一想到孩子会伤心就很难受"。教师也可以将婴幼儿的视角带入对话中，并指出："当婴幼儿看到家长离开时，他们往往也很难受。这种悲伤是无法避免的。让我们来探索一下如何帮助你的孩子学会理解你的离开。如果我们这样做了，随着时间的推移，他会把因看到你离开而产生的悲伤与因你回来而产生的快乐联系在一起。"

这种反思性对话的目的是让家长保护婴幼儿免于悲伤，并邀请家长思考如何让婴幼儿理解这种情感上的痛苦体验（California Department of Education，2010）。在了解到家长的感受之后，教师询问家长如何处理分离问题。家长提出想法，教师亦然，确保婴幼儿在家长离开时能看到家长挥手告别并听到家长说"再见"。教师可以向家长保证，虽然婴幼儿很伤心，但他们正在积极地理解这种体验，看到家长离开和听到离别的声音，并及时地将分离与重聚联系起来。

通过参与告别这一常规，婴幼儿能够知道家长已经离开了。他们将"再见，我会回来的"和"你好，我回来了"联系起来。因分离而产生的悲伤是真实的，但如果考虑到告别的经验，婴幼儿就会开始理解它。告别也能支持婴幼儿建立信任感。"计划：告别"解释了教师和家长共同制订计划以支持婴幼儿应对分离的方法。

计划：告别

情境：早上分离时，威尔的父亲说"再见"并表示他会回来，他向威尔挥手并确保威尔正在看着他这样做。当天，给威尔提供一张他与家长的合照；重聚时，威尔的父亲说"我回来了"，并与威尔打招呼。

预设问题：通过调整告别环节，威尔的分离焦虑减少了吗？（8/12-15）

观　　察	照　　片	解　　读

当家长与教师承认婴幼儿的悲伤情绪，而非忽视或试图改变它时，他们就能够帮助婴幼儿应对悲伤情绪，并帮助他们理解悲伤。通过讲述家长的离

开和返回，家长与教师提供了一个关于与所爱之人分离的连贯故事，学步儿一整天都会把这个故事牢记心中。这个故事有助于学步儿理解和应对分离。

一旦家长离开后，教师就会帮助婴幼儿面对自己的悲伤，并应对在其他人那里所产生的不确定性，这些人看起来不同，听起来不同，并且以不同的方式对其做出回应。帮助婴幼儿完成这一过渡的一种尊重式方法是避免直视婴幼儿的眼睛，解读婴幼儿是否想要被抱的非言语性信号，并认可婴幼儿的悲伤，如"我知道你真的很想妈妈。她刚离开，是吗？这让你感到很难过"。这些话语强烈地表达了悲伤的感觉，并赋予其价值。通过在家长离开之前以及在家长离开之后描述这种分离，教师讲述了正在发生的故事，帮助婴幼儿在脑海中记住这个故事。即使是对年龄非常小的婴幼儿，这也十分重要。

对一些婴幼儿来说，分离的悲伤可能会持续数小时。当教师认可婴幼儿所处的困境时，婴幼儿将体会到自己"被理解"，这种共鸣会让婴幼儿平静下来（Siegel & Hartzell，2003），反过来也会让教师平静下来，这是一个相互调节的例子。分离所带来的疯狂危机感会逐步让位于安全感和安定感。

父母离开时，简单的对话可以帮助婴幼儿牢记自己的父母（Pawl，2006）。与婴幼儿谈论父母的缺席可以让他们知道，当父母不在场时，父母也会牵挂他们。这可以通过多种方式完成。例如，一名悲伤的学步儿可能喜欢与教师坐在一起，给父母写一张纸条，表达学步儿想说的话或者可能有的感受，比如，"我们要不要写杰尔姆很伤心，他很想念爸爸？"邀请婴幼儿与教师一起思考如何处理这张纸条，在哪里存放纸条，以及将纸条给谁，这是教师让婴幼儿将父母牢记在脑海中的另一种方式，这样做可以减轻悲伤的压倒性影响。一张可随身携带的家庭照片也可安慰想念父母的孩子。

有些婴幼儿喜欢在悲伤时被抱着或得到肢体上的安抚，其他婴幼儿则拒绝这种接触。通过非言语提示，婴幼儿会提醒照护者何时靠近、何时退后。有些婴幼儿需要时间来评估新环境，当成人不打算让他们参与游戏时，他们就会感到更放松。让处于悲伤中的婴幼儿参与游戏，特别是在没有家长陪同的情况下初次进入集体照护机构的婴幼儿，就要使用间接接触的形式（Lally，2011b），教师最开始的策略是悄悄地把玩具放在婴幼儿和教师之间。这通常会引发婴幼儿对玩具的兴趣。当婴幼儿准备好时，教师开始与婴幼儿互动。玩具成为婴幼儿与教师之间的间接接触点。相比注视或倾听一个陌生人，婴幼儿在玩玩具时会感到更舒服。探索玩具也会激发教师的兴趣，并有助于婴幼儿逐渐适应与陌生人的相处。

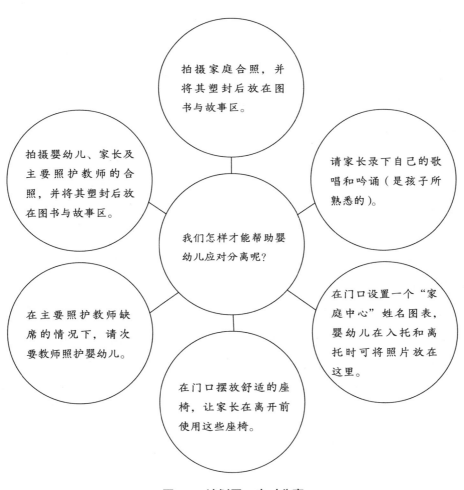

图 5.1　计划网：应对分离

　　图 5.1 呈现了教师使用计划网来缓解婴幼儿被其他人照护时的悲伤和沮丧情绪的例子。计划网展现了多种创设环境的方式，一些用于调整照护常规，另一些用于提供或矫正重复发生的互动或对话。每个想法都代表了下一步可能的方向，并将婴幼儿对强烈的情绪情感的理解置于课程计划的中心。

从研究到实践：婴幼儿的心理健康

　　由敏感的、回应性的照护者所照护的婴幼儿往往会成长为快乐的、社交能力强、有韧性、富有同情心、在解决问题上坚持不懈，并愿意在需要时寻求帮助的儿童。由冷漠的、不可靠的或不稳定的照护者所照护的婴幼儿往往会成长为冷漠的、敌视权威的、刻薄的、不愿寻求抚慰、缺乏自信、依赖他人帮忙解决问题的儿童（Siegel & Hartzell，2003）。虽然"心理健康"通常不是一个与婴幼儿有关的词语，但婴幼儿很容易受到家长的心理健康问题、贫困以及家庭暴力的不利影响（Committee on Integrating the Science of Early Childhood Development，Board on Children，Youth，and Families，National Research Council，2000）。

　　本章所回顾的研究清楚地表明，即使是非常年幼的婴儿也能够对他人的意图与情绪做出反应（Brazelton，2006；Tronick，2007）。当关系牢固时，婴幼儿会形成健康的情感基础；而当关系较弱时，这个基础就会受到威胁。出于各种原因，婴幼儿可能会认为自己是无助且无望的，并且会退缩（Tronick & Beeghly，2011），变得更加冷漠与沮丧。经常面临威胁或危险的婴幼儿可能会变得过度警惕、焦虑、过度活跃或执拗。还有一些婴幼儿可能表现出行为失调，或者难以理解自己与他人之间的关系（例如，那些患有自闭症谱系障碍的婴幼儿）。这些异常形式的意义建构破坏了婴幼儿掌握许多新技能的潜力，尤其是那些与社会性或情绪情感发展相关的技能（Harrison，2005；Tronick & Beeghly，2011）。

目前，出现了一个被称为"婴幼儿心理健康"或"婴幼儿—家庭心理健康"的领域，用以解决日益增长的与婴幼儿异常社会性和情绪发展相关的问题。很多社区已建立了婴幼儿与家庭心理健康项目，以支持婴幼儿与照护者之间牢固的、灵活的、安全的、稳定的以及回应性的互动关系，无论是在婴幼儿的家中还是在集体照护机构中。

与身体健康一样，婴幼儿心理健康的重点是让每个孩子都享有健康起点的权利。两类针对婴幼儿心理健康的项目旨在加强婴幼儿—照护者的关系，并确保每个婴幼儿都拥有最佳发展的权利。其中一个项目是家访，另一个项目是早期干预。

反思：想念某个特别的人——牢记于心

回想一下，当学步儿因自己的主要照护教师离开而感到悲伤时，教师是如何支持孩子的。教师如何将悲伤转化为学习呢？教师把这个记录贴在入口附近，希望它能帮助家长了解，应对强烈的情绪情感是最早，也是最重要的学习内容之一。

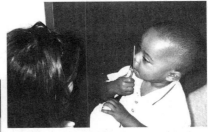

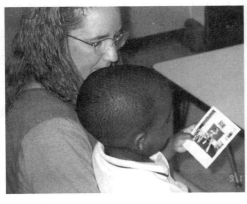

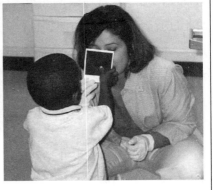

想念某个特别的人——牢记于心

今天，科琳老师要离开了。当看

到她准备离开时，她主要负责的照护组中的一个孩子哭了起来。第二天，教师们拍了一张这个孩子与主要照护教师的合照。在孩子的帮助下，教师将照片塑封起来，并在科琳离开时将其送给孩子。在科琳离开后，这个孩子盯着照片看了很长时间，亲吻了一下，将其展示给其他教师，并示意她也亲吻一下。他整个下午都紧紧地握着照片，默默地体会着悲伤的感觉，同时用照片讲述他与科琳之间的友谊。现在可以在婴幼儿的图书与故事区阅读和重温这个"想念某个特别的人"的故事了。

家访

为了支持所有家长和婴幼儿建立牢固的信任与照护关系，家访的概念已经在许多社区中扎根（Harden，2012）。其目标是双重的：一是提高那些在家庭中照护婴幼儿的人解读和回应婴幼儿发出的信号的能力，二是支持家庭创设健康的家庭学习环境。在婴幼儿出生后的头两年，其家庭会定期接受家访，访问者都是具有儿童发展、保健以及教育专业知识的专业人士。这些家访或是免费的，或是价格低廉的，所有家庭都能负担得起。

家访关注婴幼儿家庭所面临的各种问题，包括针对营养与保健方面的指导；为孩子的早期情绪情感、社会性、语言、认知以及感知运动发展问题提供咨询；筛选发育迟缓的儿童（Lally，2013）。根据需要，家访也可协助婴幼儿过渡到早期教育与照护机构。访问时间表通常从婴幼儿出院后的 5~7 天开始，随后分别出现于：2 周、1 个月、2 个月、3 个月、4 个月、6 个月以及9 个月。

早期干预

早期干预是指在婴儿早期发现和矫正婴儿发育问题的项目。早期干预专家与家长、教师展开合作，一旦出现婴儿发育问题就及时进行识别、解决。

早期干预的核心理念是通过定期筛查及早发现问题，并根据需要进行适当的干预和治疗。早期干预专家与家长合作，建立应对发育迟缓等问题的支持性常规。他们还与集体照护环境中的教师进行密切合作，帮助被诊断为有特殊需要的婴幼儿。

早期教育教师专业发展的一个重要组成部分是对有特殊需要的婴幼儿的教育，尤其涉及婴幼儿发育方面的知识。婴幼儿教师往往是第一个发现婴幼儿出现发育迟缓迹象的人。了解婴幼儿正常发展的广泛范围，可以帮助他们认识到何时需要引起关注。同样重要的是，教师要知道如何充满尊重且负责任地向婴幼儿家长陈述这些问题，并把家长转介到早期干预服务中。

回顾与展望

几个世纪以来，人们一直认为婴幼儿是没有情感的，也没有意识。本章回顾的研究打破了这一长期存在的认识。曾经被视为缺乏情感的婴幼儿，如今被看作与照护者进行情感对话的积极参与者（Brazelton，2006；Tronick，2007）。我们为婴幼儿提供的情感环境，无论是在家庭中还是在集体照护环境中，都会影响他们在与他人的关系中对自己的认识，还会影响他们的学习方式以及学习内容。本书第六章将延伸我们对婴幼儿情绪情感发展的了解，阐述他们对自我以及他人的理解。

第六章 对自我和他人的意识：社会性发展

了解婴幼儿最重要的一点是，他们生下来就在寻找我们。对婴幼儿来说，只有一件事比食物更重要，那就是与人的接触。婴幼儿一出生就完全具有参与社会交往的动机。（Pawl，2003，p.3）

教育家兼作家薇薇安·嘉辛·佩利（Vivian Gussin Paley，2011）认为，在年幼儿童的脑海中有两个问题占据主导地位，即"我的家人在哪里"和"谁是我的朋友"，这两个问题也延伸到婴幼儿的身上，因为对婴幼儿来说，照护他们的人以及他们周围出现的人是他们感兴趣的主要对象。婴幼儿在出生时就具备了寻找与自己相同的人的生物学能力，这是一种通过社会交往来保持联系进而维持生命的"舞蹈"。他们随时准备好与他人进行同步的社会信息交流。有时候，婴幼儿会引导交流，并暗示他人应该做什么；有时候，婴幼儿会向他人寻求下一步该如何做的指示。通过这种社会交往，婴幼儿开始认识他人并在与他人的关系中认识自己。本章探讨了婴幼儿的社会性发展，重点是婴幼儿如何与他人建立联系。

天生就会寻找我们

婴幼儿生来就会寻找那些照护他们的人（Pawl，2006）。甚至在出生之前，胎儿就会对子宫外的声音做出反应（DeCasper & Fifer，1980）。一份有关新生儿能力的研究综述（Nugent et al.，2007）表明，新生儿喜欢看人脸而不是物体；喜欢看睁着眼睛的脸而不是闭着眼睛的脸；喜欢看目光凝视的脸而不是目光躲闪的脸；喜欢看笑脸而不是可怕的脸。当让婴幼儿进行选择时，只有 1—3 天大的婴幼儿更喜欢看录有母亲面孔的视频，而不是录有陌生人面孔的视频。他们对人类的声音显示出类似的敏感性，更喜欢倾听母亲的声音而不是其他女人的声音。婴幼儿对人的声音、面孔、气味以及动作表现出偏好，这使他们从一开始就能分辨出不同的人，并寻求与那些提供温暖、营养以及保护的人建立联系。

研究发现：新生儿模仿他人

出生后数小时，新生儿就会模仿面部表情。科学家梅尔佐夫和摩尔（Meltzoff & Moore，1977，1983）测试了年龄为 0.7—71 小时的婴儿的模仿能力，主要是模仿抱着他们的人的面部表情——一种表情是张开嘴，呈"O"形；另一种表情是吐舌头。如果时间充足，新生儿就能准确地模仿这些表情。

婴幼儿向照护自己的人寻求有关做什么以及如何做的信息。他们通过与他人一起参与日常活动，学习家庭和社区所重视的技能、知识、态度以及信仰（Rogoff，2011）。一旦婴幼儿适应了子宫外的生活，他们就开始与照护者有意识地互相微笑，表达爱意。3—4 个月大时，他们开始积极地进行双向的、有目的的沟通，格林斯潘（Greenspan，1999）将其称为"沟通回合"（circles of communication）。

沟通回合

沟通回合被认为是婴幼儿第一次尝试对话，其中大部分交流都是非言语性的。沟通回合是婴幼儿与照护者之间进行的充分交流，包括照护者对婴幼儿微笑、婴幼儿回以微笑，反之亦然。最初，这些简单的交流包括手势、面部表情、姿势以及发出喜悦的声音。随着时间的推移，婴幼儿建立起自己的社交信号系统。到 9 个月大时，他们的沟通回合变得相当复杂，以一长串的交流为标志："我看着你，你看着我。我挥动手臂，然后你的眼睛睁大。我微笑，你也微笑。"这些相互作用将神经回路编织在一起，形成了婴幼儿对于他人行为以及他人给予自己感受的期望。

参与和脱离

婴幼儿是沟通回合的积极合作者。他们有能力参与其中并保持沟通，也能够在需要休息时脱离出来。当互动变得令他们难受时，婴幼儿会移开目光、转过身去或者以其他方式发出他们需要休息的明确信号。当婴幼儿准备再次参与时，他们会使用一系列非言语性信号来表达："我回来了，我们继续吧！"

研究者已经开发出一种工具来编码这种以非言语为主的参与和脱离信号（Sumner & Spietz，1994）。有些信号是显而易见的，并且非常有效地传达了参与或脱离的愿望。婴幼儿最明显的脱离方式就是睡觉。睡觉能让婴幼儿从持续的刺激中解脱出来，也可以补充重要的能量储备。其他有效的脱离信号包括哭泣、烦躁、转身、张开手向外推或向后拱起背。

其他的脱离信号较为微妙，比如看向别处、把一只手放到耳后、打哈欠，以及张开手掌。表 6.1 呈现了一些常见的脱离信号，其中有些是微妙的，有些是强烈的。在与婴幼儿一起工作时，了解如何识别脱离信号十分有用，因为婴幼儿可能无法在口头上清楚地表达他们的感受或需求。强烈的脱离信号是婴幼儿处于压力下的标志，他们向照护者发出信号，使自己放慢速度、后退、保持沉默、暂停或等待，从而降低外部的刺激水平，最终平静下来。

表 6.1　脱离信号

微妙的脱离信号		强烈的脱离信号
眉毛下垂	头部低垂	背拱起来
紧贴的姿势	打嗝	咳嗽
四处摆动的肢体动作	吸吮的声音增加	爬行或走开
面无表情或眼睛暗淡无光	脚的运动增加	哭丧着脸
眨眼	手拉手	哭泣
眼睛紧盯着	用腿踢	烦躁
面部扭曲	转移目光	停下手
呼吸加快	噘嘴	侧头摇晃
手指伸握	皱眉	努力把头扭向一边
皱眉	手腕快速旋转	肤色变得苍白或变红
反感地注视	握住自己的手	拉或推
手伸到头的后面	耸肩	说"不要"
手伸到脖子的后面	清醒起来	吐出或反流溢奶
手伸到耳朵	沿着一侧伸直手臂	猛打托盘
手摸眼睛	吐舌头	呕吐
手伸到嘴里	扭头	发牢骚
腿部紧张	呜咽	退缩，从清醒到睡着
抿着嘴巴	张开手掌	
嘴唇扭曲	皱起眉头	
	打哈欠	

资料来源：Sumner & Spietz，1994。

　　参与信号意味着婴幼儿已准备好进行互动。一些参与信号是强烈的，并且很容易被解读，如凝视、灿烂的笑容或向照护者伸出手臂。其他参与信号较为微妙，如扬起眉毛、睁大眼睛、张开手并且手指稍微弯曲或者仅仅是抬起头。表 6.2 列举了一些微妙的和强烈的参与信号（Sumner & Spietz，1994）。

表 6.2　参与信号

微妙的参与信号	强烈的参与信号
扬起眉毛	咿咿呀呀
眼睛睁大且变亮	凝视
表情明朗	发出声音
双手张开，手指略微弯曲	咯咯地笑
抬起头	相互凝视
	相互微笑
	朝向照护者
	微笑
	流畅的循环运动
	说话
	把头转向照护者

资料来源：Sumner & Spietz，1994。

如果一切顺利，婴幼儿通常能体验到自己与照护者之间积极的、投入的互动，伴随着参与、脱离、再参与的节奏。例如，婴幼儿在面对面的游戏中变得兴奋不已，可能会暂时转移视线，低头看自己的手。这给婴幼儿提供了一个恢复能量的机会，便于他们重新投入游戏中。这种停顿在婴幼儿与照护者的交流模式中很重要。婴幼儿脱离是为了平静下来并恢复能量。当照护者尊重这种停顿并等待其回应时，他们其实是在帮助婴幼儿进行自我调节。

当互动中没有补充能量的间隙时，婴幼儿会因受到过度刺激而开始表现出生理性紊乱的迹象。例如，婴幼儿可能会将目光移开并转过身去。作为回应，即使照护者立即进入婴幼儿的视线，持续不断地跟婴幼儿说话，并继续看着婴幼儿，虽然婴幼儿可能会转过身来，他们也几乎没有时间或空间来恢复自己的能量，重新与照护者同步。如果这种情况经常发生，婴幼儿就会形成回避照护者的模式，避开目光或转过身去。这种脱离是有代价的，因为婴幼儿正在远离他唯一可获得抚慰与支持的潜在来源（Tronick & Beeghly，2011）。

如果照护者经常分心并且不做出反应，婴幼儿也可能会形成脱离模式。

当婴幼儿感到痛苦时，他们希望得到照护者的抚慰，但他们已从以往的经验中了解到，如果他们试图吸引照护者的注意，就会冒着被拒绝和获得深切悲伤的风险。当面临这种困境时，婴幼儿可能会形成脱离照护者的模式，并寻求自我抚慰，例如，抚弄毯子的边缘或反复玩玩具。虽然这些婴幼儿似乎沉浸在游戏中，但在与照护者保持一定距离的情况下，他们的注意力被分散了，他们更少地专注于探索和游戏，而更多地专注于逃避照护者视线的压力上（Powell et al.，2009）。

牢记他人

到 9 个月大时，婴儿进入一个新的社会性发展阶段，科学家菲利普·罗查特（Philippe Rochat，2009）将其描述为"并存意识的诞生"（the birth of co-consciousness）。在这个年龄阶段，婴幼儿更能理解别人的想法。这种进步主要体现在从关注他人的行为延伸到关注他人的想法，大约发生在婴幼儿开始爬行的同一时期。当婴幼儿爬行或走进周围的世界时，他们会体验到发现新事物的喜悦，但这种因新发现而产生的自由与兴奋带来了情感上的两难境地。当出去探索时，婴幼儿最终会远离为他们提供安全、抚慰与安定感的人们（Rochat，2009）。

共同注意

婴幼儿发明了一种聪明的方法来解决这种情感困境。他们掌握了几项新技能，使他们能够与值得信赖的照护者分享自己冒险进入周围世界时所发现的一切。这些技能中的第一项被称为"共同注意"（joint attention）。共同注意是指婴幼儿看着照护者所看着的事物，反之亦然。这种有意识的目光转移有助于婴幼儿收集他人认为重要的信息。凝视这一动作发出的信号是："我希望你注意到我正在关注的事物。"

当婴幼儿开始跟随照护者的目光时，我们可以看到他们第一次共同注意的迹象。成人看着一个物体，婴幼儿看着成人的脸，然后转身看着成人正在看的物体。与面对面地参与相比，共同注意需要更多的技能。共同注意在婴儿 9 个月大时出现，是婴儿真正对他人感兴趣的东西表现出兴趣的标志。处于这个年龄阶段的婴儿似乎在想："当你看到某个东西时，我也应该看看那个东西，因为它一定很重要。"

指向

婴儿在 9 个月大时还出现了另一项新的社会性技能，即指向。作为与他人分享兴趣的一种方式，婴儿开始指向物体。通过指向，婴幼儿能够让他人一起关注他所感兴趣的物体。婴幼儿在指向时是有意识的。他们一直指向某个物体，直到旁边的人转身看着他们所指向的物体，其含义是"我正在看着这个，我也想让你看看这个"。

在提出请求时，指向也是一种强有力的交流工具。例如，当成人走近时，学步儿可能会指向冰箱，用手抓住成人，并说出"Doose"。成人可能会说："哦，你想要一些果汁（juice）。你一定是口渴了吧！来吧，让我们看看是否可以给你拿一些果汁。"通过单词的发音，加上一系列同步的指向与手势，学步儿能影响他人，并获得成人的帮助来达成自己的目标。

在第一个生日的时候，婴幼儿已经发现指向是将自己与他人的想法联系起来的一种手势。例如，当婴幼儿看到有人指向某个物体并看向其指尖的方向时，他们猜测被指向的物体对于指向的人来说是重要的或是被期望的。指向可以是请求帮助、提供帮助，或共享有用或有趣的信息。婴幼儿如何在指向的手势中解释动机取决于他与指向者之间建立的社会关系。指向可能意味着注意或共享，也可能意味着找回。指向要求婴幼儿解读社交背景，寻找他人的思想线索。

对大多数成人来说，作为一种沟通技能，指向的出现可能并非十分重要，因为成人指向时并没有多想。然而，对婴幼儿来说，这种技能标志着重要的认知与社会性发展（Gopnik et al., 1999；Rochat, 2009）。当婴幼儿开始指向时，就意味着他们已经开始意识到他人的想法是重要的，这表明婴幼儿正在发展出从他人的视角看待事物的能力。共同注意与指向创造了婴幼儿与他人之间的联系，即使保持了一定的距离，也能给婴幼儿带来安全感。罗查特（2009）认为，指向与共同注意是婴幼儿分享能力发展的首个迹象。

社交参照

婴幼儿密切地关注他人与物体之间的互动，做出重要的假设——他人在某种程度上"像我一样"，物体则不然。这种"像我一样"的假设（Meltzoff, 2007）使婴幼儿能够观察他人的行为，并以此来了解自身的能力与可能性。

在大约 1 周岁的时候，婴幼儿开始参考他人的建议。他们将他人的目光和表情作为自己在不确定情况下的行动参考，即科学家所说的"社交参照"。这种典型的现象可以在 1 岁大的婴幼儿第一次遇到某个新物体时被观察到。婴幼儿在接触新物体之前会先看看照护者，而不是直接把玩该物体。如果照护者微笑，婴幼儿就会靠近物体；如果照护者皱着眉头且看起来很担忧，婴幼儿就不会靠近物体。

研究发现："像我一样"（Like Me）理论

科学家安德鲁·梅尔佐夫（Andrew Meltzoff）调查了婴幼儿是否向他人寻求行为线索（Gopnic et al., 1999）。他的研究结果表明，婴幼儿通过观察成人的面部表情进行学习。梅尔佐夫招募了一些即将过第一个生日的婴儿来进行实验，在实验中，父母与婴儿坐在研究人员的对面。在研究人员面前的桌子上放有两个盒子。婴儿观察到，研究人员往第一个盒子里看时露出喜悦的表情。然后，婴儿观察到，研究人员往第二个盒子里看时露出厌恶的表情。研究人员将盒子推向婴儿，但婴儿看不到盒子的里面。婴儿愉快地把手伸进使研究人员喜悦的盒子里，但没有把手伸入引起研究人员厌恶的盒子。

在另一个实验里，婴儿看着研究人员倾身向前，将自己的额头触到桌子上的一个盒子。当他这样做的时候，盒子突然亮了起来。此时婴儿不被允许触摸盒子。一个星期以后，婴儿回来了，但这次研究人员没有对盒子做任何事情，只是将盒子推到桌子对面，让婴儿进行探索。婴儿毫不犹豫地将自己的前额触到盒子的顶部，正如他在一周前看到研究人员所做的那样。

研究发现：社交参照——爬或不爬

经典实验"视觉悬崖"（Sorce, Emde, Campos, & Klinnert, 1985）清楚地展现了社交参照，这是婴儿临近第一个生日时出现的一种社交技巧。研究人员邀请婴儿爬过看似下陷的地板，但实际上只是一块很厚且透明的塑料，其中一半涂成黑色，另一半是透明的。对于婴儿来说，沿着涂漆表面爬行就像沿着固体表面爬行一样。不到9个月大的婴儿到达涂层边缘时出现了视觉悬崖，他们停了下来。然而，年龄较大的婴儿会站在透明表面的尽头看向母亲。他们的母亲被要求不许说话，用面部表情进行回应"向前"或"停止"。年龄较大的婴儿与母亲一起审视如何继续前行，如果母亲微笑了，婴儿将继续爬行，一直穿过透明的表面；如果母亲露出惊慌的神色，婴儿就不会爬过透明的表面。

如果一切顺利，婴幼儿在1岁时就已经相当了解如何识别他人了，并且擅长指向、共同注意和社交参照。当婴幼儿快2岁时，他们开始表现出更复杂的情绪，如尴尬与羞愧，这些情绪在1岁时是看不到的。这些情绪的出现表明，作为学步儿，他们拥有更加明显的自我意识，并觉得推测事情的原因十分有趣。学步儿很兴奋地探索周围的世界，远离值得信赖的照护者提供的避风港。但是，他们也面临着风险，可能会受到他人的监视和反对。他们可能会看到他人皱眉或听到刺耳的声音，而不是微笑和令人平静的话语。因此，他们感到被拒绝，这种拒绝会导致羞愧与尴尬（Rochat，2009）

羞愧的学步儿通常表现得紧张（心跳加速、皮肤潮红）并且会迅速脱离（转过脸去、低下头、跑开）以躲藏和逃避。对任何年龄阶段的儿童来说，被拒绝都是一种非常令人不安的经历。本书第十三章探讨了旨在避免让学步儿遭受不必要的尴尬、羞愧或公众监视的指导性策略。

研究发现：尴尬与羞愧

一项经典的研究揭示了学步儿是如何产生羞愧感的。实验人员（Lewis & Brooks-Gunn，1979）在年幼儿童的鼻子上涂了一点红色的胭脂。当儿童照镜子时，他们记录了儿童的反应。1 岁的儿童照镜子时的反应就好像看到了另一个鼻子上有红点的婴儿。当对 2 岁的学步儿做这个实验时，他们的反应是非常不同的。当这些学步儿在镜子里看到自己的样子时，他们看起来很尴尬，转过身去，开始擦拭红点所在的位置。

退缩的婴幼儿

婴幼儿时期是诊断发育迟缓并采取措施为婴幼儿提供特殊支持的重要时期。如今，识别社会性和情绪发展迟缓的技术得以改善，且当出现问题时进行干预的策略也有所改进。婴儿在快过第一个生日时如果没有出现任何指向、共同注意或社交参照的迹象，那么婴儿可能出现了潜在的发育问题。

"自闭症谱系障碍"（autism spectrum disorder，缩写为 ASD）描述了一组复杂的障碍，其特征是在社会性和情绪互动、言语和非言语交流上存在困难，并且在某些情况下会表现出重复行为。ASD 有时也与智力障碍、运动协调困难、注意力维持困难或身体健康问题有关，如睡眠障碍或胃肠功能障碍。ASD 的症状颇多，表现出大量的社会性和情绪问题。由于 ASD 似乎起源于非常早期的发育，因此开展早期识别与干预以支持退缩的婴幼儿是非常重要的。

目前正在进行的研究是为了明确 ASD 的早期迹象以及干预策略。斯坦利·格林斯潘博士（Greenspan & Wieder，2006）是从事婴幼儿情绪情感发展研究的先驱者，他创建了一个名为"地板时光"（Floor Time）的项目，旨在为那些与退缩的孩子们一起工作的家庭和教师提供支持。地板时光的重点是帮助儿童以安全、舒适的方式投入社会交往中。在地板时光中，成人在游戏时有意识地跟随儿童的引领，同时鼓励儿童与成人形成社会交往链，即"沟通回合"。通过这种方式，当与他人交往时，儿童体验了手势、声音与动作的连贯转换。地板时光是一种非常需要专注的游戏，可以帮助婴幼儿逐渐地与他人互动，同时根据儿童的感知运动特点计划应对挑战的游戏策略来培养儿童的优势。本书第七章更深入地探讨了感知运动过程，并为教师提供了反思性计划的思路，以帮助表现出持续性退缩症状的儿童。

研究发现：比较"我想要的"和"你想要的"

为了发现学步儿是否能够察觉他人的期望，研究人员（Repacholi & Gopnik，1997）对两个不同年龄组的学步儿进行了探究，分别为 14 个月大的学步儿和 18 个月大的学步儿。学步儿坐在研究人员的对面，研究人员首先向学步儿展示两碗食物，一碗是饼干，另一碗是生的花椰菜。然后，研究人员将它们给学步儿。实验研究中的所有学步儿都选择了饼干而不是花椰菜。然后，在学步儿进行观察时，研究人员尝了尝食物，做出愉悦的表情并且说"好吃"，这是对食物的一种反应；而后，研究人员又做出厌恶的表情并且说"呸"，这是对食物的另一种反应。研究人员将两碗食物放在学步儿身边，伸出手问道："你能给我一些吗？"如果研究人员表示自己喜欢饼干而不是花椰菜，14 个月大与 18 个月大的所有学步儿都会分给她饼干。然而，如果研究人员表示自己喜欢花椰菜而不是饼干，那么 14 个月大的学步儿会给她饼干，18 个月大的学步儿则给她花椰菜。

关心与合作

曾经，婴幼儿被认为以自我为中心，不能读懂他人的期望或意图，也无法从他人的视角出发。然而，研究表明并非如此。婴幼儿能注意到他人的行为对物体所产生的影响，并注意到他人拥有与自己不同的期望。

在 1—2 岁时，学步儿对他人感受和期望的意识有所提高。例如，他们会进行一些活动，其目的是安慰处于苦恼中的人（Radke-Yarrow & Zahn-Waxler，1984）。学步儿对他人的在意与关心在某种程度上会受到其与照护者之间的对话和社会交往的影响（Thompson，Laible，& Ontai，2003）。如果家长经常与学步儿谈论当天发生的事情，如不良行为以及良好行为，那么学步儿将学会关心他人。

沃内肯和托玛塞罗（Warneken & Tomasello，2007）开展了一系列实验，让年幼的学步儿观察一些看起来需要帮助的人。研究结果显示，学步儿在没有受到任何请求的情况下帮助有需要的人的模式是一致的。仅仅通过观察他人挣扎着去拿一些够不着的物品或打开一扇关着的门，学步儿就会采取行动来取回其想要的物品或打开那扇关着的门。

为他人的利益而行动这一特征被称为"利他主义"，这是一种复杂的亲社会技能，似乎可以追溯到婴儿期（Thompson & Newton，2013）。为了发现婴儿是否更喜欢有益的行为而不是有害的行为，研究者让婴儿观看木偶动画，有些木偶表现出有益的行为，而有些木偶表现出有害的行为。研究者采用一种被称为"习惯化"（habituation）的研究设计，以确定婴儿是否能觉察出帮助行为与阻碍行为之间的差异。研究表明，3 个月大的婴儿在观看一个木偶提供帮助而另一个木偶进行阻碍的场景时，会注意到两者之间的差异。然后，研究者通过让婴儿选择抓住提供帮助的木偶或进行阻碍的木偶，从而发现婴儿更喜欢其中的哪一种行为。仅 3 个月大的婴儿明显更多地选择表现出帮助行为的木偶，而不是表现出伤害行为的木偶（Hamlin & Wynn，2012；Hamlin，Wynn，& Bloom，2010；Hamlin，Wynn，Bloom，& Mahajan，2011）。

研究发现：学步儿帮助有需要的人

科学家沃内肯和托玛塞罗（2007）创设了若干实验情境，让学步儿观察那些看起来需要帮助的人。学步儿看着一个人把衣服挂在晾衣绳上，然后不小心掉了一个衣服夹。虽然这个人没有请求帮助，但研究中几乎所有 18 个月大的学步儿都会捡起衣服夹并将其还给这个人。在另一个情境中，学步儿看到这个人故意将衣服夹扔在地上。作为回应，大多数学步儿都没有捡起被丢掉的衣服夹。

在另一个实验中，学步儿看着一个人把一本书放在另一本书的上面，但其中的一本书放错了位置，导致这本书从书堆中掉落下来。当看到这本书掉下后，几乎所有的学步儿都捡起了掉落的书，然后把书交还给丢书的人。实验员用双手将一摞书放到一个封闭的橱柜里，并用他的身体反复触碰封闭的橱柜门，试图打开橱柜门。几乎所有的学步儿在大约 10 秒钟内都会走到橱柜门前，毫不犹豫地为那个人打开橱柜门。

研究发现：婴幼儿区分朋友和敌人

让 5—12 个月大的婴儿坐在父母的腿上观看一个木偶舞台场景。其中一个木偶试图打开但未能打开一个盒子，另一个木偶登上舞台，帮助第一个木偶打开盒子。然后，婴儿再次看到原来的场景——木偶尝试打开但未能打开盒子，但是这次第三个木偶出现在舞台上，并重重地倒在盒子上，阻止盒子被打开。随后，研究人员让婴儿在两个躺在托盘上的木偶之中进行选择，一个是提供帮助的木偶，另一个是进行阻碍的木偶。最终，绝大多数婴儿选择了提供帮助的木偶（Hamlin & Wynn，2012）。

在另一项实验中（Hamlin et al.，2011），研究者让 19—23 个月大的学步儿向两个不同的木偶颁发奖励，一个是帮助他人的木偶，另一个是表现出伤害行为的木偶。学步儿更多地奖励表现出帮助行为的木偶，并从表现出伤害行为的木偶那儿拿回奖励物。

为了测试这种亲社会倾向是否在婴儿早期就存在，研究人员（Hamlin & Wynn，2010）把 3 个月大的婴儿放在一个动画场景前。该动画场景中有一个试图爬上陡峭山坡的圆形。然后，一个三角形向挣扎的圆形移动并将其推到山顶上。这一幕一直不断地重复，直到婴儿感到疲惫，移开目光。然后，改变场景。这一次，当圆形挣扎着爬上山顶时，山顶上出现了一个正方形，它将圆形推下山去。在第一个场景中，婴儿看到了亲社会行为；在第二个场景中，婴儿看到了反社会行为。婴儿更喜欢哪种行为呢？为了找到答案，研究人员让婴儿选择其中一个物体，要么是有帮助作用的三角形，要么是表现出伤害行为的正方形。最终，绝大多数婴儿选择了起帮助作用的物体。

气质：拟合程度

儿童与他人关系的另一个重要方面是气质。气质是指人们表露情感并对周围世界做出反应的持久性模式（Chess，2011）。研究已经确定了九种气质特征，包括活动水平、节律性、趋近或退缩、适应能力、敏感性、反应强度、心境、持久性以及注意力分散度，这九种特征聚类成三种气质类型，分别是容易型、谨慎型与困难型。

反思：解读他人的意图

　　思考与婴幼儿对他人意图或需求的认知相关的研究。你怎么解释婴幼儿看到别人需要帮助时的反应呢？这项研究对于理解正义和道德等问题有什么启示呢？

　　大多数儿童属于容易型。这一类型的儿童具有适应性，在睡眠、排泄与饥饿的生物节律中表现出相当的规律性。当婴幼儿感到兴奋或不安时，他们的反应是温和的，倾向于以积极的态度随时准备接近新的环境，并且很容易适应这种变化。当与容易型婴幼儿在一起时，要特别地关注他们，这样照护者在照护一群孩子时就不会忽略容易型婴幼儿。同时，不时地观察这些婴幼儿也很重要。

　　第二种类型的气质被描述为谨慎型或慢热型。这一类型的儿童有点害羞。他们倾向于在进入新环境之前先观察，比其他人需要更多的时间来适应变化。无论是沮丧还是高兴，他们的反应都非常温和，并且在噪声、触摸、食物质地以及温度上比其他人更敏感。与慢热型婴幼儿相处的建议如下：

- 不要施压。
- 给他们适应的时间。
- 吸引他们，并在他们附近停留一会儿。
- 确保照护者的稳定性。
- 给予他们独处的空间。
- 面对他们对新事物的抵制要有耐心。

　　第三种气质类型被描述为困难型。这些儿童往往是活跃的，对新情况反应缓慢且强烈。他们往往对噪声、触摸、食物质地或温度具有高度的敏感性，并且可能表现出更消极的倾向。与困难型婴幼儿相处的建议如下：

- 明确界限和重新定向。

- 变通且灵活。

- 让他们为变化做好准备。

- 充分利用安静的时间。

- 让他们主动游戏。

并非所有儿童都完全符合上述这些气质类型中的一种。就每种气质类型而言，都会有可以促成你和孩子和谐互动的策略，从而满足每名儿童的社会性和情绪需求。

重要的是要理解，气质不是命运（Kagen & Snidman，2004）。谨慎型的儿童并非注定成为畏首畏尾的人，在敏感的照护者的帮助下，他们能以自己的节奏逐渐地适应新环境。困难型的儿童可能会高度活跃，当教师给予他们更多的时间且保持低水平的刺激时，他们会从中受益，这有助于他们在新的、不确定的情况下调节自己的能量，保持自己的活力和坚强的个性。通过这种方式，他们了解自身的气质优势，而不是将其视为负担。既活泼又谨慎的婴幼儿可能会过于挑剔，长时间哭泣，但是当照护者意识到这些婴幼儿容易因外在环境的微小变化而受到干扰时，他们便可以寻找减少这种变化对婴幼儿造成影响的方法。

反思：让敏感的婴幼儿入睡

想一想对光线、声音以及触觉刺激都非常敏感的婴幼儿吧。思考一下，照护者在将敏感的婴幼儿放下来睡觉时会面临什么问题。婴幼儿看似昏昏欲睡，但当照护者俯身想让他躺在垫子上休息时，他的眼睛睁开了。一旦背部碰到垫子，他就开始哭泣。请谨记这个孩子的气质，在处理这种情况时，你会提出什么建议呢？

触点

　　作为儿科医生和研究者，布雷泽尔顿（2006）在数十年的工作过程中发现了童年时期的可预测点，其特点是发育的突然爆发，并伴随着行为方面的紧张变化。虽然这种发育上的突然爆发是正常的，但伴随而来的行为变化是出乎意料的，并且可能会让家长感到不安。当家长没有意识到发育中的这些要点——布雷泽尔顿将其称为"触点"（touchpoints）时，他们担心自己的孩子或者他们自己出现问题，孩子与家长之间形成紧张关系，并使亲子关系变得脆弱。布雷泽尔顿已经证明，当家长意识到这些微妙的转变点时，他们将更少地担心并能调整自己对孩子的反应，这反过来又会增强孩子与家长之间的关系。

研究发现：触点和睡眠

布雷泽尔顿（2006）指出了与睡眠相关的触点：

- 4 个月：婴儿学会了延长自己的睡眠周期，将其延长至 8 小时。这需要学习如何让自己重新入睡，尽管他们在 3~4 小时的轻度睡眠周期结束时会有所警觉。

- 8 个月：婴儿在夜间醒来，在四处移动时逐渐恢复自己在白天时对学习内容的兴趣，即爬行与练习借助外力站立。在这个年龄阶段，婴儿敏锐地意识到自己与亲人的分离（这种意识之前并不存在），也会在半夜哭喊着要家长陪伴。

- 10 个月：婴儿在能蹲下来的数月前就学会了借助外力站立，因此，他们如果在半夜的时候借助外力站立，就可能在发出令人不安的呼救信号。

- 12 个月：正在学习走路的 12 个月大的婴儿可能在晚上醒来，回忆起练习这项新技能时的兴奋，然后开始重新练习，而不是再次入睡。

> 同样地，这个年龄阶段的婴儿想要独立，但他们仍然享受依赖家长时的舒适感，这是家长和孩子之间冲突的潜在来源。

布雷泽尔顿的研究基于儿童发展的一个重要原则，即儿童的发展轨迹并非是一个以渐进变化为标志的平稳的过程。对于发展的更准确描述是，发展是在可预测的点上突然爆发的。每当婴幼儿接近这些突然的发展点（如开始借助外力站立以及行走）时，学习新技能让婴幼儿付出的代价就是消耗一些能量。婴幼儿将花费大量有限的能量来掌握新技能，并重新调整身体系统以适应新技能。因此，用于其他任务的精力可能会减少。这可能会导致婴幼儿抗拒或摸索他们过去做的事情。对家长或照护者来说，这看似是孩子在退步，即回归。然而，这种令人困惑的爆发式行为实际上是孩子正在进步的标志，而不是退步。认识到这一点的家长或照护者可以放轻松并以积极的态度看待这种行为，并予以理解，在发展的道路上出现令人不安的颠簸是正常的，也是可以预料到的。

触点出现在婴幼儿时期的可预测点上。在每个触点上，照护者与婴幼儿之间的关系都很脆弱。为了帮助照护者预测并成功地度过这些潜在的压力时期，布雷泽尔顿建议通过观察婴幼儿来促进成人理解婴幼儿的行为和家长的问题。教师和其他专业人员应把触点作为一个机会，让家长投入观察并了解婴幼儿是如何对他们的经历建构意义的。通过与他人一起观察，家长开始看到婴幼儿为掌握新的技能与概念而做出的努力。当家长考虑到这一努力时，他们就会开始理解婴幼儿的这种突然努力是如何导致行为上令人不安的变化的，而这些变化是正常的，且很可能是暂时的，因为婴幼儿正在经历这个自然的过渡期。

从研究到实践：工作里的反思

对气质和触点的观察需要反思的态度。布雷泽尔顿的触点模型是专业人士使用反思性实践来完成工作并理解如何最好地与儿童、家长相处的一个范例。为了支持婴幼儿的发展，需要在婴幼儿、家长与教师之间建立牢固的三角关系，在与婴幼儿及家长一起工作时，一个至关重要的因素是反思性实践。反思性实践意味着退后一步，观察个体在这种情形下的感受、导致该情形出现的因素以及未来存在的可能性之间的具体关系。在与婴幼儿及家长一起工作时，反思性实践是必不可少的，因为照护和关心婴幼儿的情境以及家长所处的情境可能会导致非常强烈的情绪。教师如果不进行反思性实践，就很容易在没有思考的情况下做出简单的反应，从而产生错误的假设、误解、愤怒和沮丧。

本书第四章介绍了反思性计划的概念，它是给儿童的学习创设情境以及与家长分享这些情境的框架。反思也是支持专业人员为婴幼儿及其家长提供服务的重要工具。"反思性督导"（reflective supervision）这一概念是指临床医生或教师与督导人员之间进行定期的协同反思。这种合作式的反思建立在教师与儿童及其家长一起工作时出现的想法、情感与价值观的基础上。反思性督导可以应用在儿童早期环境中。它需要一个系统，在这个系统中，每个与儿童及其家长一起工作的人员都被指派一位值得信任的同事，并在固定的时间与地点反思自己与家长、儿童以及同事的互动（Lerner，2006）。通过对自己的工作进行反思，在与可信任的同事进行对话时，他们可以从自身的角度出发，也可以从儿童、家长或其他相关人员的角度出发，深入地审视与自己有关的问题。在面对情绪激动和充满挑战的情形时，反思性督导尤为重要。通过反思性督导，教师与家庭支持人员甚至可以在最艰难的情况下进行学习，并更好地让自己做好准备，以便对未来类似的遭遇做出敏感的反应。无论是在课程计划、家庭支持还是专业成长中，反思性实践都鼓励相互尊重、合作的关系以及深思熟虑的问题解决方式。

回顾与展望

婴幼儿拥有惊人的潜力，可以成为富有爱心、合作能力且高效的个体，尽管他们仍然很脆弱。照护者深刻地影响着婴幼儿对信任或不信任、保护或伤害、公平对待或欺骗的学习。婴幼儿逐渐形成对他人如何照护自己的期望模式，反过来，这些模式也会影响他们如何照护其他人。这些模式可能会持续一生。

假设我们能听到回应性关系中婴幼儿的想法，耶里·珀尔（2003）总结了我们可能听到的内容：

> 她在等待，而我在吞咽。她对着我的眼睛微笑。她喜欢她所看到的一切。我在休息时，她在说话，逗我开心。当我吃饱时，她注意到了。她认为我很重要。她关心我想要的东西。她知道我想要什么。她是人，人的本性是善良的。（p. 20）

第七章　采取行动：动作发展

在动作发展的过程中，婴幼儿学习俯卧、翻身、爬行、坐立、站立以及行走，也学会了如何学习。婴幼儿学会了自己解决问题，对某些事情感兴趣，尝试一些事情，进行实验。同时，他们学会了克服困难，也体验到了成功带来的快乐与满足感，这是他们具备耐心和毅力之后的结果。（Pikler，1994，p.16）

婴儿第一次翻身时，迎接他们的是喜悦的欢呼。尽管值得庆祝，但更令人着迷的故事发生在这一新动作之前的几周。婴幼儿运动的研究对象不仅仅是一系列在婴幼儿时期发展起来的动作技能。它是一扇窗户，我们通过它可以看到婴幼儿如何将自己与周围的世界联系起来。动作与婴幼儿的感知和思考方式有着内在的联系。本章概述了婴幼儿动作发展的模式和进程，也探讨了教师和家长如何在婴幼儿肌肉系统发育时培养他们的平衡感、力量和优雅。

动作发展模式

在游戏中观察婴幼儿，他们的行为揭示了其大脑中正在发生的一切，即他们的想法、感受和意图。婴幼儿的行动和动作与他们的思想密切相关，都会对他们建构意义的方式产生影响。科学家描述了婴幼儿如何活动自己的身体与如何将自己的想法建构为具体的认知之间的密切关系。婴幼儿在玩玩具时会用嘴和手去摇晃、敲打玩具，同时伸展并弯曲胳膊、腿和躯干。这些行动和动作伴随着满意之情和兴趣的表达。本章阐述了婴幼儿在周围环境的指引下进行活动时所发生的一系列变化。

研究发现：新生儿本能地寻求营养

　　在未经药物治疗的分娩中，放在母亲腹部的新生儿会反射性地、逐渐地靠近母亲的乳房，用脚交替地推动，形成反射性的踏步模式（Widström et al.，1987）。当新生儿的脸颊接触到母亲的乳房时，新生儿会朝着触摸的方向转动，好像在寻找乳头，这是一种"觅食"（rooting）的反射性动作。当新生儿的嘴唇碰到乳头时，他们的吮吸反射被触发，将奶水吸入嘴里。当奶水碰到嘴巴后，新生儿会反射性地吞咽。

婴儿的反射

　　新生儿在出生时携有一系列被称为"反射"（reflexes）的先天动作。反射是在没有意识的意图或计划的情况下发生的动作。眨眼是反射的一个例子，它会伴随我们一生。其他的反射，如婴儿的反射，仅在出生后的头几个月才出现，随后就会消失。婴儿反射的持续时间较短，可能与这样一个事实有关，即在脆弱的过渡时期，它们能帮助新生儿与哺育他们的成人保持联系。

　　婴儿的反射，如觅食、踏步、吮吸和吞咽，似乎有助于婴儿寻找在子宫外生存所需的营养。其他的婴儿反射有助于新生儿与养育他们的成人保持身体上的联系。新生儿的手倾向于反射性地握紧，当一个物体接触到婴儿的手掌时，他们的手指会紧紧地握住这个物体。新生儿头部的突然下垂或附近的一声巨响都会引起其胳膊和腿向内的反射性拉扯，这被称为"惊吓反射"（startle reflex）。

当儿科医生对新生儿进行行为测试以评估其大脑发育状况时，他们会检查新生儿的反射能力。在最初的几个月之后，正常发育的婴儿的反射行为变得不那么明显。最终，它们不再能被激发出来，而是被自发行为取代。儿科医生监测这些婴儿反射的消失状况，把它作为健康发育的标志。超过平均消失年龄的条件反射可能表明，婴儿的大脑发育受到了破坏。

自我组织系统

一个简单的动作，比如端起杯子喝水，就涉及大脑、肌肉和周围世界之间信息的不断循环往复。因为即使是简单的动作也涉及身体系统内部的复杂动作，大脑中的一个特殊的结构负责协调身体的所有动作，这一结构被称为"小脑"（cerebellum）。小脑位于头的后部，在脑干的后面和大脑皮层的下方，它的工作类似空中交通管制员的工作。小脑接收来自大脑皮层的信息输入，即正在进行的动作，以及来自所有感觉系统的输入，如视觉、听觉、本体感觉和平衡感。

鉴于动作系统的复杂性，婴幼儿用数月才能完成看似简单的动作就不足为奇了。当婴幼儿尝试着不断扩展他们的身体运动时，小脑有助于将关节、肌肉、肌腱、感觉和运动神经元构建成复杂的系统。这些都是自我组织系统，意味着当婴幼儿重复运动并将其结合起来时，就创造了在空间中移动的新方式，发展了更为精细的动作。当婴幼儿自由地游戏与活动时，他们会自行组织自身的动作系统，微调动作以达到平衡与优雅。虽然一开始时，婴幼儿的动作笨拙且杂乱无章，但经过不断的努力，他们的动作会变得流畅且毫不费劲。例如，年幼的婴儿会反复击打物体但不会连接，随着时间的推移和不断地实践，这个动作就变成了不费力气的抓握。

定向趋势

在动作系统的发展中会出现两种模式。当为婴幼儿规划环境以及选择玩具和材料时，这些模式可以作为有用的指南。第一种模式——从头到脚——被称为"头尾发展"（cephalocaudal development）模式。这意味着肌肉系统的成熟和组织遵循着从头到脚的发展方向，从大脑向下穿过身体的核心，这在大肌肉的发育中十分明显。婴儿首先发展出控制颈部肌肉的能力；其次是肩部肌肉向上推的能力；然后是躯干肌肉的成熟，需要进行翻身；再是臀部的肌肉，需要坐起来；接着是腿部肌肉；随后是脚部肌肉，这些都是站立所需要的。

动作发展的另一个定向趋势是从内到外，这被称为"近远发展"（proximal-distal development）模式。肌肉首先在身体核心内进行组织，然后逐渐向外进行组织，通过胳膊和腿，接着是手与脚，最后是手指与脚趾。这种发展趋势的一个例子就是婴儿的抓握。最初，婴儿用整个手臂的运动来拍打物体，很少直接接触。然后，一旦手的肌肉组织形成流畅的系统，婴儿就会用整只手来够物并成功地抓住。随着手指肌肉的发展，加之更多的练习，婴儿就可以熟练地使用拇指和食指拾取物体。动作发展不仅是一个关于发展成熟的问题，即等待正确的连接的形成，经验也在创建复杂的系统中发挥着重要作用。在醒着的时候，婴儿几乎一直在活动，练习新的动作。快满 1 周岁时，婴儿已经掌握了许多新的姿势。

移动：行动的自由

通过对大量婴幼儿进行观察，研究者研制了量表以描述完成动作技能的年龄范围及其平均年龄。这些量表用于描述正常的发育过程，并识别可能存在发育迟缓问题的婴幼儿。它们的前提假设是，婴幼儿通常在同一年龄达到相同的动作发展里程碑。本章将参考《贝利婴幼儿发育量表》（*Bayley Scales of Infant Development*，Bayley，1969）中的测量方法，并将其作为典型发育的指南，旨在为与婴幼儿一起工作的专业人士提供一个可追踪潜在发育问题的框架。表 7.1 呈现了一些主要的动作技能出现的平均年龄以及正常的年龄范围。

表 7.1　大肌肉组织的发展

动作技能	平均年龄（单位：月）	年龄范围（单位：月）
从仰卧翻到侧卧	4.4	2—7
从躺着到趴着	6.4	4—10
爬行	7.1	5—11
坐立	8.3	6—11
爬起来站立	8.1	5—12
坐下	9.6	7—14
行走	11.7	9—17

资料来源：Bayley，1969。

虽然呈现动作发展里程碑的量表有助于追踪发展状况，但是不能揭示婴幼儿在这个时期获得每种动作技能的经历。儿科医生埃米·皮克勒（2006）详细记录了婴幼儿从躺着到趴着、从匍匐到爬行，然后到坐起、借助外力站立，再到行走的姿势转变。她的研究详细地描述了婴幼儿的姿势和动作发展。她研究婴幼儿自发地努力做出某种姿势，在这种姿势中实现平衡，并最终轻松、优雅地做出与退出这种姿势的过程。她观察婴幼儿在精心设计的游戏区域内自由地移动，也对运动发展的每个阶段进行记录，呈现出一系列有目的的动作转换，从一个动作到另一个动作，因为婴幼儿正在积极地试验着使用自己的身体。皮克勒（1994）解释道：

婴幼儿具有强烈的兴趣与惊人的耐心。他无数次聚精会神地研究动作，喜欢并专注于每一个小细节，即动作的每一个细微之处，以试验的方式静静地消磨时光。也许正是这种重复的学习给孩子们带来了快乐。在最初的两年里，他十分忙碌（"游戏"这一说法或许更合适），每个动作都持续几天、几周，有时候是几个月。每个动作都有自己的发展历史，都建立在另一个动作的基础之上。（p.12）

皮克勒的研究定义了动作发展的一个重要原则。婴幼儿在自我实践中获得了姿势与动作的平衡性、自信以及优雅。在自由的移动、试验、尝试、失败、再尝试、验证变化，逐渐明确地完成平衡且优雅的姿势的过程中，婴幼儿正在茁壮成长。

新生儿的运动模式

新生儿得到充分休息且饱腹时，就会将双腿和双臂弯曲、仰卧，头稍微转向侧面。这种姿势是由"强直性颈部反射"（tonic neck reflex）决定的，它使新生儿的头部朝向手臂伸展的方向。几周后，这种反射消失了。当新生儿仰卧时，他们的胳膊和腿的运动一开始是不稳定和起伏的。随着时间的推移，这些动作会自动形成流畅、有节奏的模式。

出生后头两个月，新生儿正在适应子宫外的生活，蒙塔古（Montagu）（Mendizza，1994）将其形容为"有视野的子宫"（p.2）。非常小的婴儿只需要很少的玩具与材料，因为他们正在体验简单的事情——照护者的脸、毯子的感觉、周围声音的混合、皮肤上空气的流动或空气中变化的气味。此外，婴儿自己的身体运动为他们提供了大量的研究材料。

新生儿在照护者的怀抱里或在婴儿床平静的环境中感到最安心。在结实的床垫上以及不限制运动的衣服里，新生儿可以自由地、不受束缚地活动胳膊和腿。随着时间的推移，他们开始用眼睛追随双手的动作。新生儿的手也可能在嘴里找到吸吮的方法。皮克勒建议新生儿的照护者尊重他们这段逐渐熟悉自己身体的时期，避免用周围的玩具"轰炸"他们（David & Appell，

2001）。

　　约3个月大时，婴儿的睡眠—觉醒周期趋于稳定，清醒的时间更长。此时，大多数婴儿享受在地板上受保护的游乐空间里的舒适感。将有毯子覆盖的或平坦的地板表面与活跃的爬行者或步行者使用的区域安全地隔离开，从而提供一个舒适的、安全的以及受保护的游戏空间。当婴儿仰卧时，他们会主动地活动胳膊和腿，弯曲和伸展躯干。当婴儿可以用颈部和肩部的肌肉自由地抬起头时，与趴着相比，他们更愿意仰卧休息且更放松。仰卧时，婴儿的身体是平衡且安全的，他们能够感觉、看到胳膊和腿在动。他们还可以自由地弯曲和伸展胳膊和腿，为下一步的动作做准备，即侧滚，这是俯卧的前奏。

翻身

　　仰卧时，婴儿开始朝某个物体的方向伸手，同时伸展整个身体，这种努力可能与骨盆的转向相吻合，使他们向一侧倾斜。这是一个具有挑战性的姿势，需要努力才能保持平衡。婴儿处于这种姿势时会绷紧全身，让自己保持侧卧（见图7.1）。为了放松和休息，他们会回到仰卧，但很快就会再次翻转到侧卧。通过反复尝试，他们的平衡能力在侧卧中得以提高，他们可以长时间

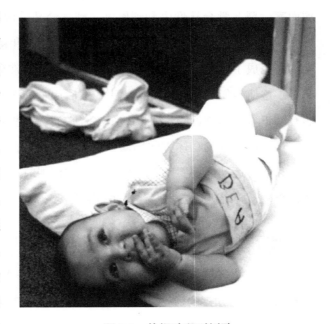

图 7.1　从仰卧翻到侧卧

地保持侧卧姿势。皮克勒（1988）指出，这给婴儿提供了一个全新的视角来观察他们周围的环境。《贝利婴幼儿发育量表》显示，婴儿平均在 4.4 个月大时能从仰卧翻到侧卧，其年龄范围是 2—7 个月。

反思：翻身需要什么

比较一下婴儿从仰卧翻到侧卧的平均年龄与从仰卧翻到俯卧的平均年龄之间的差异，然后思考一下需要为这个年龄阶段的婴儿提供的家具和设备。想一想，当婴儿被限制在僵硬的座位上而无法自由地活动腿、手臂和躯干时，他们的感受是怎样的。在此期间，这些设备是支持活动还是妨碍活动呢？考虑到这一点，在为 2—10 个月大的婴儿设计游戏区域时，你会有哪些建议呢？

已经学会从仰卧翻到侧卧的婴儿会在几周的时间里满足于侧身玩耍。平均而言，婴儿学会从仰卧翻到侧卧，到学会从仰卧翻到俯卧，约需要 8 周。婴儿从仰卧翻到俯卧的平均年龄是 6.4 个月，其年龄范围是 4—10 个月。一旦婴儿完成了从仰卧到俯卧的完全翻身，他们通常会选择花越来越多的时间趴着。这使他们有机会尝试抬起头，然后用手和手臂来支撑躯干。躯干的弯曲有助于将身体靠近物体，以试图够着它们。一些婴儿将这种尝试转化为一步一步地向想要的物体方向挪动。皮克勒（1988，2006）强调了婴儿俯卧时弯曲和伸展运动的重要性。当婴儿弯曲和伸展时，这些自然的动作会拉长和伸直脊柱，同时躯干会变得有弹性和柔韧。

爬行

从所有拉伸和弯曲动作中得出的结论是，婴儿知道如何从一个地方翻滚到另一个地方，这对一些婴儿来说可能是他们的第一种移动形式。移动（locomotion）指的是让婴儿从一个地方挪动到另一个地方的动作，通常是为了寻找感兴趣的物体。就像头尾发展的模式一样，躯干和臀部的组织先于腿和脚。5—11 个月大的婴儿开始爬行，他们爬行的平均年龄是 7.1 个月（Bayley，1969）。许多婴儿最初是在地板上趴着爬行。一开始，他们可能会向后滑动而不是向前移动，但是向前移动的能力会逐渐改善。通常手臂带头，推着婴儿沿地板向前爬。这个动作有助于加强手臂、躯干与腿部的协调，结果就是婴儿可以来回地晃动手、膝盖或者脚。

爬行需要数周的大量练习。在用手和膝盖爬行之前，许多婴儿用腹部爬行，沿着地板往前拉动；有些婴儿以坐着的姿势在地板上拱起身体，通过弯曲腿向前移动；有些婴儿在地板上仰卧着移动，四肢张开；还有些婴儿从一个地方翻滚到另一个地方。他们有时候只用单肢往前推动，或者只用胳膊进行拉动，把腿拖到后面。差异很多（Adolph & Berger，2006），但随着时间的推移，婴儿开始以某种自己喜欢的方式爬行。

一旦婴儿开始伸展身体，努力使身体沿着地板移动，他们就需要结实的表面，为手、膝盖、脚或腹部的推动提供牵引力。随着婴儿获得更多的信心，他们可以爬过像枕头这样的物体，也可以爬过盒子或短管，或爬上低矮的平台，这些都是令其着迷的挑战。放置在爬行者游戏区域中的稳定的高台引导其借助外力站立，例如，固定在墙上的低矮阶梯、桌腿或翻倒的结实箱子都为爬行者提供了可以借助外力站立的位置。当婴儿练习借助外力站立时，与双腿相比，他们更多地使用上半身的肌肉——肩膀、手臂和躯干。

每年都有成千上万的婴儿因为学步车而被送进医院。新闻报道了学步车里的婴儿从楼梯上摔下来、被烧伤、溺水以及中毒的事件。这样的事故甚至在学步车里的婴儿有成人监护的情况下也会发生。学步车里的婴儿可以在 1 秒内移动约 1 米，成人的反应速度不足以防止此类事故的发生。美国儿科学会（American Academy of Pediatrics，2013）提醒父母不要使用婴儿学步车，因为学步车会将儿童置于危险之中，并且没有任何好处。

反思：婴儿学步车的危险

当婴儿还不会爬且不能自己坐好时，他们被放在市场上出售的能够让婴儿直立坐着、双腿着地的各类学步车里，这时候会发生什么呢？想一想婴儿的发展趋势，以及在这个年龄阶段会出现的运动系统，如手臂、肩膀、躯干、臀部、腿或脚。根据头尾发展和近远发展规律，哪些肌肉系统正在为婴儿爬行、站立，或者保持直立姿势的平衡做准备呢？当婴儿被放在这类设备中时，这些肌肉系统是否能发挥作用呢？这些设备是妨碍还是促进了动作的发展呢？

婴儿学步车，就像很多以婴儿座椅或婴儿运动器械的名义销售的设备一样，限制了婴儿的自由移动，它们也刺激了与头尾发展不一致的运动模式。例如，在作为婴儿训练器或学步车进行销售的设备中，婴儿忙于上下移动自己的腿，但很少有机会使用、组织和发展上半身的肌肉。上半身的肌肉也需要使用和加强，以使婴儿坐立或站立。相反，当婴儿在受保护的地板上自由移动时，他们锻炼上半身肌肉的方式是自己在地板上爬行，并保持坐立或站立的姿势。

能够独自借助外力站立的婴儿很喜欢保持这一新姿势。任何凸起的表面都会成为他们潜在的探索之地。当各种有趣的玩具被放置于结实的箱子或长凳上时，婴儿喜欢自己爬起来平衡地站立去探索它们。

坐

爬行可以增强背部、躯干、手臂以及臀部的肌肉。当这些肌肉系统得到加强与组织时，婴儿就会独立地坐起来。坐起发生在 6—11 个月，平均年龄为 8.3 个月（Bayley，1969）。从婴儿俯卧到开始尝试坐起来大约需要 5—6 个月（Pikler，1988）。最开始，婴儿会侧滚，然后以半坐的姿势支撑自己，最后变成完全坐立。

皮克勒（1988）和嘉宝（1998）敦促照护者让婴儿自己坐起或站立。即使婴儿还不能独立地做到这些，他们也不鼓励照护者帮助婴儿坐起或者抱着婴儿让其站立。皮克勒指出，如果婴儿能自己坐起来，那么他们很快就能调节平衡，学会自信且轻松地坐着，保持放松状态的同时还能自由地活动。他们能够将身体的重量转移到臀骨上，保持躯干直立，头部和脊柱对齐。一旦婴儿学会了坐立，他们就会探索坐姿的变化，包括跪坐、脚跟坐、双脚坐或坐在双膝间。

反思：被支撑着坐立或自由移动

观察被支撑着坐立的婴儿。最有可能的是，你会看到弯曲的脊柱，而不是直立的脊柱。婴儿的身体重量集中在尾骨而不是臀部，这迫使婴儿的脊柱不自然地向前弯曲以避免向后摔倒。婴儿的胸部向内凹陷，挤压肺部与其他器官。骨骼和肌肉错位。对还不能自己坐立的婴儿来说，即使有人扶着，坐立也是一种压力。

有些人认为，婴儿喜欢被支撑着坐立。你认为，婴儿被支撑着坐立有什么优点或缺点呢？这会对支持爬行或借助外力站立的肌肉系统产生什么影响呢？

站立

婴儿平均在 8.1 个月大时能借助外力站立，年龄范围是 5—12 个月（Bayley，1969）。借助外力站立往往与独立坐起同步。通常，婴儿从跪着的姿势开始，依靠阶梯、把手或桌子的边缘把自己拉起来。观察一个成功站起来的婴儿，看看他是如何做出这个姿势的，不是靠腿的支撑，而是靠手臂的支撑，双手紧紧地抓住支撑面。这是头尾发展的一个例子。

下蹲坐在地面这个动作在很大程度上依靠腿部肌肉，这些肌肉仍在组织中。实现从站立到独立坐下的平均年龄是 9.6 个月大（Bayley，1969）。这比独立站起来这一姿势的平均年龄 8.1 个月晚了一个多月。刚学会站立的婴儿可能会呜咽，沮丧地上下跳，并四处寻求帮助。如果无人帮忙，婴儿就会累得笨拙地倒在地板上。

行走

一旦能够站立，婴儿将用大量时间练习如何在站起来与维持站立的同时，从一个地方移动到另一个地方。通过抓住他们可以找到的任何支撑物，婴儿能从一个地方移动到另一个地方。婴儿在这种模式下可以行走相当长的距离，因此提供各种低矮且结实的支撑物使他们在站立和侧身行走时能抓握，是一种支持动作发展的、有效的环境创设方式。可以将各种各样的稳定的表面组装在一起，如倒置的盒子、低板凳、滑梯以及大水桶。这具有吸引力，有助于婴儿从一个地方坚持走到另一个地方。

婴儿实现无支撑行走的平均年龄为 11.7 个月，年龄范围是 9—17 个月（Bayley，1969）。婴儿需要时间才能做到轻松、自信地独立行走。婴儿在没有支撑的情况下不确定地迈出第一步，双腿和双臂张开以保持平衡，脚趾抓地。他们需要几年的时间才能使步态变得平稳（Smitsman & Corbetta，2010）。

反思：站立不动

比较一下婴儿独自借助外力站立的平均年龄和独立坐下的平均年龄，差距大吗？如果你曾经看过一个婴儿借助外力站立，然后看起来被"卡住"并开始哭泣，双眼看向照护者的时候，这个统计数据可能解释了婴儿哭泣的原因。头尾发展在其中发挥了什么样的作用呢？你还记得第六章是如何将这种两难困境视为与睡眠有关的触点的吗？

当婴儿能够在无支撑的情况下行走时，他们会接受完善自己行走能力的挑战，但他们很快就会遇到新的挑战，即攀爬。用于攀爬的低矮且凸起的表面吸引了学步儿，它们可以是一排向上翘起的结实箱子或一堆低矮的宽枕头。开顶的箱子提供了供攀爬的空间，就像矮而宽的多用盆或洗碗盘一样。稍微倾斜的坡道和斜坡为年幼的步行者增加了独特的挑战，他们必须重新学习如何在倾斜的表面上移动。稍微倾斜的楼梯，无论有没有侧边，都能吸引年幼的学步儿。

规划游戏区域时考虑动作发展

当婴儿可以自由移动时，他们喜欢利用时间和空间来练习自己的动作技能。他们练习更多的动作技能，了解平衡、力量、灵活性并学会优雅地移动。关于成人可采取什么策略来支持婴儿的主动运动和动作发展，皮克勒（1994）提供了这样的建议：

问题不在于我们如何"教"婴儿通过巧妙的构思、人为的建构以及复杂的测量方法，加之练习和体育，来正确地移动。这只是为婴儿提供机会——或者更准确地说，不剥夺他的这个机会——让他根据自己的内在能力进行移动……如果不干涉，婴儿将学会转身、翻滚、匍匐前进、四肢着地、站立、坐起和行走。这些动作不是在压力下发生的，而是出于其自身的主动性——独立地、带着喜悦，并为自己取得的成就感到自豪。（pp.6-12）

为了适应婴儿不断发展的动作技能，教师通过调整教室、院子和家具来支持他们的动作发展。"计划：促进动作发展的新环境"提供了一位教师根据婴儿发展中的动作技能来规划新的学习环境的例子。

计划：促进动作发展的新环境

情境：在室内外的游戏区域里添加结实的水果纸箱。（3/17–21）

预设问题：这些纸箱是否能让爬行的婴儿借助外力站立呢？放在纸箱上面的玩具是否会吸引爬行的婴儿向上够呢？学步儿是否会爬进、爬上或穿过这些纸箱呢？

观　　察	解　　读

反思：运动是对课程的挑衅

在"计划：促进动作发展的新环境"中，家庭托儿所的教师提出了一个与动作发展有关的预设问题。这里有两个爬行的婴儿，他俩都刚刚能借助外力站立，还有两个刚学会走路且喜欢在低矮表面攀爬的学步儿。教师提出了一个预设问题，以探索为这些婴幼儿的动作发展创设什么样的新环境。

他们好奇，用来装水果的结实纸箱在用于游戏时如果被倒着放置会不会吸引婴幼儿借助外力站立呢？他们还想知道，婴幼儿一旦站起来是否会把这些纸箱当作他们探索玩具的工作台呢？他们把纸箱表面的圆孔看作一种吸引物，让学步儿用发展中的精细动作技能来戳穿纸箱。他们决定把一些结实的纸箱放在学步儿的游戏区域，作为安全的攀爬表面。纸箱在游戏区域里放了好几天。教师定期记录他们所看到的情况，并将其添加到计划的观察部分。在下一次的计划会议上阅读这些记录之后，他们将决定使用新的问题和学习环境来逐步深化探究，如"如果我们重新布置房间里的纸箱，那么刚学会借助外力站立的婴幼儿会利用纸箱从一个地方移动到另一个地方吗"？

> 想一想，对于婴幼儿动作发展的观察如何强化游戏区域作为学习环境的作用呢？在与婴幼儿一起工作时，这样的计划对于拓展课程的定义有什么帮助呢？

抓握：够物与抓住

当婴幼儿练习从一个地方移动到另一个地方时，他们也在组织小肌肉系统。在出生后的第一年里，够物经历了从击打，到抓握，最终用手指和拇指精确地捡起物体的过程。快满 1 周岁时，婴儿能巧妙地摆弄他们所发现的东西。

抓握是指伸手去抓物体，需要婴儿花费数月才能实现。研究者将一种现象描述为"抓取前"（prereaching），在 5—9 天大的婴儿身上就能看到。抓取前与目标导向的够物有所不同，后者直到约 4 个月大时才出现。当婴儿完全伸直手臂并将手伸向某个物体而没有触摸到时，就会出现抓取前现象。抓取前现象被认为是抓握的前兆（Smitsman & Corbetta，2010）。

大约 4 个月大时，婴儿的手已经成为其主要的兴趣对象。此时的婴儿会用数小时仔细地观察手部运动，如密切地关注张开以及合上手的动作。随着时间的推移，这种强烈的兴趣会逐渐让位于婴儿身体以外的物体。婴儿开始伸出手去抓住物体，并且将整个身体朝着感兴趣物体的方向挪动。

婴儿需要数月练习才能成功地够到和抓住物体。表 7.2 显示了婴儿熟练地抓握时手掌和手臂运动的顺序。大约 4 个月大时，婴儿开始使用整个手臂来拍打物体。最开始，他们很少能成功。然而，反复练习可以帮助婴儿将手掌、手臂的肌肉与头部、颈部和躯干的肌肉保持同步。当婴儿拍打感兴趣的物体时，他们就开始能可靠地用手抓物体。其平均年龄为 6.8 个月，年龄范围是 5—9 个月（Bayley，1969）。

表 7.2　抓握的发展阶段：自发的抓握行为

阶段	手的位置	平均年龄（单位：月）	年龄范围（单位：月）
拍打物体	手臂和整只手，手指在一起	5.6	4—8
手掌抓握	手指在一起，与手掌相对	6.8	5—9
部分钳形抓握	手指在一起，与拇指相对	7.4	6—10
完全钳形抓握	食指与拇指相对	8.9	7—12

资料来源：Bayley，1969。

从手掌抓握到钳形抓握

抓握能力的发展是近远发展的一个例子。肩膀与手臂肌肉首先组织起来完成抓取前的动作与拍打。接着是手腕和整只手，然后是手指。一旦婴儿能够抓住感兴趣的物体，他们就会用眼睛、手指与嘴巴探索该物体。

第一次抓握是整只手的抓握，被称为"手掌抓握"。婴儿用手掌与四根手指一起抓住物体，拇指没有参与其中。在手掌抓握中，四根手指被限制为一个整体，因为婴儿的手指肌肉尚未发展完善，还不能分开工作。婴儿反复地练习手掌抓握，他们捡起玩具，把玩具放进嘴里，观察玩具，然后把玩具扔掉，环顾四周以寻找、拾起更多物体。

通过不断地练习，婴儿会表现出更加精确的抓握。他们开始分开手指，用与拇指相对的几根手指一起拾起物体，手指不再被限制为一个整体。这种情形通常发生在 7.4 个月大的婴儿身上，年龄范围是 6—10 个月，被称为"部分钳形抓握"，因为这会导致最终抓握形式的出现，即"完全钳形抓握"，利用食指与拇指抓住物体（见表 7.2）。完全钳形抓握平均出现在婴儿 8.9 个月大的时候，年龄范围是 7—12 个月（Bayley，1969）。

反思：新生儿看到了什么

新生儿协调双眼，关注距离他们大约 28 厘米范围内的事物。2 个月大时，婴儿就能辨别颜色了。在 3—5 个月大时，婴儿会发展出深度知觉。4 个月大时，婴儿有相当可靠的深度感知能力，能够清晰地注视任何距离的物体。到 6 个月时，婴儿的视觉感知能力明显提高，他们可以清楚地接收周围世界的信息（Slater et al.，2010）。

　　将新生儿的视力限制在这个范围有什么好处吗？对新生儿来说，他们能全神贯注地看着照护者的脸而模糊地看着远处的事物，这有什么价值呢？

选择玩具时考虑婴儿的抓握能力

　　婴儿玩具不应局限于作为商品的玩具。许多受欢迎的婴儿玩具都是普通物品，如纸盒、碗、布条、容器或管子。有关婴儿抓握发展阶段的知识特别有助于游戏材料的选择。婴儿仰卧时的视线与地面大约成 45° 角。因此，有些高度的玩具而不是平放在地板上的玩具最适合年幼的婴儿。下面总结了 4—8 个月大婴儿的游戏材料特点，本书第十一章有更详细的介绍，其重点在于为婴儿创设游戏区域。

- 柔软的，而非僵硬的
- 轻巧的
- 容易被握在一只手里
- 有供抓握的把手
- 处于婴儿仰卧时可以看到的高度

图 7.2 展示了一些拥有上述特点的游戏材料。

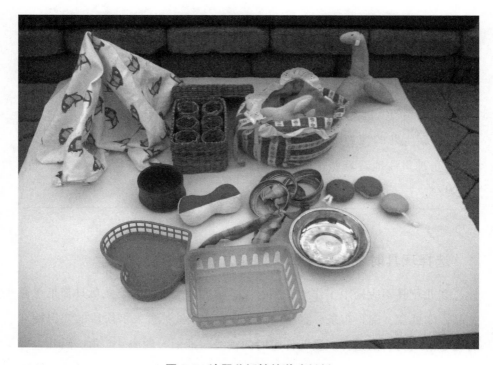

图 7.2　让婴儿抓够的游戏材料

　　应避免让婴儿接触滚动或移动的物体，如表面光滑的圆球。吸引婴儿持续抓握的玩具特征包括：有可供婴儿轻松抓握的把手；有可充当把手的部位，如毛绒玩具狗的腿或轻便篮子的边缘；玩具表面有开口；玩具富有弹性。由于婴儿的手臂肌肉控制能力有限，所以玩具应该是轻巧的。对于婴儿的第一个玩具，嘉宝（1998）推荐硬质的棉布围巾，它可以被撑起成一个小山峰，既可见又可抓（见图 7.2）。

　　有易于抓起的边缘的玩具有助于婴儿并拢手指扣在拇指上（见图 7.2）。这样，6—9 个月大的婴儿就能练习部分钳形抓握并逐渐学会完全钳形抓握。用硬纸板、织物或金属制成的篮子与盒子会吸引婴儿伸出手活动手指。这些物品应该是轻巧的，因为当婴儿用嘴、眼睛、手与手臂收集有关其物理属性的信息时，婴儿会挥动、撞击、摔落或甩开物品。布或编织篮、广口瓶盖、木制绣棚以及金属手镯都是普通的物品，它们的边缘适合婴儿的部分钳形抓握。

自发抓握的最后阶段是完全钳形抓握，婴儿能够捏、戳以及探索物品的小开口与缝隙。当婴儿掌握了钳形抓握，他们就会在游戏材料中寻找小孔与开口，这促使婴儿使用食指（见图7.2）。具有这种特征的普通物品包括金属罐环、鸡蛋盒、搅打器、冰块托盘以及量杯和勺子等。

感知与动作上的挑战

婴幼儿对周围世界的感知和体验将影响动作发展的预期顺序。对一些婴幼儿来说，他们的感知系统可能会扭曲其行为和动作的模式，使简单的动作变得困难和令人尴尬。他们可能会因为暴露在光线与声音中而变得烦躁，但这些光线与声音对大多数婴幼儿来说是可以接受的。因此，当与一群婴幼儿在一起时，了解如何识别婴幼儿在感知或运动上的困难表现是很重要的。这些婴幼儿在生活中依靠成人来调节感觉输入的强度和时机。这意味着，要在感知性环境或物质环境中做出细微且重要的调整，使所有婴幼儿都能舒适地活动，从而通过游戏以及与人、物的互动来学习。如果不这样做，婴幼儿的动作和行为就会受到影响，他们的学习也会受到影响。

感觉信息加工问题

感觉信息加工是指协调各种感官以接收和处理传入的信息的特殊方式。对一些婴幼儿而言，感觉信息加工要比其他活动更具有挑战性，因为他们的感知系统的调整方式会导致自己被通常的感觉输入水平压垮或者"无动于衷"。当感觉超出婴幼儿所能承受的范围时，它们就会超过婴幼儿的舒适感阈值。对其他婴幼儿来说，情况则恰恰相反，这通常不足以引起婴幼儿的兴奋感，他们甚至都没有注意到这种感觉。

想象一个婴幼儿处于安静的清醒状态。他吸引了照护者的目光，照护者将其视为游戏的邀请，并尝试用一个色彩鲜艳的玩具吸引他，如摇动玩具使其发出声响。最开始，玩具吸引了孩子的注意力，但是在短暂的兴趣之后，他移开视线，转过身去，开始变得烦躁，好像在说："别说话了！别再吵了！别总碰我！"如果照护者安静并停止下来，作为回应，孩子也会平静下来。从感觉信息加工的角度来看，这个孩子可能在这个简单的游戏里经历了感觉超载。作为一种自我调节的方式，孩子会脱离。然而，这种反应的负面影响在于，通过脱离接触，孩子不再积极参与游戏或积极投入学习中。如果这种情况经常发生，那就麻烦了。

反思：手中的玩具

成人把玩具放在新生儿的身边，晃来晃去，或者把玩具放在新生儿紧握的拳头里，都是为了让新生儿把玩这些玩具。然而，对 1—2 个月大的新生儿来说，抓紧物品并对其进行探索还没有进入他们的日程。新生儿还有其他的工作要做。他们正在协调肩膀、手臂和手部的肌肉一起抓够物体。直到他们能这样做时，手中的玩具对他们才有意义。嘉宝（2002）提出，照护者不要把玩具放到婴儿的手中。相反，她建议把玩具放在附近，让婴儿在准备好时再去抓玩具，这有助于婴儿掌握抓够的技能。这是一种自发的行为，而不是在他们能够主动接触、伸手去拿或扔掉玩具之前强加给他们的。

感觉信息加工可以被看作一个连续统一体。对感觉输入高度敏感的儿童处于这个连续统一体的一端，他们只需要从周围环境中获得很少的刺激就能达到阈值，超过这个阈值就会超载，从而明显地感到不舒服。为了保护自己，他们会尽可能地脱离环境，这似乎是一种强烈的脱离。治疗师将这种行为描述为"过激反应"（Williamson & Anzalone，2001）。反应过度的儿童往往对

触摸非常敏感，甚至可能不喜欢坐在别人的腿上被拥抱。他们的敏感性可能会延伸到食物的质地或刺激皮肤的织物。他们如果对触摸高度敏感，就可能会拒绝玩水、沙子、黏土或油漆，这些材料常见于儿童早期环境中。

反应过度的儿童整天都保持警惕，以保护自己免受感官输入的伤害，这使得他们显得焦虑和恐惧。事实上，他们只是试图避免自己的感觉系统超载。就学习而言，不利的一面是，当他们持续保持警惕时，他们对游戏几乎不感兴趣，很容易被一些看似琐碎的事情烦扰，比如衣服上的标签、头顶上的灯光或者路人的偶然碰触。

在感觉信息加工连续统一体的另一端是反应迟钝的儿童（Williamson & Anzalone，2001）。这些儿童的觉醒阈值很高，意味着他们需要大量的感觉输入才能有所注意或做出反应。实质上，他们拥有很高的感觉欲望。为了让他们感到满意、舒适以及让他们参与，他们需要获得高度刺激的感官体验。当缺乏高感官刺激时，他们可能会脱离人群，独自玩耍，变得孤立。

反应迟钝的儿童可能很难注意到自己被触摸，或者不会意识到自己撞到了东西，因为感觉输入不足以达到他们的感官觉醒阈值。儿童的高感官欲望意味着他们必须寻求感官刺激。他们可能喜欢丰富的感官材料，比如沙子、黏土和油漆等。然而，较高的感官阈值可能会使这些儿童在与其他儿童游戏时处于危险之中。他们甚至可能没有注意到其他儿童试图邀请其参加游戏，这可能会把他们从同伴的社交游戏中隔离出来。照护者如果意识到这些儿童的感官要求较高，就需要为他们提供丰富的感官游戏材料，更加频繁地与他们互动，并帮助他们与其他儿童一起游戏。

值得注意的是，有感觉障碍的儿童可能会表现出社交退缩，但这可能有两个完全不同的原因。反应迟钝的儿童可能需要更高水平的感觉输入才能与他人互动。感觉回避的儿童只是为了避免被感觉输入压得喘不过气而脱离社交活动。两类儿童看起来似乎都没有社交能力，但是与所有的儿童一样，他们也希望与他人互动并结交朋友。他们依靠照护者来调节感觉输入，以帮助他们与他人进行互动。

具有高感官阈值的儿童在寻求高水平的感官刺激时可能会非常活跃并不断地活动（Williamson & Anzalone，2001）。他们是寻求强烈感官体验的感觉搜寻者。确保他们的安全很重要，因为他们会被一些刺激物吸引，这些刺激物提供了高感官刺激但同时也具有高风险性，比如很高的平台或很重的物品。在游戏中受到过度刺激时，他们也可能面临情绪崩溃的风险。照护者可以为感觉搜寻者提供游戏环境以满足其感官要求，同时需要确保他们的安全，比如吊床秋千，使他们沉浸在触觉和动作刺激中；装满沙子或大米的布袋，让他们随处携带；还有安全的室内攀爬环境。

反思：感觉信息加工问题——被排斥的风险

有些反应过度的婴幼儿会把所有的精力都用于避免自己的感觉系统超负荷，往往表现出恐惧或焦虑。其他的婴幼儿可能处在连续统一体的另一端，即反应迟钝，没有注意到自己被邀请加入别人的游戏。他们可能在表面上看起来很悲伤或不感兴趣，但实际上，他们的感觉输入太低了，甚至没有意识到别人正在尝试与其建立社交关系。尽管他们看起来很安静，但他们仍然想与其他人一起游戏。他们只是需要更多的感觉输入，以便能注意和回应游戏邀请。

对这些在感觉信息处理上有困难的婴幼儿的照护者，你有什么建议呢？与对反应迟钝儿童的干预相比，针对反应过度儿童的干预建议有哪些呢？

运动计划问题

一些感觉信息加工问题会在儿童的活动中表现出来，这就是专家所说的"运动计划问题"（motor-planning challenges）。运动计划是完成连续动作发展目标的过程。它需要意识到身体内部的感觉。通常，当谈及感官时，我们会想到从外部环境中获取信息的视觉、听觉、触觉、味觉和嗅觉。然而，我们还有其他的感觉，可以让我们探测身体内部的感觉输入，包括本体感觉系统，它是从肌肉和关节中产生的感觉，是由身体的主动动作产生的；还有位于内耳的前庭系统，它对与重力有关的头部和身体运动做出反应，从而给我们带来平衡感和均衡感，也给我们带来空间运动感。当我们活动时，我们不断地从本体感觉和前庭系统中获得反馈。我们应该感谢本体感觉的反馈，因为它让我们能够毫不费力地爬楼梯，而不必持续关注每一级台阶的高度。然而，当我们遇到更高的台阶时，我们的本体感觉系统会立即提醒我们。

对大多数儿童来说，在空间里移动似乎毫不费力，这多亏了触觉、本体感觉和前庭系统引导他们掌握动作。然而，有些儿童的这些系统还不能很好地协同工作。对有运动计划问题的儿童而言，无论之前完成过多少次，他们做像爬楼梯这样简单的动作时仍然十分笨拙且费力。他们的本体感觉反馈系统无法提供他们所需要的反馈。有运动计划问题的儿童也可能难以控制运动方向，并且可能笨拙地撞到东西上。

在一些有运动计划问题的儿童中，他们的前庭系统可能会过快地警告他们有危险，因此，他们可能会非常敏感地移动，反应强烈，甚至感到失去平衡感，即使只是简单地变换位置。他们可能看上去没有其他儿童那么活跃，像摇摆这样的简单动作都可能使他们不知所措。有些儿童的前庭系统是按相反的方向校准的，他们甚至可能没有注意到自己即将失去平衡，即使他们渴望活跃、喧闹的游戏，并且喜欢被摇摆到高处。

照护者可以通过调节刺激、尽量地减小威胁以及维持游戏等方式来帮助这些儿童融入环境。一个关键的计划问题是："哪些活动或事件能组织或扰乱儿童？就感觉需要而言，儿童需要些什么呢？儿童需要的感觉输入是少一点，多一点，少很多，还是多得多呢？"这些问题引发了一项干预计划，该计划适宜在游戏环境和常规活动中实施。

早产儿

早产儿在出生后的几周或几个月内会遇到感觉信息加工方面的问题，但时间不长。这些婴儿必须应对过早出生带来的压力。早产儿的关键系统仍在发育以调节感觉输入。没有了子宫的保护，他们很容易受到光线、声音和触摸的冲击。早产儿把大部分精力用在调节身体系统上，如呼吸、消化和排泄。他们几乎没有精力去玩，朝着照护者的方向匆匆一瞥可能就会用掉早产儿的全部力量。

早产儿很容易被景象、动作或声音干扰（VandenBerg，Browne，Perez，& Newstetter，2009）。高强度的触摸会让其难以忍受。然而，适度的压力按摩可以使早产儿平静下来，并促进其成长与发育（Field et al.，1996）。按摩是给婴儿的身体提供均匀的节奏压力，就像摇篮曲中均匀的韵律或被摇晃时的运动节律一样。

研究发现：早产问题

海德赛斯·阿尔斯（Heidelise Als，2004）是改善早产儿住院环境的先驱，她建议照护者要密切地关注婴儿的动作或表情，以便知道如何进行应对。可以通过监测肤色、体温、呼吸方式、运动模式和身体姿势来确定早产儿对周围环境的适应程度。非常小的婴儿如果能很好地处理感觉输入，就会表现出有条不紊的运动模式、稳定的呼吸，并且皮肤颜色或体温没有明显的变化。相反，如果婴儿不能很好地应对，就会表现出运动模式紊乱、呼吸不规律，皮肤斑点显现，血液循环不良，躯干和四肢之间有温差。这些都是给照护者的信号，可以通过保持室内安静、减弱声音和灯光、最大程度地减少触摸、简化视觉环境等来减少婴儿的感觉负担（VandenBerg et al.，2009）。

从研究到实践：文化视角下的动作发展

尽管动作发展量表显示，所有儿童的动作技能都会沿着相似的轨迹发展，但不同的婴幼儿在活动方式以及自由程度方面存在着巨大的差异。这在跨文化和跨时间的育儿研究中是显而易见的（Levine et al.，1994；Tronick，2007）。婴幼儿在社会环境中发展动作技能，这些社会环境是由其文化价值观、信仰、态度以及行为所决定的。家庭的文化和期望的照护实践会影响婴幼儿可获取的物品、动作发展环境以及出现的运动模式。

影响动作技能出现的环境差异很大。在一些群体中，婴儿在最初的几个月里被用不同的吊带吊在照护者的身上，每天都有许多小时可能会受到一定程度的活动限制。研究发现，3—5 个月大的巴西婴儿的抓握和坐立等动作的发展要显著晚于平均水平（Santos，Gabbard，& Goncalves，2001）。研究者认为，至少在一定程度上，这种差异是由巴西传统的照护方式导致的，即在婴儿出生后的头 5 个月里几乎一直被抱着。

在一些文化中，成人把婴幼儿放下睡觉时会用襁褓包着婴幼儿；在另一些文化中，婴幼儿坐在安全座椅中，被从汽车里移到房间里，然后再移回汽车里。有些婴幼儿在地板上玩耍，有些婴幼儿爬上楼梯，也有些婴幼儿的照护者会定期地按摩他们的四肢。这种差异很多，婴幼儿的动作发展会受到经历的影响。最后，所有这些婴幼儿都学会了以几乎相同的方式活动和用手操作小物品，但是会有一些变化，以确保他们的行为能在所处的家庭和文化中良好地发挥作用。

回顾与展望

婴幼儿在短短 3 年的时间里掌握了一系列令人印象深刻的动作技能。这种努力使婴幼儿着迷，他们非常积极地接受挑战，以越来越复杂的方式活动身体。婴幼儿一天的活动长度非常惊人，据估计可走动 9000 多步，每天几乎都会进入家中的所有房间，同时始终在微调自己的运动与平衡（Adolph & Berger，2006）。他们的运动模式从翻身到爬行，再到走和跑。他们用双手探索物体的形状、质地、大小和弹性。他们花费大量的精力和时间来练习和完善每一项新技能，直到他们可以毫不费力地完成该动作。下一章将探讨婴幼儿在另一个发展领域中的旅程，即婴幼儿如何思考，并将自己的想法组织成概念和观点。

第八章　思维：认知发展

科学家凝视着婴儿摇篮，寻求着有关思维、世界以及语言如何运作等最深奥问题的答案。事实证明，那些看着科学家凝视婴儿摇篮的婴幼儿也正做着许多同样的事情。（Gopnik et al.，1999，pp. 3-4）

20 世纪中叶以前，大多数人认为婴幼儿是无助的、依赖人的，尚不能完全感知周围的世界，其动作以反射为主。但是，让·皮亚杰（Jean Piaget）、列夫·维果茨基（Lev Vygotsky）和杰罗姆·布鲁纳（Jerome Bruner）等先驱科学家通过对婴幼儿的观察打破了这个观念。他们的研究率先表明，婴幼儿是有能力的思考者，他们积极地组织概念和观点。

当研究者发现，婴幼儿不仅非常善于发现所见或所听之间的差异，而且能通过吮吸、凝视或转向声音来源之类的自发动作表现出其偏好时，有关婴幼儿发展的科学研究取得了巨大的飞跃。如果婴幼儿发现声音有所变化，他们就会转向声音来源的方向，或者吮吸得更快以便看到想要看的事物。在设计巧妙的实验中，科学家利用婴幼儿的凝视或吮吸来揭示婴幼儿最关注的目标以及偏好。

通过这种邀请婴幼儿进入科学研究世界的新方式，有关婴幼儿的研究得以蓬勃发展。科学家设计了各种各样的实验来发现婴幼儿的感知能力和兴趣点。有史以来第一次，他们可以开始系统地研究婴幼儿是如何形成想法和概念的，以及他们是如何解决问题的。随着脑成像技术的进步，这些研究婴幼儿的新方式开创了把婴幼儿视为意义建构者的新视角，提出婴幼儿时期是大脑快速发育和充满学习机会的时期。

研究儿童认知发展的科学家称婴幼儿为"摇篮里的科学家"（Gopnik et al.，1999，p. viii）。大量的研究为婴幼儿的探索、调查、试验和分析提供了强有力的证据。他们专心地进行调查，对所见和所闻进行统计。他们收集人和物的详细信息，并建构概念，为数学、科学和艺术的学习奠定基础。对婴幼儿照护者来说，这是什么且意味着什么，是本章的主题。

建构知识——心理结构的调适

要想知道婴幼儿是如何思考的，即他们是如何形成观点和概念的以及这些观点和概念是如何随着时间的推移变得更加复杂的，最好的办法就是观察婴幼儿的游戏。当婴幼儿把玩物体时，他们利用正在发展的动作技能，通过感官收集信息。他们会注意物体的外观、气味、声音和感觉；在神经回路的发展过程中，他们会记住人和物的物理属性。他们对这些信息进行组织与分类，使其具有意义并建构概念。

图8.1按时间顺序记录了一段婴儿自发游戏，6个月大的西弗琳在游戏区域里发现了新物品。他的周围有很多玩具，其中大部分都是他所熟悉的。但是，最近游戏区域里多了一些玩具，包括四个塑料肥皂盒。第一张照片捕捉了他第一次注意到并拿起小肥皂盒的瞬间。他用嘴与手指触摸它，专心地凝视着它，感觉其表面的小隆起。当他将其翻转时，他看到小肥皂盒的另一面是光滑的。他仔细地检查了一下，翻转了好几次。他自从在一个月前学会了成功地抓够物品，就多次进行了拿取、放进嘴里以及注视的动作。西弗林还

有其他检查物体的方法，他也把这些策略应用到这个肥皂盒上。他上下摇晃肥皂盒，使它掉了下来（见图 8.1b）。

为了了解西弗琳的大脑里在这个游戏时刻发生了什么，可运用让·皮亚杰的理论框架来思考他的游戏，让·皮亚杰是最早研究婴幼儿思维的科学家之一。皮亚杰的理论认为，从婴幼儿的角度来看，知识是婴幼儿感知运动经验的结果。从他对婴幼儿探究和操作物体的观察中，他提出了这样的观点，即婴幼儿通过与物体的相互作用，并利用他们的感官和正在发育的肌肉来试验物体，从而建构知识。他们还用新的方式操纵物体以发现自己能使物体做什么。这在完整地拍摄西弗琳游戏的照片里是显而易见的。

当肥皂盒从西弗琳的手中飞出，落到他的右边时，他没有看到它落地，也没有去寻找它（见图 8.1b）。相反，他将注意力转移到左边的玩具。在图 8.1c 中，他看到了另外两个肥皂盒，其中一个与他玩过的那个肥皂盒一模一样；另一个肥皂盒更大，且外形也不同。将相同的那个肥皂盒塞在较大肥皂盒的边缘下方。他伸手够大肥皂盒的底部（见图 8.1c），然后拿起小肥皂盒。在图 8.1d 中，他使用与之前相同的策略来检查这个相同的肥皂盒——放进嘴里，用手指摆弄、转动它——但随后他转向右边，向下看，看到了第一个肥皂盒。他的想法在随后的照片中有所体现。在图 8.1e 中，他手中握着第二个肥皂盒，身体向前倾斜；在图 8.1f 中，他将一个肥皂盒放在另一个肥皂盒的上面，进行相同物体的匹配。

这组照片展现了婴儿如何收集物体的物理信息，如何将这些信息保存在记忆中，以及如何利用这些信息组织和理解新事物。一旦西弗琳仔细检查第一个肥皂盒，他就会将其牢记在头脑中，主要是在其大脑的神经回路中。当他遇到另一个具有相同特征的物体时，同样的神经回路在他的大脑中被激活。皮亚杰将其称为"同化"（assimilation），即将新经验融入现有的心理结构中。

当把新的经验同化到我们现有的心理结构中时，我们就在建构知识。我们也以另一种方式来建构知识，因为有时会遇到难以适应自己现有心理结

构的经验。我们可能会有点挣扎，努力去寻找，但是随着时间的推移，我
们不得不重组心理结构以容纳或适应新经验。皮亚杰将其称为"顺应"
（accommodation），即调整心理结构，使其变得更加复杂和连贯的过程。

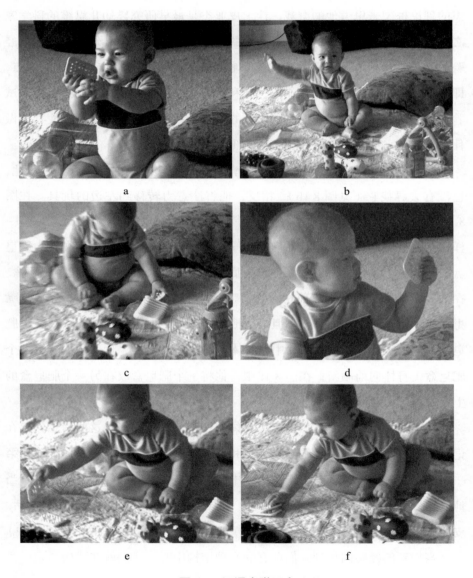

图 8.1　沉浸在学习中

　　紧接着，在图 8.1f 中，西弗琳将注意力转向更大的、有棱纹的白色肥皂盒（见图 8.2）。他注意到这个肥皂盒是白色的、柔软的，就像其他肥皂盒一样，但是它没有隆起的地方，并且有棱纹，这使其与众不同。他专心地凝视着肥皂盒，将其翻转过来，把它放进嘴里，然后摇晃它，好像想要弄清楚如何才能把这个新物体纳入他现有的心理结构中。这个挣扎的时刻就是皮亚杰所说的"失衡"（disequilibrium），这是人们试图理解自己尚不清楚的事物的过程。

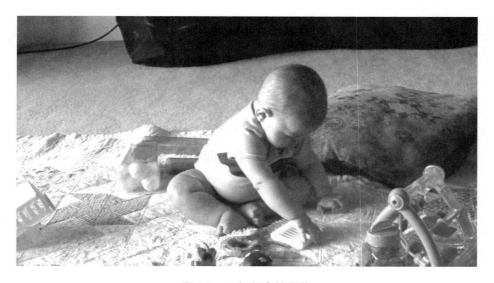

图 8.2　了解新奇的物体

　　根据皮亚杰的观点，儿童应对失衡的策略是调整现有的心理结构以更好地适应新经验。西弗琳在游戏中调适了他现有的心理结构，以便适应事物的更多特征。通过这样做，他丰富了自己的知识，逐渐建立了日益复杂的大脑回路。皮亚杰提出，儿童通过不断地调适自己的心理结构来建构知识，有时是同化，有时是顺应。通过这种动态的调适过程，婴幼儿建构了越来越复杂的概念和结构。

婴幼儿的学习策略

　　西弗琳的故事说明了婴幼儿有了解周围世界的能力。到大约 4 个月大的时候，婴儿发现了自己的手掌与手指，并花费大量的时间在游戏中用手指触摸手掌。这会引发他们伸手并抓住物体，一开始是断断续续的成功，但几周后他们就能精确地抓握。从那时起，他们喜欢捡拾物体，并将其变成研究对象，他们会把物体放进嘴里，凝视它，用手拨弄、旋转或挤压它。

　　在此过程中，他们获得了有关物体物理属性的重要信息。随着时间的推移，他们会表现出更加复杂的动作——摇晃、悬挂和扔掉。伴随着每个新动作的出现，婴儿建立了与物体有关的更详细的知识体系，在其正在发育的大脑中，他们收集、分类和归类了与大小、形状、颜色、气味、味道以及声音有关的详细信息。随着他们越来越熟练地使用手掌、手指，甚至脚来进行探索，他们会把一个动作与另一个动作联系起来，并探索物体的反应。通过这样的探究，他们开始学会填充、调整并在空间中移动物体。

　　在这个游戏中，西弗琳展示了他所有的学习策略。他聚精会神地收集物体的信息，并记得以前使用过物体的特征还发明了一种游戏，在游戏中遇到了同类匹配的问题。婴幼儿会模仿、记忆、集中注意力、通过试验去解决问题。这些都是婴幼儿的学习策略（California Department of Education，2009），所有这些策略在他们出生时就已经具备了。

维持注意力

　　像小科学家一样，婴幼儿试验自己遇到的各种物体。他们的游戏通常看起来像小实验，由"我能让它做什么呢"这一问题驱动。他们摆弄玩具，试图了解他们的动作对物体的影响，并喜欢弄清楚简单的工具是如何发挥作用的。婴幼儿在试验玩具时重复和改变自己的动作是很常见的。

　　"维持注意力"是用来描述婴幼儿控制自己看、听能力的专业词语。专注于物体的特定属性和事件的某个方面，可以让婴幼儿了解对他们来说最重要的和最相关的人与物。维持注意力使婴幼儿能够持续仔细地观察某个人或物，以便收集相关信息，并利用这些信息解决问题。例如，当一个孩子哭喊着请求帮助并转向照护者时，他会把注意力集中在最有可能提供帮助的人身上，同时过滤掉房间里的其他成人。在某种程度上，所有婴幼儿都能表现出维持注意力这一行为，它是过滤信息以学习新事物的关键。

模仿

通过模仿，婴幼儿向照护他们的人学习。他们学习说话的方式、移动的方式、手势、态度以及技能。模仿对于语言和文化的习得至关重要（Rogoff，1990，2011）。新生儿能够模仿简单的面部表情和手部动作（Meltzoff & Moore，1977，1983）。这种天生的模仿能力使婴幼儿能够参与躲猫猫游戏，并模仿他人的动作、面部表情和发音。

随着婴幼儿年龄的增长，他们的模仿能力已不再停留于简单的模仿。年龄较大的婴儿会模仿自己在先前某个时间点看到的动作。模仿在了解外界社会环境的过程中尤为重要。通过简单地模仿或聆听照护者，婴幼儿就能掌握皮亚杰所描述的"社会知识"（social knowledge）。动作、词汇、短语、节奏以及讲话模式都主要是通过模仿获得发展的。

记忆

记忆是大脑在新的突触连接中储存经验的方式（Siegel & Hartzell，2003）。本书第二章介绍了两类记忆：内隐记忆与外显记忆。内隐记忆是对情绪、动作、感觉和知觉的记忆，这是出生时就已出现的一种非言语形式的记忆。有了内隐记忆，就不存在回忆的感觉，也就没有及时的自我故事感。内隐记忆在婴幼儿与照护者建立依恋关系中发挥着重要作用。

外显记忆是指在时间和空间中回忆自己的经历。外显记忆在出生后第二年里变得最为明显，并在两岁生日后得到更充分的发展，此时与长期记忆有关的回路在大脑的高级区域得到发展。到两岁生日的时候，学步儿能回忆并讲述他们最近发生的事情。

问题解决

问题是指期望实现某个目标，同时又需要弄清楚如何实现这个目标。对婴幼儿来说，问题是以多种方式呈现的。例如，引起能立即提供安慰的人的注意，把物体从一个地方搬到另一个地方，把一个物体放在另一个物体的上方，弄清楚物体是如何工作的以及如何获取想要的玩具。每种情况都呈现了一个有待解决的问题。随着婴幼儿的成熟，他们能解决愈发复杂的问题。

婴幼儿建构概念

当婴幼儿探索周围环境时，他们将一个物体与另一个物体联系起来，从而增加自己的逻辑数理知识。在这个过程中，他们建构概念。例如，他们将一个物体的物理属性与另一个物体的物理属性联系起来，从而建构分类的概念；按顺序排列物体，从而建构排序的概念；探索如何填充、调整以及在空间中移动物体，从而建构空间关系的概念；将原因与结果联系起来，从而建构因果关系的概念；用某个动作、物体或想法来代表另一个动作、物体或想法，从而建构表征的概念。

在日常生活中，他们通过游戏和互动来建构这些概念。例如，他们在穿衣服时，建构了外套和衬衫的分类关系；在户外玩水时，建构了液体和固体的分类关系；在装满一个又一个杯子时，建构了空间关系和数量的概念；在把杯子作为饮料给玩具喝时，建构了表征的概念。婴幼儿建构的这些概念为数学、科学、社会学习、语言艺术以及视觉和表演艺术的学习奠定了基础。

下面的讨论将回顾这些概念在婴幼儿中的表现，并列举了支持每个概念发展的游戏材料和环境。这不是一份详尽的学习材料或活动清单。相反，以下的讨论聚焦于有助于支持概念发展的游戏材料的特征。当教师准备寻找游戏材料的具体特征时，真实的游戏材料会有无限的可能性。

分类与排序

分类是指区分物体的差异并把它们联系起来。分类是认知的基础，是解决问题、探索和试验的基本技能。婴幼儿在游戏与互动中建立分类的概念，并根据不同的属性进行分类、分组和排序。分类在阅读、写作、数学和科学等领域的学习中起着关键作用。

一旦婴幼儿具备了区分差异的技能，他们就会对自己提出更复杂的挑战——根据差异排列物体，即"排序"。排序是指注意到物体在大小或程度上的差异，然后将这种关于大小或程度的知识应用于后续任务——根据这种差异将物体按顺序排列。当婴幼儿注意到物体的大小是不同的并且将它们排列或堆叠起来时，他们就建构了排序的概念。

年幼的婴儿能收集和分类有关人与物的信息。3 个月大的婴儿能注意到人与物之间的差异，并期望人的行为与物有所不同（Legerstee，1997）。婴幼儿通过自己遇到的人和物来发展分类能力。当婴幼儿在游戏区域里发现具有相似特征的物体时，他们就会积极地探索和比较，将一个特征与另一个特征联系起来。在此过程中，他们建构了分类和排序的概念。

当教师在游戏区域里放置相同的物体时，他们会促使婴幼儿去发现物体的共同特征。当他们放置相似但又有一个或多个不同特征的物体时，这会吸引婴幼儿注意和比较其中的差异。每种组合都带来了思考和推理上的挑战，并支持婴幼儿注意相同和不同的特征。以下是选择玩具的指导建议，这些玩具有提示婴幼儿进行分类和排序的特征：

- 具有同样物理属性的相同玩具。当教师提供一组相同的物体时，他们其实是为婴幼儿提供了有助于建立同一性概念的材料，即这些物体是一样的。例如，可以在游戏区域中把三个相同的编织篮放在婴幼儿的身边，或者把三个相同的金属碗放在游戏区域的某个角落。

- 相似但不同的玩具，大部分相同，而非全部相同。当教师提供一组相似但略有不同的玩具时，他们其实是为婴幼儿提供了有助于建立分类概念的材料。当婴幼儿面临分辨外观相似但实际上又不同的物体这一挑战时，他们会表现出排序和分类的能力。教师可以在游戏区域里添加形状相似但材质不同的物体，如三个圆形手镯，其中一个是金属的、一个是木头的、一个是塑料的。

- 能调动所有感官进行比较的玩具。年幼的婴儿使用视觉、触觉、听觉、味觉、嗅觉、本体感觉（应激反应）以及运动觉（平衡性）来收集信息。游戏区域中的物体应能吸引婴幼儿使用所有感觉进行探索。例如，在可清洗的布袋里装满无毒的干香草能给年幼的婴儿带来自然的质感和气味；装有沙子、种子或棉花的可伸缩布袋能让婴幼儿运用本体感觉和运动觉来比较压力和重量。

在出生后的第二年，婴幼儿开始寻找特定类型的物体，会根据形状、大小、颜色或功能自发地进行排序和分类。当有可用的容器时，婴幼儿开始有目的地收集（Kálló & Balog, 2005）。最初，他们可能会添加任何物体。但随着时间的推移，他们会变得更加聚焦，寻找某种特定的物体。排序和分类是数学和科学的基础概念，婴幼儿对填充以及清空容器的热情使他们更多地进行排序与分类。

教师通过提供在形状、功能、颜色或大小上与容器类似的玩具来支持这类目的明确的探索活动。随着时间的推移，婴幼儿会注意到一组非常相似的物体中存在着的相似性或差异性。例如，行动方便的婴幼儿可能会寻找所有蓝色的车辆或所有的人物玩偶，那么各类在颜色、大小、形状或质地上有差异的简单物体最适合他们，如篮筐、纸箱、杯子、积木、球、圆环、人与动物形象的玩偶以及毯子；也可能找到一个装满瓶盖的洗碟盆，其中一些瓶盖是塑料材质的，一些是金属材质的，有蓝色的、绿色的、黄色的、白色的、透明的；或者找到一个装有各式蓝色织物的蓝色篮筐，每种织物在形状、图案或质地上有所不同。可以把它放在只装有黄色织物的黄色篮筐边上，同样这些黄色织物在形状、图案或质地上也有差异。其中，搜索所有蓝色织物或所有黄色织物这一行为就成为收集相似但不同的材料的一部分。

18—36 个月大的学步儿是迷你的发明家，他们对自己可以让物体做什么以及如何让物体发挥作用感到好奇。他们对收集玩具以及其他游戏材料感兴趣，但他们这样做的目的感更强。自然世界对他们来说是一个有趣的研究实验室，因此他们喜欢寻找树叶、小昆虫、树皮和树枝，这些都可以成为重要的收藏物，同时也有助于他们开展建构游戏和角色游戏。

在 18—36 个月中，学步儿收集物品是为了珍藏（Kálló & Balog，2005）。经常能看到学步儿给某个物体赋予特殊的价值，紧紧地将其攥在手里，放在口袋中，或放在照护者的手里进行保护。学步儿经常带着他们的宝贝从大自然中回来，如各种各样的容器、纸箱、手推车，而且小卡车能引发学步儿保护这些珍贵物品的兴趣。学步儿能从那些增强他们寻宝能力的道具中受益，比如雨衣、靴子、雨伞、帽子、挎包、放大镜和收集罐。这些道具促使学步儿去寻找他们选择的特殊物品，如树叶、松果、种子荚或花朵。

学步儿喜欢用收集的物体制作简单的图案。如果根据特定的物理属性来选择要收集的物体，他们可能会将一个物体与另一个物体相联系，从而形成一种关系模式，如种类、大小、形状或颜色。当收集的物体具有共同的属性时，学步儿建构了分类的概念，他们使用这一概念来建构模式。例如，年龄较大的学步儿可能会收集一篮子野花，并自发地把它们放在餐桌的边缘，形成一个圆形的图案；用收集的浮木在沙滩上排成一排，形成一条直线；探索各种不同颜色的布质餐垫，每一个都有不同的颜色，搭配相应颜色的餐巾以及颜色匹配的塑料餐盘。这些物体通常会吸引学步儿在简单的角色游戏中根据颜色、形状或设计来使用和摆放物体。塑料动物玩偶、车辆、人物玩偶或积木为学步儿在创作图案时提供了开放性的排序方案，有助于他们记住并在头脑中进行操作。

婴幼儿利用自己在游戏区域中发现的东西进行分类和排序的可能性是无限的。本书第十一章探讨了教师如何创设连接与建构游戏区，从而促进婴幼儿进行比较、分类和排序。

因果关系

日常经历为婴幼儿提供了学习因果关系的机会，即特定的动作如何引起特定的反应。例如，哭泣并朝着教师的方向看会让教师抱起自己，摇铃会发出悦耳的声音。2 个月大的婴儿就能预测物体在空间中移动的因果关系（Baillargeon，1994）。理解因果关系，即知道一种行为引发另一种行为，不仅帮助婴幼儿预测物体在物理空间中的相互关系，还能帮助婴幼儿建立对个体行为的期望模式。因果关系是科学与人文领域的一个重要概念。

像小科学家一样，婴幼儿用手掌与手指操作物体，以引发一些有趣的效果。"我能让这个物体做什么呢"这个问题似乎是他们游戏的核心。转动、摇晃或撞击玩具会产生有趣的反应，有助于婴幼儿了解因果关系。最初，婴幼儿操作物体的动作很简单。年幼婴儿探索物体在手中转动时是如何变化的并且发现物体在转动时看似有所不同。到 8 个月大时，婴幼儿会敲打和摇晃物体，以引起有趣的反应。他们乐于看到自己的操作对物体的影响。他们把物体竖起来，然后把它们推倒，或者推着一辆小汽车，看着它在空间里移动。年幼的学步儿开始把两个物体放在一起，这也促使他们在动作上把物体连接起来。例如，用一个物体推动另一个物体，就像一辆简易的火车。教师可以通过在游戏区域中添加各种各样的玩具来支持他们的发现，这些玩具为学步儿提供了推动、挤压、敲打、摆动、摇晃、触摸、扭拧以及投掷物体的机会。

这类因果玩具会引发这样的问题，即"如果我这样做，会发生什么呢"，它们可能具有以下特征：

- 摇晃时会发出声音，如摇铃以及用透明塑料容器制成的能发出声音的玩具，每个玩具都装有一种独特的安全物质且发出的声音有所不同。
- 掉在地上或撞到墙上时会引发有趣但不同的反应，如金属板、广口瓶盖或罐头；塑料瓶与盖子；木制盘子、纸盒与手镯；葫芦和紧紧串在一起的种子荚。
- 简易且安全，如刻度盘、把手、门锁、铰链和乐器（比如木制的、金属的或塑料的铃铛、沙球、编钟或木琴）。
- 富有张力和阻力、可拉伸，如有弹性的布背刷子、弹性织物或棉质弹性袜子。

反思：看看是什么发出了声音

把摇铃给婴幼儿，当他们可以看到是什么发出声音时，他们能更有效地探索摇铃。探索动作与声音之间的因果关系，能让婴幼儿清楚地看到发音部位的声音制造器，这为婴幼儿提供了更多的视觉信息（Kálló & Balog，2005）。可以把右图里的所有物体都当作摇铃。哪些玩具能让婴幼儿看到是什么发出了声音呢？你会推荐哪些（个）玩具来支持婴幼儿的概念发展呢？

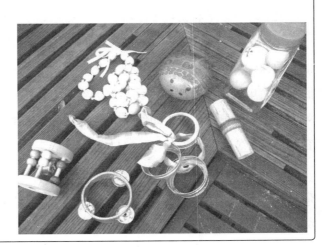

年龄较大的学步儿喜欢更加复杂的因果关系。可扭动、撬动或闩上的带

有把手的玩具会产生有趣反应以引起学步儿对因果关系的兴趣；简单的、可以拧在一起的工具，如铰链、夹子、拉链或大型塑料螺母和螺栓，有助于学步儿探索因果关系，就像可以安装在各种大小与形状的罐子或盒子上的盖子一样；简单的长笛、鼓、木琴、钢琴、编钟以及铃等乐器可用于探索因果关系，并在摇动、敲击、弹拨或吹奏时以悦耳的声音改善游戏区域；把风向袋、编钟、围巾或光反射器放在户外围栏上，可以吸引年龄较大的学步儿探索空气运动和光的特性方面的因果关系；将一篮子塑料镜子、旧光盘或半透明的彩色树脂玻璃板放在院子里阳光充足的区域或窗户附近，可以吸引学步儿探索自己的动作对光与影的影响。

空间关系

婴幼儿非常善于观察人与物在空间里的填充、调整以及移动。他们通过操作物体以观察如何装满容器、把物体嵌套在一起、连接物体或使物体保持平衡，从而建构空间关系概念。通过探索物体在空间里的移动，即物体如何掉落以及物体的移动速度、力量和方向，婴幼儿进一步理解空间关系，并为他们之后理解数学和物理定律积累了至关重要的知识。

年幼的婴儿喜欢探索物体如何被填充、调整以及在空间里移动。最初，他们的探索集中在把物体拾起来，然后扔到地上、摇晃或将其扔到一边。他们重复简单的动作，比如将玩具放进容器中，将其倒出再次扔进去。这些是关于物体如何掉落、撞击如何产生声音的简单探索。这也能让婴幼儿了解到，容器是用于装物体的工具。

一旦婴幼儿学会了爬行，他们就喜欢把物体从身边扔出去，然后爬过去把它捡回来。这些关于物体在空间里以日益复杂的方式移动的探究活动为婴幼儿提供了有关重力、重量以及速度的初步经验。将球和玩具小车添加到游戏区域后，婴幼儿会尝试滚动它们。当把塑料保龄球瓶、瓶子、圆筒、管子或纸盒等高且轻的物体添加到游戏区域时，婴幼儿会将其推倒，再把它立起来，然后再次将其推到，从而与自己已有的相关物理属性知识建立联系，例如，"这些物体很高"，再与他们关于用力操作物体时所产生的效果建立联系，即 "高而细的物体比矮而粗的物体更容易倒"。这些都是理解重力的经验。当他们看到一些物体在被撞击时仍保持不动，而另一些物体会滚动时，他们会运用有关平面与曲面、重与轻等物理属性的学习，来建构对形状和重量的理解。

近几十年来，研究婴幼儿认知能力的科学家一直认为，在出生后的头几个月里，婴儿是 "眼不见，心不烦"（即看不见就意味着不存在）；直到约 8 个月大时，婴儿才开始知道物体仍然是存在的，尽管它在自己的视力范围之外。这个假设基于研究发现，年幼的婴儿不会寻找从视线中消失的物体。例如，在约 8 个月大之前，当婴儿看着照护者用毯子盖住玩具时，他们仅仅是转过身去，而不是寻找玩具；然而，年龄较大的婴儿会把毯子拉起来并取回被隐藏的玩具。科学家将其描述为 "客体永久性"（object permanence），并认为它标志着婴儿认知能力的显著进步。

然而，随后的研究表明，即使物体在其视线范围之外，仅 3.5 个月大的婴儿似乎也在头脑中对该物体存有印象（Baillargeon & DeVos，1991）。这些研究充分利用了婴儿的持续关注的能力，这种测量方式被科学家称为 "注视时间"（looking time）。通过计算婴儿注视某个物体的时间，科学家测量了婴儿对实验情境的反应状况。如果婴儿意识到不同或注意到变化，他们会注视更长的时间；如果婴儿没有意识到变化或没有注意到变化，那么他们会把目光移开。婴儿会用更长的时间注视那些异常的、令人惊讶的、意外的事物。而对于那些他们已经知道或意料到的事物，他们往往会在短暂注视后感到疲倦并移开视线。

研究发现：对客体永久性的测试

为了测试客体永久性这一概念的效度，研究者（Baillargeon & DeVos，

1991）让 3.5 个月大的婴儿观看一个矮萝卜和一个高萝卜沿着轨道滑动。轨道的中段被一个大屏幕遮住了。在屏幕的顶部有一个窗口。因而，当矮萝卜沿着轨道移动时，一旦它到达轨道的中段并进入屏幕后，就看不见了。那根高萝卜足够高，当它到达轨道的中段并进入屏幕后，婴儿仍然可以透过屏幕的窗口看到它。研究者想知道，如果意外发生，这么小的婴儿是否会感到惊讶。研究者对这一场景进行了处理，结果与预期相反。当那根高萝卜从屏幕后经过时，婴儿并没有看到它。而当高萝卜没有出现在屏幕窗口时，婴儿的注视时间更长。他们似乎对这件事情感到惊讶。研究者认为这一现象表明，3.5 个月以及更大的婴儿能够对隐藏物体的存在、高度和轨迹进行再现和推断，这与人们之前的看法相反。

大约 1 岁的时候，婴幼儿开始表现出将一个物体与另一个物体连接起来的兴趣。这是连接物体以形成新事物的序幕，通常被称为 "积木游戏"（block play）。婴幼儿在连接与建构方面的试验与他们的收集兴趣紧密相关。他们把类似的物体收集在手臂和容器里，然后把它们存放在一个地方。为此，他们需要大量的容器和收藏物。能走路的婴幼儿喜欢随身携带装有其收藏物的容器。最初，他们收集适合拿在手里或容易拿走的物体，一个接着一个地把它们放到手里或者放进容器里。同样地，他们也会把它们一个接着一个地扔掉，或者一下子都扔出去。

反思：数学中的收集、连接与建构

仔细看这张照片里的物体，它们都是普通的物体，能为婴幼儿建立逻辑数理关系提供哪些机会呢？思考以下特征之间的关系：

- 重量、高度、形状或体积
- 数量，比如全部、一些或全无
- 重力与平衡

- 顺序
- 模式
- 通过象征性游戏进行表征

在促进婴幼儿建构分类、因果关系、空间关系、数字或表征等概念方面，这些材料提供了哪些可能性呢？

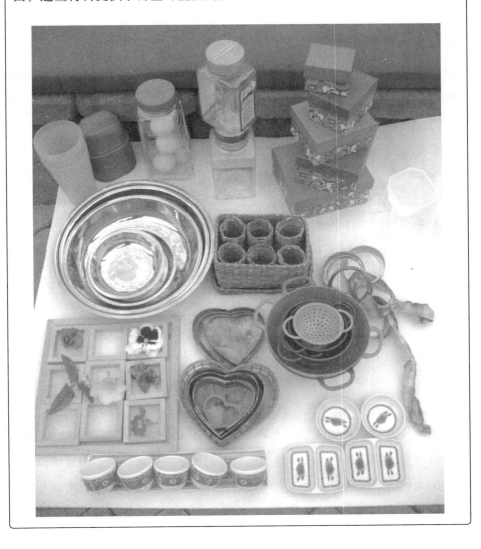

随着时间的推移，收集到的物体将成为相互连接的物体。最初，这些连接可能只是简单地将一个物体挨在另一个物体的旁边。到了第二年，婴幼儿开始把一个物体放在另一个物体的上面，尝试着堆叠与保持平衡。当他们在地板或凸起的表面上将离散的物体连接成一条长线或一个大的建构物时，连接变得更加复杂。在这个过程中，他们建构了长度、线条、高度和图案的概念，为数学和物理的学习奠定了基础。

一旦学步儿发现圆形的物体会滚落下来，而扁平的、有棱角的物体会保持不动后，他们就喜欢把一个物体放在另一个物体上并使其保持平衡。就这类游戏而言，用于建构的地面十分重要。游戏区域里各种各样的凸起表面（如低矮的架子、倒置的箱子、篮筐、盒子或枕头）给学步儿体验平衡与建构带来了挑战。当学步儿在建构时，他们会提出与重量和重力有关的问题，如"当我把积木或球放在纸盒边缘时，会发生什么呢？当我把它们放在纸盒中央时，会发生什么呢"或者"怎样做才能把这个塑料玩偶立在篱笆上呢"或者"当我把纸盒从积木下面移开时会发生什么呢"。当他们寻找这些问题的答案时，他们便加深了对空间关系的理解。

学步儿用摩擦与压力把一个物体粘在另一个物体上时，就会看到另一种连接。例如，学步儿可能会把一个塑料圆锥体塞进另一个塑料圆锥体中，使这个结构变得更长。当把一个锥形塑料杯、塑料桶或可回收的容器放在另一个里面时，就会做成高塔或长杆。不同颜色的物体为学步儿的建构活动提供了机会，因为他们可以将一个物体与另一个物体连接起来。若学步儿想让某个特征出现在一个特定的位置，比如底部、顶部或中部，他们就会对空间、数量、大小、形状以及颜色等进行操作（Kálló & Balog，2005）。

当学步儿把小物体嵌套在大物体里时，他们就发明了另一种建构方法。经过试误，他们发现较大的物体在形状上与较小的物体相同，而且可以容纳较小的物体。当他们探索物体如何嵌套时，他们便建构了大小、形状与体积之间的关系。多次反复地练习之后，他们仅仅通过观察物体就能识别哪些物体能堆叠或嵌套，哪些物体则不可以。嵌套导致物体由多变少，而堆叠把小的物体转变成高的物体。

收集、连接、搭建和转换都是婴幼儿建构空间关系这个广义概念的方式，而空间关系是数学和科学领域中的一个关键概念。能支持婴幼儿建构空间关系的游戏材料包括：

- 可以同时拿着的成对物体，每只手拿一个，比如塑料杯、嵌套立方体或金属环。
- 一组可用于填充与倒空的游戏材料，学步儿可以将其排成一行、堆叠、按照大小或重量进行排列。
- 容易装满、倾倒、移动以及携带的篮筐、碗、箱子或桶。
- 能嵌套的物体——可以把一个放在另一个的里面，如纸盒、碗或立方体。
- 收集一组球、坡道以及管道，可用于探索运动模式。
- 需要轻微用力才能连接的杯状物或锥状物，使其变得更高或更长。
- 一组大小各异的小物体，可用于排列或堆叠。
- 可用于收集所有物品的大容器。

数字与数量

5个月大的婴儿能区分3个小物体（Starkey & Cooper，1980；Starkey，Spelke，& Gelman，1990）。到3岁的时候，大多数婴幼儿可以快速且准确地识别出一小组物体的数量而不需要计算，这一技能被称为"数感"（subitizing）（Clements，2004）。婴幼儿对数字和数量的这种内在敏感性为数学的学习打下了坚实的基础。在他们蹒跚学步的时候，婴幼儿的语言显示出其对数量和数字之间关系的意识，比如"全部消失"与"更多"这样的短语，并大声数数，尽管他们的唱数还不是很准确。

5 个月大的婴儿就表现出理解数量的迹象（Wynn，1992）。虽然他们要到几年之后才能数清一大堆的物体，但他们早在婴儿期就显示出了对数字和数量的初步理解。一些科学家把婴儿对数量的意识描述为一种早期形式的计数，换句话说，就是对可能数量的意识。例如，当有人从装有以白球为主的纸盒里拿出红球时，未满 1 周岁的婴儿会认为有地方出了差错（Xu & Garcia，2008）。

研究发现：婴儿的计数

研究者（Xu & Garcia，2008）想知道，8 个月大的婴儿是否有数量概念。为了验证这一点，他们做了一个实验，让婴儿看着他人从一个容器里拿出物体的数量超过这个容器的容量，因为这些婴儿曾经亲眼看见过这个容器里只能装少量的物体。研究者的研究问题是"婴儿能注意到这些取出的物体的数量是不合逻辑的吗？"

研究者每次让一个婴儿面朝一个装有小球的盒子。盒子的侧面是透明的塑料，所以婴儿可以看到盒子里的物体，大部分是红色球，只有几个白色球。研究者把屏幕放低，这样婴儿就不能再看到盒子。然而，婴儿仍然可以看到研究者从盒子里取出的物体。在婴儿的注视下，研究者一个接一个地取出 5 个球。正如你所预料的那样，婴儿看到的大多是红色球，因为盒子里大部分都是红色球。婴儿看着研究者在盒子附近把球排成一行。研究者对婴儿看球的时间进行了计时，直到婴儿疲倦地把目光移开。

然后，研究者重复这一过程，但是在第二次时，研究者没有随机选择球。相反，研究者故意从装有以红色球为主的盒子里取出白球。婴儿看到的是一个不太可能发生的事件，但是婴儿会发现吗？研究者再次测量了婴儿注视的时间。相当多的婴儿在这个不太可能发生的事件上比在可能发生的事件上注视的时间更长。

科学家解释道，这意味着年幼的婴儿能注意到两种不同物体的相对数量，并利用这些信息来预测什么是可能的以及什么是不可能的。

反思：在手中和头脑中创造数字

在建构数字概念方面，这些普通物体给婴幼儿提供了什么呢？这些物体又为分类、空间关系、因果关系或表征等概念的发展提供了哪些可能性呢？

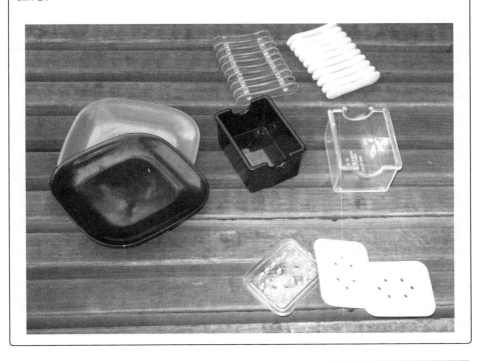

研究发现：婴儿理解数量

研究者凯伦·温（1992）利用婴儿的注视时间来探索婴儿是否意识到数量。她把 5 个月大的婴儿放在一个面对玩偶之家的座位上，婴儿在那里只能看到一个玩偶。然后，她在婴儿与玩偶之家的中间放下一块屏幕，这样婴儿就不再能看到玩偶之家。在婴儿的注视下，她在屏幕后面放了第二个玩偶。然后，她掀起屏幕，这样婴儿就能看到玩偶之家中的两个玩偶了。她记录了婴儿在感到无聊和转身离开之前注视玩偶之家的时间。为了测试婴儿是否有数量概念，她做了一个改变。掀起屏幕之前，在婴儿没有注视的情况下，她取走了其中一个玩偶。当屏幕被掀起时，婴儿只看到一个玩偶，而本来应该出现两个玩偶。实验中的婴儿是否会花更长的时间来注视意想不到的玩偶数量呢？如果是这样，这表明婴儿意识到了数量的概念。的确，婴儿明显花了更多的时间注视比预期少了玩偶的玩偶之家。

在学步儿时期出现的数量概念的另一个方面是基数。基数意味着在计数一组物体的数量时，用数到的最后一个物体的数词代表这个集合的总数。学步儿在游戏时就开始建构对基数的理解。例如，一个学步儿用手指着排成一行的三块饼干，数道："一、二、三。"过了一会儿，当被问到有多少块饼干时，学步儿回答道："三块。"

3 岁时，婴幼儿表现出另一个数学概念——数感，它是指快速且准确地识别出一小组物体数量的能力，而不需要进行计算。例如，当被问及有多少块饼干时，稍大点的学步儿会看着一个装有两块饼干的碟盘，很快地回答道"两块"，而不需要数数（Clements，2004）。

婴幼儿在日常游戏中建构数字概念。一旦婴幼儿具备了抓够物体的能力，他们就会在体验和试验手中的物体时真正地建构数字概念。随着时间的推移，他们能注意到少量物体的变化，即把一小组物体与另一组物体进行比较。他们还能区分大的、相近的数量，注意到"很多"有别于"一些"。这些物体的集合，有些是相同的，有些是不同的，为婴幼儿玩数字游戏提供了机会。当他们一只手拿着一块积木，另一只手拿着另一块积木，然后把两块积木撞在一起时；或者当他们把一个金属手镯套在手腕上，然后再套上另一个时，他们就制造了数字。他们抓住一个物体并查看它的特征，然后找到另一个与之相同或相似的物体，也许还会寻找第三个物体，他们正在建立"一、二、三"之间的关系，即通过游戏建构数字概念。

当学步儿挣扎着抓住两个物体的同时去抓取第三个物体时，他们在探索数量、体验"更多"。当他们把容器装满并将其清空时，他们建构了"更多""全部""一些""没有""很少"和"大的"等概念。装满和清空容器或许是一个很麻烦的游戏，但它提供了学习形状、颜色、大小和数量的大量机会。学步儿甚至会尝试一种简单的估算方式，比如他们试验多少是刚好够，多少是太多了，或者决定哪些物体因太大装不进一个容器，哪些又太小。这些都是重要的概念，为数学学习奠定了基础。

学步儿会在某个地方寻找具有某种特征的所有物体（Kálló & Balog, 2005）。大量具有相同或相似特征的物体以及易于让学步儿从一个地方搬到或推到另一个地方的大容器，都能够支持他们进行搜索。重要的是要理解，当学步儿寻找并坚持把所有的球都放在房间里时，他的本意并不是贪心，而是对数量的探究，建立"所有"这一概念，而非"一些"。

婴幼儿开始对"你想要更多的水吗"这样的语言提示做出反应，他们在吃饭但仍然感到饥饿时可能会指着上菜的盘子说"再来点"。在吃完点心碗里的所有橙子切片后，婴幼儿可能会举起手示意"都没了"，甚至会说"都没了"。年龄较大的婴幼儿会出现数字概念的发展与语言突飞猛进的同步现象。他们开始使用关系词来表示对数量的理解，比如"更多"和"一直"，也喜欢和别人一起数数。对于年龄大点的学步儿，数数是一种令人愉快的吟唱，一系列的数字以"1"开头，接着是其他数字，不一定按顺序排列（Gallistel & Gelman, 1992），如"1、2、3、6、10"。学步儿开始数少量的物体，起初，他们会模仿别人。当他们数数时，他们可能会两次用手指着同一个物体，或者在没有指向物体的情况下说出一个数字，不会意识到错误且对自己的成功感到非常满意。

日常生活为学步儿提供了一个丰富的环境来应用他们新兴发展的数字和数量概念。教师可能会让学步儿穿上两只靴子在雨中散步，或者建议他们在玩具卡车上放两个座位。或者，当教师要求学步儿在整理时间把所有的球都放进玩具卡车里时，学步儿会显示出对数字和数量词汇的理解。在家庭式的用餐服务中，教师可能会建议每个学步儿吃一勺豌豆，或者他们可能会把一份豌豆描述为"太多"或"不够"，在有意义的情境中为学步儿提供与数字有关的语言。

表征

出生后的第二年，当婴幼儿使用一个物体或动作来代表另一个不在场的物体或动作时，他们就会以图画的形式或者通过象征性游戏或角色游戏表现出表征能力。虽然看似只是简单的涂鸦，但学步儿画在纸上的符号是他们试图"再现"的某种经验。当学步儿把一个纸盒当作一张床时，他们就在用一个物体代表另一个物体。表征是一个概念，是绘画、雕塑、阅读和写作的基础。它为语言、读写和艺术的学习提供了重要的基础。学步儿在进行角色游戏、探索写作工具、发展使用艺术媒介的技能等过程中展现出表征能力。

象征性游戏通常也被称为"角色游戏"，出现在婴幼儿 8—18 个月大的时候，这一时期的婴幼儿会观察、倾听并试图理解他人（包括成人与儿童）的行为。在 1.5 岁左右，当外显记忆显著提高时，学步儿开始在游戏中表演熟悉的日常生活。他们能记住最近发生的事情，并能在角色游戏中重现它们。年幼的学步儿可能会给玩偶画一条毯子，轻轻地拍拍玩偶或假装喂玩偶吃饭，这些都是学步儿对自身经历的清晰记忆。

应在游戏区域中添加一些熟悉的物体以促进学步儿新兴的表征能力的发展。通常可以在家里找到的，以及在日常照护中使用的普通物品，都是游戏区域中极好的补充材料，如结实的盘子、帽子、袋子和玩偶等。学步儿喜欢简单的、容易穿戴的装扮衣服和配饰。

具有多种使用方式的开放性材料有助于发展学步儿使用符号的新兴能力，也就是说，通过角色游戏，把一个物体变为新的物体。盒子、碗、管子以及围巾等就是开放性材料。学步儿应用他们关于开放性材料的物理属性知识来选择与他们的表征之物具有相似特征的物体。例如，碗可以变成帽子、木棍可以变成扫帚、积木可以变成杯子。

18—36 个月大的婴幼儿开始创造性地、自发地使用物体来表征某种经验。其结果就是，角色游戏开始盛行。他们创作自己的剧本，通常以简单地重演熟悉的经历为主。他们的游戏展现了其使用简单的角色故事来回忆和再现先前经历的能力。角色游戏最初是一种单独的行为，但学步儿很快就把这种单独的角色游戏与他人的角色游戏融合起来。由两个学步儿组成的团队将一系列纸盒排成一行，变成两个小朋友的卧室。例如，一个学步儿准备好一桌子的佳肴，然后邀请自己的朋友来吃。

通过角色游戏，学步儿巩固了自己对日常生活事件的理解。他们也尝试新的技能和想法。有时候，当学步儿遇上令人沮丧或不安的事情时，他们会利用角色游戏来进行自我调节。每日与家人的分离可能会带来情感上的痛苦，作为回应，学步儿可能会在游戏中再现分离与团聚。当与他人一起游戏的时候，学步儿必须读懂他人的意图和感受，并就扮演的角色、谁做什么、何时以及如何做等问题进行协商。尽管会出现分歧和冲突，但协商是学步儿的角色游戏中的一个重要部分。

观察学步儿在角色游戏里做了什么，可以启发人们想到在游戏区域中投放的材料。例如，教师看到学步儿拍着毯子的背面，而毯子下面放着一个毛绒玩具。为了使这个游戏更精细或更复杂，预设问题可能是："我们可以在游戏区域中添加什么材料来支持围绕照顾小宝宝而开展的角色游戏呢？"在为学步儿创设角色游戏区时应考虑：

- 反映学步儿家庭生活的家具、家庭用品、工具以及衣服。
- 可以用在各种各样的游戏剧本中的开放性材料，如盒子、袋子、管子和碗。
- 适宜学步儿身高的家具和配件，以及学步儿可以独立穿脱的衣服。
- 多套一模一样的角色游戏服饰，使学步儿可以体验与朋友穿着一样的感觉。

从研究到实践：把游戏作为一种学习环境

婴幼儿不能通过成人的隔离式教学方式来建构概念，比如设计教授形状或颜色的课程。当婴幼儿有机会理解物理现象或社会现象并解决有关物体、人和事件的物理问题或社会问题时，他们就会建构这些概念（Kamii，Miyakawa，& Kato，2004）。当被以某种方式连接和关联的普通物体包围时，学步儿可能只选择平面的物体。他们会把一个物体的平面放在另一个物体的平面上。在这样做时，要保持较高的物体不动，不会掉下来。如果掉下来，他们会遇到一个需要解决的问题，即试图让它留在原地。运用物理知识和逻辑数理知识，婴幼儿在游戏中建构了空间关系、因果关系、分类、数字以及表征等概念。

正如本书第四章所述，当与婴幼儿一起工作时，课程计划源于观察，应观察婴幼儿在游戏中使用了什么，以及他们如何使用。正如我们所观察到的，婴幼儿向我们展示了他们当时正在建构的概念。这就引导了我们接下来要提供的内容，即呈现哪些新可能性，他们可能会喜欢什么样的新环境，以促进婴幼儿深入探索，建构越来越复杂和连贯的概念和观点。

婴幼儿的教与学是一个动态的、互动的过程。教师准备学习环境，并吸引婴幼儿探索环境。当他们这样做时，婴幼儿会展示自己的思想。本章所描述的概念为教师提供了一个词汇表来命名这些想法，这样做也为评估婴幼儿的学习提供了一个真正的方法。通过对婴幼儿游戏的记录，教师在婴幼儿把一个物体与另一个物体相连接、探索、发明和创造等游戏行为里捕捉到婴幼儿建构这些概念的证据。

反思：命名学习——游戏中出现的概念

反思本章开头部分的照片中介绍的西弗琳的肥皂盒游戏。你看到他收集这些物体特征的信息从而增长自身的物理知识了吗？那么逻辑数理知识呢？这是证据吗？在他的游戏中揭露了什么概念？你有看到分类、因果关系、空间关系、数字或表征的证据吗？在游戏里是否发生了学习？它是课程吗？（请谨记本书第三章介绍的广义课程定义）

回顾与展望

正如科学家研究未知事物以发现其中的奥秘一样，婴幼儿对他们所遇到的世界也是如此。当婴幼儿探索人与物的时候，他们会思考、比较、解释、推理、解决问题，所有这些都涉及了认知发展的各个方面。这为思考和推理奠定了基础，对他们理解能力的影响将持续一生。在游戏区域里、在日常照护过程中、在简单的交谈和互动时刻，婴幼儿展现了他们如何理解数字、如何进行排序和分类、如何在角色游戏中表征前一天的事件，以及如何探索因果关系和空间关系。在下一章中，我们将转向婴幼儿心理发展的另一个方面，介绍有关婴幼儿的复杂语言习惯的形成的科学研究发现。

第九章 交流：语言发展

行动、交流和社会交往是思维精练、认知发展、合作学习的无可争辩的源泉，也是语言这一强有力工具的源泉，甚至在它发展成有声言语之前。我们越相信这一点，就越会对有关年幼儿童世界的教育理论和态度表达出……更多的尊重。考虑到世界的发展趋势，我们非常需要发展……与儿童进行高质量的对话，并为他们提供更广泛的机会，让他们互相追寻，一起交谈，成为朋友。(Malaguzzi, 1996, p. 19)

多年来，科学家一直认为新生儿和年幼的婴儿对周围的声音浑然不觉，也无法分辨周围的声音。然而，巧妙地探查新生儿辨别和注意的方法揭示了他们从出生时就开始积极地倾听语言的声音。他们注意并记住了不同的音调、节奏和语调。他们在正在发育的大脑结构中协调变化。这些大脑结构赋予了他们理解复杂语言习惯的能力。这在婴儿出生前几个月就开始了，到 1 周岁时，婴儿收获劳动果实，开始说出第一批词语。

许多研究记录了新生儿对语言、声音和表达性手势的高度敏感。新生儿很容易就能区分语音和非语音（Vouloumanos & Werker，2007）。他们对语音的敏感性如此精确，以至于可以分辨出非常相似的声音，比如"dah"和

"tah"，或者"bah"和"pah"（Golinkoff & Hirsh-Pasek，2000）。他们更喜欢母亲的声音，而不是其他女人的声音（DeCasper & Fifer，1980）。新生儿更喜欢聆听母亲在怀孕时大声朗读的故事（DeCasper & Spence，1986）。这显示出一种早在出生前就已经开始出现的敏感性。组织声音模式的大脑系统在子宫中运作。当母亲说话时，通过骨骼传导的语言振动被编码到胎儿大脑的感觉神经元中。

研究发现：新生儿是"语言侦探"

科学家测试新生儿是否能分辨声音的一种方法是，将奶嘴连接到一台检测吮吸压力的机器上。婴儿的吮吸不是为了乳汁，而是为了让附近的扬声器发出语音。通过这些扬声器，新生儿可以在几分钟内听到交替出现的不同语音。每次用力吮吸之后，婴儿都会听到一个声音，比如字母"b"。婴儿似乎很喜欢这种新奇的声音，为了不断地发出这种声音，他们会不停地吮吸。然而，过了一段时间后，婴儿对同样的声音感到厌烦，就不再吮吸了。

接下来，这个声音转换成另一种声音，比如字母"d"。当婴儿听到新的不同声音时，他们开始认真地吮吸。新一轮的吮吸揭示了婴儿可以清楚地听到和分辨不同的声音，即使是非常相似的声音，比如"bah"和"pah"。

研究者还将新生儿的吮吸作为其对母亲的母语反应。然后，他们播放另一种语言。新生儿在聆听母亲的母语情况下会吮吸得更用力，因为他们在母亲的子宫里已经习惯了这种语言（Moon，Lagercrantz，& Kuhl，2013）。

婴儿在语言中寻找模式

婴儿对语言的节奏和变化有着敏锐的感觉。新生儿对声音感兴趣，尤其是亲生母亲的声音，以及子宫里的声音。

原始对话

在婴儿出生后的最初几个月里，尽管他们还不能说话，但年幼的婴儿会试图加入人类声音的节奏中。他们通过一种早期的对话形式参与他人的对话，研究者称之为"原始对话"（protoconversations）。原始对话是婴儿在还不知道如何说话的情况下，尝试扮演对话伙伴的角色。通过使用慢动作摄像机，科学家捕捉到这种对话，它是婴儿与忙碌的照护者之间进行的表情、动作、手势以及发声的偶然交流。"我做这件事，轮到你做那件事。这就促使我做这个并等候你做下一步要做的事。"这些早期的对话在很大程度上是非言语的，以有节奏的连贯和停顿为主要特征，通过声音、手和眉毛的上下活动等表现出来。这样的对话具备口语对话的所有要素，但只有一个伙伴，即成人，知道如何说话。

父母语、摇篮曲和押韵

照护婴儿的成人有一种特殊的方法，能在直觉和潜意识中帮助婴儿追踪对话中的相互关系。他们使用一种独特的儿童导向语言，即"父母语"（parentese）。抑扬顿挫的节奏、对比鲜明的语调以及夸张的元音是父母语的显著特征。在父母语中，成人会夸大重点语音，如"There's the baaabiee"（有个宝宝）。在这种情况下，他们还会夸大词形的变化，"ba-by"的两个音节可能会出现音调的急剧下降。这种做法有助于婴儿辨别不同的语音。有一种独特的语音被称为"音素"，当我们在词语中拉长元音时，婴儿就更容易地听到不同的音素，因此，也就更容易熟悉语音中的每一个小部分。

父母语独特的结构也给了婴儿关于声音含义的语言信号。例如，在父母语的短语"There's the happy baaabieeeee"（有个快乐的宝宝）中，拉长的元音、发音的顺序以及降低的音调为婴儿提供了语言信号。随着时间的推移，婴儿发现词语末尾的声音模式很可能表示一个名词，是一个对上下文特别重要的词语。他们还发现，降低的音调以及随后的短暂停顿预示着一种思维模式，即一个短语或句子即将结束。父母语是在说话者无意识的情况下发生的。研究表明，婴儿更喜欢父母语而不是正常说话，似乎是音高的变化，而不是词语本身，激发了婴儿的兴趣（Fernald，1985）。

照护者无意识地担任语言导师的另一种方式是运用摇篮曲以及传统的童谣。摇篮曲和传统的童谣在不同的文化和历史中以相似的形式存在着。摇篮曲与童谣遵循着独特的模式。一首经典的摇篮曲或童谣的每一行大约持续4秒，每一节持续 20~40 秒，然后才出现明显的停顿。特里瓦森（2005）的分析表明，这些音程与人体的节律一致。例如，在传统的摇篮曲《宝宝快睡吧》（Rockabye Baby）中，每一节大约持续 30 秒。这相当于人体有节奏的心跳和呼吸模式的循环时间，这种模式也与大脑中神经活动的爆发有关，被认为是记忆得到巩固的证据。

在不同的文化中，摇篮曲和童谣似乎有着相同的节奏韵律。科学家认为，这种被普遍认为是摇篮曲或童谣的声音模式，是人体生物节律与具有交流意义的符号、声音之间协调的结果。通过说话、吟诵和摇篮曲，配以身体的节奏，照护者与婴儿彼此协调。

研究发现：婴儿进入最佳状态

研究者康登和桑德尔（Condon & Sander，1974）使用高速摄像机拍摄躺在摇篮里的婴儿，同时旁边有两个人在说话。对视频记录的分析显示出，婴儿的动作与成人的语言同步。婴儿的头部、眼睛、肩膀、手臂、臀部、腿部、手指和脚趾的轻微运动与成人说话的声音变化同步，但肉眼是看不出来的。婴儿的动作开始、改变或停止与他们听到的语言模式完全一致。

在另一项研究中，研究者科尔文·特里瓦森（Colwyn Trevarthen，2005）记录了婴儿玛丽亚在妈妈给她唱歌时的游戏状态。玛丽亚从出生起就双目失明。当妈妈开始唱一首熟悉的歌曲时，玛丽亚笑了，并开始摇摆手臂和大腿。当妈妈继续唱这首歌时，她上下左右摆动着手臂。当特里瓦森对玛丽亚的手指、手掌和手臂的动作与她母亲的歌声进行慢动作分析时，他发现玛丽亚在歌曲的每一节开始之前都会领先母亲 1/3 秒摆动手臂。他还发现，在某些情况下，玛丽亚会随着母亲声音的高低起落而上下摆动自己的手。玛丽亚手指的动作还与每行末尾词语中的尖锐辅音保持同步。玛丽亚与妈妈的歌声"合拍"，这从某种程度上说，玛丽亚已经学会了这一熟悉的催眠曲节奏，正在指挥着妈妈唱歌。

大脑对语言的组织

婴儿的大脑渴望语言。传入的声音、图像与动作通过感觉和运动神经元进入大脑。正是在日常对话中发生的社会交流使婴儿能够学习语言。研究表明，仅仅通过音频或视频听到的语音不会促进语言学习（Kuhl，Tsao，& Liu，2003）。婴儿需要互动的语言伙伴来学习语言。

科学家曾经认为，语言是基因编码的"天生技能包"。目前的研究表明，情况并非如此。婴儿在大脑语言结构的建构中起着非常积极的作用，依靠那些照护他们的人作为语言伙伴来建构大脑结构。当婴儿听到或看到其他人说话时，他们会密切地注意声音的节奏，并将这些记忆保存在大脑的不同部位。从本质上看，他们将神经回路编织成语言地图（Kuhl，2000）。这些语言地图使他们能够组织听到的声音和看到的交流手势。这些语言地图一旦形成，它们就会影响随后所有语言的处理程序。因此，在婴幼儿时期形成的语言地图既可能限制也可能增强语言学习的潜力，影响着未来所有的语言处理状态，这使得婴幼儿时期的语言接触变得极为重要。

值得关注的是，当婴儿听不到足够的语言时会发生什么。如果婴儿在生命早期形成的语言地图受到损害，这些受损的地图就会限制随后所有的语言学习。因为语言地图不完整，婴儿在很小的时候就被剥夺了与他人进行交流的经历，他们可能缺乏连贯、清晰地说话的能力。在婴儿期经历了被忽视、隔离的儿童即使在之后的生活中接受高强度的康复治疗，也很少能达到熟练使用语言的程度（Eliot，1999）。

语言经验扭曲感知

在每日的照护时刻以及与他人的互动中，婴儿沐浴在语言的声音和手势中。在 6 个月大时，他们已经收集了大量有关他们周围说话声音的信息。他们探测到字母"m"和"n"或"s"和"f"之间的细微区别。他们开始将这些声音排序、分类。由鼻音发出的辅音，如"m"和"n"，可以归为一类；由嘴唇、舌头或喉咙停止声音流而发出的辅音，如"s"或"f"，可以归到另一种类别中（Kuhl，2000）。

巧妙设计的实验揭示了婴儿在语音听力上的惊人能力。事实上，出生后头 6 个月的婴儿在语音听力上要胜过成人，这一发现有助于解释婴儿是如何建构语言地图的。直到满 1 周岁的前几个月，无论出生在哪里的年幼婴儿，实际上都能察觉世界范围内每个语种的每个语音。研究婴儿语言发展的科学家帕特里夏·库尔（Gopnik，Meltzoff，& Kuhl，1999）解释道，婴儿在出生时就像一位世界公民。他们有能力发现每种语言中所使用的微妙声音，即使是那些他们从未听过的语言。然而，在 6—9 个月大时，婴儿会失去这种能力，他们只听周围人的语音。

为了理解这种变化，需要注意的是，并非每种语言都使用相同的发音。有些声音在某些语言中出现，而在另一些语言中不存在。例如，日语不使用

"r" 和 "l" 音，而英语会使用。以日语为母语的人在成年后学习英语时，很难听出英语中的 "r" 音，因而也很难发出 "r" 音。然而，对年幼的日本婴儿来说，情况就不同了。不到 6 个月大的婴儿可以轻松地听到 "r" 音。事实上，他们对 "r" 音的反应与在说英语的家庭中长大的、经常听到 "r" 音的同龄婴儿是一样的。但是，当婴儿快满 1 周岁时，情况就发生了改变。他们将不再能听出 "r" 音。在说日语的家庭中长大的 6—9 个月大的婴儿，如果听不到周围人说 "r" 音，就会失去听出它的能力。

库尔把这种语言能力的窄化解释为 "经验扭曲感知"（Kuhl，2000）。她的意思是，在头 6 个月里，婴儿会倾听他人说话。这种经历让他们能够很好地在大脑的神经回路中听到和组合声音。他们建构了一个常见声音的语言地图。为了使这张地图更有效，他们会压缩一些声音。例如，每天听英语的婴儿会听到很多 "r" 音，所以他们会发展出表现 "r" 音的标记；每天听日语的婴儿会听到很多声音，但他们不会听到 "r" 音，因此不会发展出表现 "r" 音的标记；只听过日语而没有听过英语的 1 岁婴儿，在聆听一段包含 "r" 音的录音时，对 "r" 音没有反应，这表明他们无法再将 "r" 音与其他音区分开了。

一旦婴儿在他们的语言地图中做了标记，他们所听到的内容就会被这些标记扭曲。在上面引用的这个案例中，只听日语的 1 岁儿童对 "r" 音没有标记，所以他们会忽略 "r" 音以及其他语言中可能存在的 "r" 音变体。在此之前，这些婴儿会听到并对这些变化做出反应。婴儿快满 1 周岁时，他们制作和拥有了相当好的语言地图，并会将声音的变化插入他们之前基于经验建构的地图上。对于 1 岁的婴儿，如果他们在小时候很容易听到非母语的发音，那么这些发音就会发生变化并被认为是更常见于婴儿母语的声音。婴儿的语言经验会扭曲他们对语言的感知。

使用多种语言的婴儿

倾听不同语种对话的婴儿有能力在他们正在发育的大脑里建构多种语言。婴儿生来就拥有充足的神经元供应，远比他们将来使用的要多，婴儿建构自己的大脑以适应所处的独特语言环境。在双语家庭中长大的婴儿会注意每一种语言，并在大脑中为听到的每一种语言建构语言地图（Kuhl，2000）。如果有经常交谈的伙伴，婴儿就能有效地在大脑中建构多种语言。只要婴儿有机会与说每种语言的人交往、互动，双语或多语种学习对他们来说就很容易（Kuhl，2000）。

研究表明，在婴幼儿时期学习一门以上的语言可能是有益的，因为学习多语种的婴幼儿的大脑可以更持久地保留处理语言声音的能力（Garcia-Sierra et al.，2011）。此外，研究表明，这种灵活性可能赋予学步儿在两种截然不同的情况之间切换的能力优势（Poulin-Dubois，Blaye，Coutya，& Bialystok，2011）。无论婴儿在自然对话环境中接触到多少种语言，学好一门语言至关重要，因为第一种语言的学习为更容易地学习第二种语言提供了模板（Garcia，2005）。

研究发现：多语种婴儿的大脑

研究者（Garcia-Sierra et al.，2011）比较研究了在家庭中只听一种语言的婴儿与接触两种语言的婴儿的大脑内部活动。研究者为 6—12 个月大的婴儿佩戴了专门用于测量大脑内部脑电活动的帽子。在这种情境下，婴儿听到了说西班牙语和说英语的声音。在定期的实验中，只在西班牙语中出现的"da"，或者只在英语中出现的"ta"，在背景声音中随机出现。如果婴儿觉察到对比的声音，研究者就会发现婴儿在脑电活动的模式上有明显的变化。在 6 个月大时，每组婴儿的测试结果是相同的。无论是在家庭中只听一种语言还是在家庭中听到多种语言，这些 6 个月大的婴儿都注意到了所有的声音，这些声音是英语和西班牙语所特有的。

然而，当这些婴儿在 10—12 个月大再进行测试时，研究结果却大不相同。只在家庭中听到一种语言的婴儿只能觉察到在家庭中听到的语种声音，对母语以外的语言没有任何反应。相比之下，双语婴儿既能听到英语中的对比音，也能听到西班牙语中的对比音。研究者将其解释为，双语婴儿保持了正在发育的大脑中语言处理神经回路的开放性和灵活性的优势。

婴儿计算语言数据

婴儿在年满 1 周岁以前就已经开始把混乱的声音世界组织成一个复杂且连贯的结构，这个结构是他们基于独特的语言环境所特有的。婴儿积极地探寻语言模式，他们能注意到熟悉的声音和不熟悉的声音，在听到的声音中寻找规律。例如，当人们说话时，他们会注意到一些声音经常一起出现。由于大多数婴儿都是在熟悉的环境中度过一天的，拥有比较规律的经历，所以他们整天都能听到在可预测情境下重复的短语。他们使用这些可预测的环境来破译语言代码。婴儿在语言的使用上依赖照护者的慷慨，也就是说，照护者给他们提供足够的学习资料。照护者通过在日常对话与照护中让婴儿沐浴在语言的声音中来实现这一点。

随着时间的推移，婴儿会预期他们在什么时候会听到什么声音。他们在记忆中保留着定期发生的声音模式，并做出假设，比如，"如果我先听到这个声音，接下来可能会听到那个声音"。科学家总结为，婴儿学习语言的能力很大程度上归功于他们计算和统计数据的能力。对婴儿来说，这意味着他们密切关注语言中反复出现的模式。他们以一种系统的方式记住声音发生的频率、顺序、间隔以及音高变化。这种记忆存储使他们能够在大脑的神经回路中追踪声音出现的频率，并利用这些知识来预测声音模式的含义。

连接音出现的频率。婴儿很早就知道，一些声音经常被使用，而一些声音很少或从未被使用；一些声音经常同时出现，而一些声音从未同时出现。成人很少需要考虑这些细节，但婴儿正忙着倾听这些模式并建构语言地图。

例如，在说英语的环境中，婴儿从未听到组合音"kto"，而在说波兰语的环境中，婴儿会经常听到这个组合音。在每天听、看周围人说话的过程中，婴儿能分辨出哪些声音是可以预测一起发生的，而哪些声音是不可预测的。在9个月大时，婴儿把经常出现的声音组合归类为"熟悉的"与"喜欢的"，把很少或从未出现的声音组合归类为"不熟悉的"或"不喜欢的"（Jusczyk, 2000）。

到9个月大时，婴儿能区分语言上的"可能"与"不可能"，这促使他们在连续的语音流中找到词语。他们发现，一些声音组合经常同时出现，而另一些声音从未同时出现。倾听时，婴儿会"记录"这些组合出现的频率。这些数据可以帮助他们知道词语可能的开头与结尾。例如，听英语的婴儿永远听不到"zb"或"gb"。因此，如果"gb"出现在一串声音中，比如"youaresuchabigbaby"（你真是个大宝宝），婴儿会感知两个单词"big"和"baby"，而不是三个单词"bi""gba"和"by"。研究者认为，通过了解可能的声音序列，婴儿能够理解词语从哪里开始，在哪里结束（Golinkoff & Hirsh-Pasek, 2000）。

研究发现：婴儿统计数据——什么是可能的，什么是不可能的

彼得·朱斯科博士（Peter Jusczyk, 2000）对婴儿进行了测试，看他们是否能区分荷兰语和英语。他选择这两种语言是考虑了其韵律，即说话的节奏，因为英语和荷兰语的韵律是很相似的，但是语音的组合都较为独特。例如，荷兰语中的"r"音类似于漱口时发出的颤音。这个声音在英语中是听不到的。此外，一些荷兰语单词的发音顺序在英语中从未被用作单词的首音，如"vl""kn"和"zw"。研究中的婴儿坐在婴儿椅上，通过扬声器倾听声音，听到的不是英语就是荷兰语。婴儿的头部转动表示婴儿更喜欢听什么。这些婴儿在6—9个月大时接受了测试，结果显示他们没有偏好，也就是说，他们听荷兰语单词与听英语单词是一样的。然而，在9个月大时，情况发生了改变。9 个月大的婴儿开始显示出一种偏爱，即更频繁地转向说母语词汇的人。研究者总结道，在 9 个月大时，婴儿会注意到熟悉的声音模式，并优先转向这些模式。

　　重音模式。婴幼儿在 1 岁的时候会发现词语中的重音模式，并以此为线索在一连串的声音中找到词语（Golinkoff & Hirsh-Pasek，2000）。在大多数语言中，词语的音节都有重音模式。通常英语有强—弱的重音模式，重音在第一个音节，例如，"baby" "mommy" 和 "doggie" 等。在其他语言中，这种模式是相反的。对 6 个月大的婴儿进行测试时，在讲英语的家庭中长大的婴儿对强—弱或者弱—强重音模式都没有显示出任何偏好。然而，这些婴儿在 9 个月大的时候再进行测试，他们对强—弱模式的词语显示出强烈的偏好。对于在弱—强重音模式的语言环境中被抚养长大的婴儿，结果是相反的。类似的结果也发生在停顿的时间上，停顿时间通常被用作句子分割的界限。在 6 个月大的时候，婴儿无法察觉这种差异，而在 9 个月大的时候，他们更喜欢听那些通常能在母语中听到的停顿。

　　在听了 9 个月的口头语言后，婴儿更喜欢倾听自己语言中典型的词语与说话模式，即使他们还不理解这些词语的意思。他们收集线索以帮助自己明确意义。到了 9 个月大的时候，在说英语的家庭中长大的婴儿已经开始预期通常被放在语句结尾的重要物体，就像短语 "give me the ball"（给我球）中的 "ball"（球）一样。研究表明，照护者在与婴儿说话时，往往会使用重复出现的句子框架，这些框架会在句子末尾强调新词语的应用，比如 "Where's the…"（……在哪里）、"See the…"（看……）、"That's a…"（那是一个……）（Kuhl，2000）。通过这些潜意识的说话模式，照护者帮助他们建立系统规则以寻找语言流中的词语。

　　1 岁时，婴幼儿仍然不知道许多词语和句子的意思，但他们已经建立了一个框架来理解语言的规律与规则。他们倾听和观察，并借助自己关注的内容建构神经元网络，这些神经元网络在他们正在发育的大脑中形成语言结构。这些结构成为他们预料言语发音的语言地图。在 12 个月大的时候，婴幼儿已经建构了语言地图，在他们冒险进入语言发展的下一个阶段时，即尝试说出第一批词语时，这个地图将会很好地发挥作用。

语言学习：共享社会经验

凝视，即我们有意识地转移视线，有助于婴幼儿理解词语的意思并将词语与对应物体联系起来。凝视的信息是："我要你注意我所注意的物体。"在大约 3 个月大的时候，婴儿开始跟随照护者的目光，这是共同注意的首个迹象，这个概念在本书第六章中介绍过。最初，共同注意的模式很简单，即成人看着一个物体，婴儿看着成人的脸，然后转向成人所看的物体。共同注意的好处在于，当婴儿看着照护者所看的物体时，照护者通常会高兴地指出物体的名字。在很短的时间内，反过来，婴儿利用他们凝视的力量来引导照护者将注意力转移到自己想要的物体上，照护者说出这个物体的名字，并为婴儿拿取物体。

手势和语言

在 9 个月大的时候，婴儿开始用手指来传达自己的意图，通常伴随着"嗯、嗯、嗯"的发音。1 岁时，婴幼儿发现，用手指是一种将自己与他人的思维进行连接的姿势。例如，他们看到有人指着一个物体，顺着手指的方向，他们就会推测出那个被指着的物体对那个人来说是重要的或者是想要的。指向是理解另一个人意图的信号。这也是促进词汇发展的强有力的催化剂，因为婴幼儿指向的物体变成了可以命名的物体。指向也可能是请求帮助、提供帮助或者分享有用的或有趣的信息。

手势，比如指向，可以让不会说话的婴幼儿与他人进行交流，也可以帮助婴幼儿学习词汇。手势是婴幼儿提醒他人注意与自己有关的事物的一种方式，它还有一个额外的好处，就是可以立即被翻译成词语和短语。阿克里多洛和古德温（Acredolo & Goodwyn，1996）的研究表明，在 2 岁时被教导使用简单的手势来表示想要的物体或动作的婴幼儿拥有更大的词汇量。

研究发现：婴幼儿的手语

　　研究者（Acredolo & Goodwyn，1996）设计了一项实验，要求家长有意识且系统地对自己的孩子使用简单的手语和手势，并研究孩子随后的词汇发展。这项研究受到其中一位研究者的启发，该研究者对她 12 个月大的女儿进行观察，发现女儿在水族馆里用嘴唇做了一个吹起的姿势并兴奋地用手指着一条鱼。这个孩子似乎想到了每日晚间的惯例，即愉快地观看母亲在婴儿床旁边吹鱼型手机玩具。尽管是在不同的情境中，女儿似乎把吹气的动作与鱼联系了起来。基于这个观察，研究者要求家长对自己的孩子使用简单的手语，比如用食指碰触手掌来表达"更多"这一信号，并以转动手腕的方式表达"开门出去"。相比那些没有系统学习过孩子手语的同龄人，学过手语的孩子在 2 岁的时候将多认识 50 多个单词。

　　当对还不会说话的婴幼儿使用手语时，关键在于，要很自然地用手语与婴儿说话。言语治疗师强调，手势和手语是用来教听力正常的儿童使用交流策略的，而非代替与儿童进行自然的交谈，且它在婴儿咿呀学语和说话之间的过渡时期能充当语言的支架。

媒介的负面影响

　　婴幼儿不仅能对声音或象征性手势做出反应，也需要一个人和一个共享的社会环境来学习语言。当婴幼儿听到或看到有人跟他们说话时，他们期待回应性的社交伙伴与之进行实时的人与人之间的沟通，包括同步的手势、共同的节奏以及音调变化。必须强调这一事实，正是这种社会环境，即婴幼儿听觉与视觉媒介在商业市场中蓬勃发展，支持了婴幼儿的语言学习。专家建议，2 岁以下的婴幼儿不要使用视觉媒介。尽管研究表明了社会环境对学习语言的重要性，并建议避免对婴幼儿使用视觉媒介，但视觉媒介仍主要面向儿童市场，包括两岁以下的婴幼儿。这就对婴幼儿的语言发展构成了严重的威胁。

　　为了发展语言能力，婴幼儿需要共享的社会互动和交流。然而通过屏幕听语言并不能让婴幼儿相互交往。因为即使婴幼儿试图与屏幕上的扬声器交流，也无法得到任何回应。房间里的电视机也可能会干扰婴幼儿的语言学习。当电视开着的时候，游戏着的婴幼儿会频繁地朝电视的方向看，这会让他们分心，减少他们在游戏中的持续注意力，进而影响学习。

　　有关媒介对婴幼儿影响的研究提供了强有力的信息。花费在媒介上的时间意味着人与人之间互动的时间减少。一项关于婴幼儿花费多少时间观看媒介的研究揭示了惊人的数据（Zimmerman，Christakis，& Meltzoff，2007b）。在 3 个月大的时候，40% 的婴儿会定期看电视；到他们 2 岁的时候，约 90% 的婴幼儿每天花费 2~3 小时在电视屏幕前。美国儿科学会（2011）在一份立场声明中解释道，媒介，无论是作为背景音乐还是为婴幼儿专门设计的教育工具，"都有可能产生负面影响，对 2 岁以下的婴幼儿没有任何已知的积极影响……虽然婴儿—学步儿节目可能很有趣，但不应把它当作教育节目来推销，或假设其具有教育意义"（p.1）。

研究发现：婴幼儿接触媒介——一种语言负担

　　婴幼儿接触视觉媒介似乎是弊大于利的（Zimmerman，Christakis，& Meltzoff，2007a）。在对接触视觉媒介的婴幼儿的对比研究中，每花费一小时看某种形式的视觉媒介，婴幼儿就少学了 6~8 个单词。对 8—16 个月大的婴幼儿的有害影响最强烈，因为 8—16 个月是词汇快速发展的时期。研究者推测，当电视机打开时，婴幼儿身边的人交谈较少，因此婴幼儿与照护者之间的交谈也会随之减少。

研究发现：媒介不是学习第二语言的工具

研究者（Kuhl et al., 2003）对两组 9—10 个月大的婴儿进行研究，这些婴儿都来自说英语的家庭。第一组婴儿在 12 周的时间里听母语为普通话的人为其一对一地读故事；第二组婴儿没有接触过用普通话讲的故事。12 周快结束时，这些孩子长到 12—13 个月大，研究者对每组孩子进行听力测试，即让他们重复听普通话磁带。听过普通话故事的婴幼儿能够分辨出普通话，而没有听过普通话故事的同龄婴幼儿不能听出或分辨普通话。

在这项研究的一个变量中，研究者让孩子通过录音的形式接触同样数量与强度的普通话。但仅仅通过录音的形式听普通话故事的孩子没有能力分辨普通话。该研究提供了令人信服的证据，说明视听媒介在婴幼儿语言学习方面几乎没有任何价值。

言语的出现

婴幼儿的接受性言语（receptive speech），即他们能够理解别人说话，这是他们第一年语言发展的重要衡量标准。婴幼儿在自己能说出这些词语之前，就理解了这些词语的意思。作为一种普遍的模式，表达性言语（expressive speech），即婴儿通过说话或手势进行表达，其出现时间晚于接受性言语约 5 个月（Eliot, 1999）。

咕咕声与咿呀学语

咕咕声是一种元音模式，标志着婴儿首次试图进入对话流中。咕咕声似乎是一种通用的语言，以同样的方式出现在所有婴儿身上，即使是天生失聪的婴儿。咕咕声需要嘴部做出相对简单的动作，而接下来的咿呀学语需要更多的运动控制。当婴儿咿呀学语时，他们重复由元音和辅音共同组成的音节，如 "dadada" "mamama" 或 "gagaga"。咿呀学语为声带提供了极好的练习机会。当婴儿咿呀学语时，他们会弄清楚自己的嘴巴、喉咙和舌头的运动与他们发出声音的细微变化之间的关系。咿呀学语让婴儿练习发出声音。失聪的婴儿不仅会用声音说话，还会用手 "说话"（Golinkoff & Hirsh-Pasek，2000）。在没有声音反馈的情况下，他们很快就会减少尝试咿呀学语，富有视觉反馈的手语则增加了。当婴儿开始混合音节时，咿呀学语变得更加复杂，产生了各种各样的咿呀学语，如 "madamada" 或 "gabagaba"。

婴儿似乎把他们所学到的与声音、停顿和语调有关的所有知识都融入咿呀学语中。他们根据自己母语的声音、停顿和变化来咿呀学语。例如，听英语的婴儿倾向于在一串咿呀学语的末尾放弃语调，而学法语的婴儿倾向于做相反的事情，每一组婴儿都反映出他们听到的母语语调模式。婴儿会运用自己在周围环境中听到的声音来表现一连串咿呀学语中所使用的实际声音，这在每种语言中都有所不同。

第一批单词

第一批单词通常是家庭成员的名字，或经常使用的或看到的物品，比如 "鞋" 或 "鸟"。从 9—12 个月开始，婴幼儿表现出明显理解许多单词的含义的迹象。1 岁时，婴幼儿平均能听懂 70 个单词，他们首先学习的单词类型存在着很大的差异。一些婴幼儿学习了更多的名词，也就是表示人与物的单词，而另一些婴儿学习了更多与社会交往有关的单词，比如 "再见" 或 "更多"。

婴幼儿理解的单词数量、接受性言语，远远超过他们能说的单词或短语的数量，即表达性言语。12 个月大的婴幼儿能说的单词数量的中位数是 6，其范围很广，有些婴幼儿在 1 岁时就能说出 50 多个单词，而有些婴幼儿直到满 1 周岁后的很长时间才能说出那么多单词。

研究发现：多种语言的咿呀学语

研究者让一组听众判断他们在录音中听到的咿呀学语的婴幼儿到底是听法语还是听英语长大的。大多数听众能分辨出哪些是法语的，哪些是英语的。他们得出的结论是，婴幼儿在声音模式、咿呀学语的节奏和语调中暴露了自己（Golinkoff & Hirsh-Pasek，2000）。

研究发现：识别语言发展迟缓

大量研究聚焦于儿童达到语言发展里程碑的具体年龄，这些研究有助于确认语言发展迟缓的迹象。表达性言语出现的时间跨度很大。然而，婴幼儿能理解别人话语的时间点变化不大，因此语言理解能力是语言发展延迟的一种潜在的判定指标（Golinkoff & Hirsh-Pseke，2000）。专家建议，如果婴幼儿在 18 个月大的时候既不能理解语言也不能说话，这就需要引起注意。如果婴幼儿能理解语言，但在 18 个月大的时候还不会说话，就不需要担心。严重的耳部感染有时是语言发展迟缓的原因，因为它们阻止声音传达到感觉神经元。因此，出生后第一年的定期体检以及认真检查耳朵感染情况是很重要的。

学步儿的语言爆发

在出生后的第二年里，婴幼儿通常能说 50 个单词。这标志着一些研究者所谓的"词汇爆炸期"（vocabulary explosion）的开始。在大约 18 个月的时候，婴幼儿进入了像词语海绵一样的时期，他们一天最多学习 9 个单词。这与大脑词汇区突触数量达到峰值的时期正好吻合（Eliot，1999）。突触的峰值表明大脑快速增长时期的开始。大约 18 个月的时候，婴幼儿开始进入学习和创造新词的阶段，他们开始想办法把单词串在一起。他们在听语言或看手语方面的经验为他们理解语法的基本规则做好准备，即如何用正确的词形变化将单词串在一起以使他人理解。

婴幼儿似乎在实际应用语言规则之前就已经掌握了词序的规则（Golinkoff & Hirsh-Pasek，2000）。他们主要通过辨别并利用这些模式来预测话语中什么是"合法的"，什么不是（Kuhl，2000）。他们也能理解像"the"（这个）、"a"（一个）、"with"（用）等单词的意思与用法。他们会对类似"Give me the ball"（把球给我）这样的请求做出反应，也会对"Give me gub ball"（把 gub 球给我）这样的请求感到困惑。虽然婴幼儿可能还不会说"the"或"a"，但他们期望听到这些单词。如果单词的词缀"-ing"被篡改，比如将"walking"改为"walkly"，他们也会有类似的反应。婴幼儿对不是任何一个词都以"-ing"这个词缀结尾这一事实很敏感，这就体现了婴幼儿在语言数据统计能力方面的力量。古德斯特、摩根和库尔（Goodsitt，Morgan，& Kuhl，1993）通过研究 7 个月大的婴儿具有区分假词语（artificial word）与真词语（actual word）的能力证明了这一点。当婴幼儿开始说出第一批单词和短语时，他们就已经积累了很多有关语音的有用信息。

当婴幼儿刚开始说话时，他们使用"电报式言语"（telegraphic speech）这一有效策略。当婴幼儿把单词串在一起时，他们通常只选择关键字词，比如他们所指的人或物的名字，而省略那些简单修饰或连接关键字的短词，比如"of""to""the""am""do"或"in"。例如，"Where juice"（果汁在哪）或"Mommy go work"（妈妈去上班）。

当婴幼儿开始推敲语言规则时，他们采用另一种相当有效的策略。他们会过度概括，这意味着他们似乎总是在应用一种言语规则，即使在不需要的时候也是如此。例如，在刚开始说话的头几个月里，学步儿可能会重复照护者所说的话，比如"Jessie ate the cracker"（杰西吃过饼干了）。然而，数月后，这个学步儿可能会说"Jessie ated the cracker"（杰西吃过饼干了）。这听起来像是一个语法错误，但实际上，这是一种常见的模式，反映了学步儿试图通过积极的语言试验来探索说话的规则。

研究发现：大鸟给饼干怪兽挠痒痒

研究者（Hirsh-Pasek & Golinkoff，1991）让 16—18 个月大的婴幼儿坐在两个电视屏幕前。他们想测试婴幼儿能否分辨出这两个口语句子的不同之处，即"饼干怪兽正在给大鸟挠痒痒"和"大鸟正在给饼干怪兽挠痒痒"。

接受测试的婴幼儿对饼干怪兽和大鸟都很熟悉，这两个受欢迎的角色来自儿童电视节目《芝麻街》（*Sesame Street*）。在一个屏幕上，婴幼儿看到了这样一个场景：一只大鸟在给饼干怪兽挠痒痒，饼干怪兽摇着一盒玩具作为回应；在另一个屏幕上，婴幼儿看到了一个角色互换的场景，即饼干怪兽在给大鸟挠痒痒，大鸟摇晃一盒玩具作为回应。直到此刻还没有出现声音，随后位于两个屏幕之间的扬声器里传出声音："大鸟在哪里给饼干怪兽挠痒痒呢？请你找到给饼干怪兽挠痒痒的大鸟。"婴幼儿一直盯着播放大鸟给饼干怪兽挠痒痒的屏幕。当扬声器问道"饼干怪兽在哪里给大鸟挠痒痒呢"时，婴幼儿则看着另一个屏幕。很显然，这些婴幼儿使用语序来寻找正确的答案。

反思性计划：让婴幼儿使用语言

婴幼儿已经准备好并愿意学习新的表达方式和短语，照护者也准备好并愿意陪伴他们，担任他们语言世界旅程的向导。观察、倾听对话以及投入正在进行的活动是年幼儿童学习语言的主要方法（Rogoff，2003，2011）。这一部分将描述如何在广义的婴幼儿课程（即在游戏区域、照护常规、日常对话以及互动）中提供材料，支持婴幼儿的语言学习。

作为语言学习环境的游戏区域

在精心创设的游戏区域里，教师为婴幼儿提供可独立探究的新奇物体和活动，所有这些都为学习词汇提供了可能性。本书第十一章将谈到如何对游戏区域进行分区创设，比如图书与故事区、连接与建构区。例如，可以在图书与故事区投放绘本，但也可以投放手指玩偶、小填充人偶以及书中出现的一些物体与人物形象的塑封照片。当一个物体有可能与另一个物体相关时，婴幼儿极有可能反复听到夹杂相同单词的对话和故事（见计划 9.1），婴幼儿在多个环境中听到同样的短语，有助于支持他们的语言学习。

计划 9.1：游戏区域里的绘本

情境：将装有小猫玩偶的篮筐以及与猫有关的绘本放到图书与故事区。在连接与建构区添加有关火车的绘本，并把这些绘本放在玩具火车的边上。（11/4-8）

预设问题：当学步儿在游戏区域里发现这些绘本和相关材料时，它们能开启哪些游戏和对话呢？

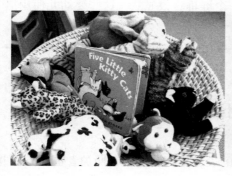 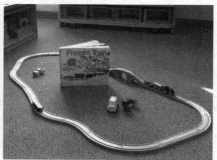

观　　察	解　　读

当观察婴幼儿的游戏时，教师通过叙述游戏或描述婴幼儿的可能意图来支持他们的语言发展。例如，"西蒙，你好像知道怎么翻阅这个绘本呢。你掀起了门帘，这样就能看到小宝宝了！现在你又在重复这个动作"。适当地叙述很重要，因为太多的交流会给婴幼儿带来压力，分散婴幼儿的注意力。

在学步儿阶段，婴幼儿开始尝试书写语言。虽然要经过多年才能熟练地掌握书写文字的技能，但婴幼儿对书写工具以及其他可用于涂画的工具充满了好奇。学步儿喜欢使用钢笔和铅笔，并寻找与自己身高相宜的平面，以探索如何用它们进行涂画。书写是周围文化的一部分，善于观察的学步儿不会忽视这一现象。计划 9.2 呈现了一位教师在教室入口处为学步儿创设的签到区，这些学步儿已经显现出对做标记的兴趣。

计划 9.2：入口处的签到区

情境：在入口处附近创设一个区域，让学步儿能像家长一样地签到。（12/12-16）

预设问题：如果我们在家长签到区附近为学步儿创设一个签到区，那么学步儿会怎么做呢？

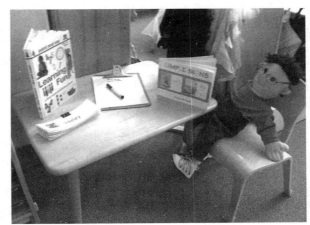

观　　察	解　　读

作为语言学习环境的照护常规

换尿布、准备休息以及进餐等照护常规为婴幼儿提供了自然的机会来聆听描述性语言，并参与一对一的语言交流。在照护常规中，成人可以在有意义的情境下用言语为婴幼儿"沐浴"。例如，照护者问婴幼儿"你想让我给你换尿布吗"或者照护者描述换尿布过程中发生了什么。自我谈话（self-talk）和平行谈话（parallel talk）是叙述的两大类型（Davidson，1979；Mangione，2011）。自我谈话是指照护者在进行照护时用语言描述自己正在做的事情。自我谈话的价值在于，能让婴幼儿在有意义的语境中理解单词与短语，例如，"现在我要把衬衣从你的头上脱下来"。通过自我谈话，即便只有成人在说话，婴幼儿也在积极地听着和看着、收集声音、记忆正体验的情境。随后，婴幼儿逐渐学会通过倾听熟悉的言语来预测将要发生的事情。例如，婴幼儿一听到"现在我要把你的小脸蛋擦干净"后，他就会转动自己的头，期待着将要发生的事情。

平行谈话是指成人用语言描述婴幼儿正在做什么。例如，"你看到外面树枝上有一只小鸟。是的，那是一只小鸟！我知道你喜欢看那只小鸟，因为你在微笑"。当成人关注婴幼儿的兴趣并且花时间为婴幼儿描述正在发生的事情时，他们就是在促进婴幼儿的语言发展。

其他的照护常规也为婴幼儿提供了学习语言的机会。例如，可以在游戏区域中添加"小助手表"，邀请学步儿参与照护常规。通过使用小助手表，学步儿在每日照护常规里看到、应对图文材料。小助手表是由简单的框架和塑封纸条制作而成的，每张纸条上都印有一名儿童的照片和名字。第二套塑封纸条用于描述小助手的职责，每张纸条上印有特定活动的图画，这些活动由指定的学步儿主导。把小助手表贴在与学步儿视线齐平的地方，它将成为学步儿与家长之间对话的焦点。通过这个以及其他与图文材料有关的经历，学步儿在协助日常任务的过程中将逐渐领会图文材料中字母的重要性。

计划 9.3：小助手表

情境： 制作一个小助手表，把它贴在全班集合的区域。(1/10-14)

预设问题： 小助手表在哪些方面为学步儿提供了应用新兴技能的机会并引发更多的对话呢？

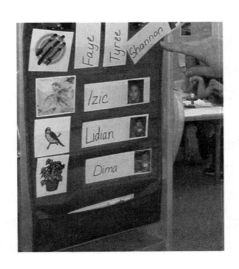

观　　察	解　　读

作为语言学习环境的对话和故事

对话是语言发展的关键。无论是阅读、讲故事还是一起游戏，婴幼儿都会利用这些经历来增强自己的语言技能。婴幼儿常常是主动开启对话的人，当他们这样做的时候，这些对话往往比成人开启的对话要持续得更久（Bloom，Margulis，Tinker，& Fujita，1996）。作为回应性语言伙伴的成人，有助于促进婴幼儿的语言发展。

讲故事——通过提问激发对话。给婴幼儿读书或讲故事是一种相互的努力，这种努力通过"对话式阅读"（dialogic reading）得到加强（Whitehurst & Lonigan，1998）。婴幼儿喜欢倾听，但他们也喜欢运用新兴的语言技能参与讲故事。当成人和婴幼儿一起阅读或讲故事时，成人会时不时地停下来提出一些引导性问题，例如：

- 你认为，他在试图做什么呢？
- 你认为，他去哪儿了呢？
- 我想知道，接下来发生了什么，你有什么想法呢？

年幼的婴幼儿用简单的方式，即通过眼神、动作、表情、发声以及对话，参与讲故事。他们可能会以明亮的眼睛、扬起的眉毛、微笑、手臂的动作、踢腿或模仿的声音来做出回应。年龄较大的婴幼儿可能会在故事中加入自己的话语。婴幼儿通过翻页、用手指图片或以某种随机顺序翻阅图书等方式进行参与。当成人将阅读作为一种互动的对话时，他们支持婴幼儿的语言学习，指出物体，为其命名，讲述引起婴幼儿兴趣的东西。

手指游戏、歌曲。手指游戏和歌曲支持婴幼儿口头语言的发展，同时帮助他们爱上阅读与讲故事。像躲猫猫这样的程序化游戏，为婴幼儿提供了一些系统性地使用语言的机会，因为成人会以可预测的方式说话并伴随手势，或一个人表现出某一行为，另一个人做出回应，从而产生许多愉快的、重复的、可预测的同系列单词和手势。婴幼儿很容易模仿手指游戏的手势、动作和表情，因为它们有一个可预测的、程序化的形式，通常以一个物体或一个人的出现和消失为标志。程序化的游戏建立了一个共享的社会环境（Tomasello，2009），经常涉及轮流和角色转换。通过传统的游戏和歌曲，婴幼儿在开始说出第一批单词之前就能理解单词和手势的意义了。

选择故事、歌曲和手指游戏时需关注的特征。在选择绘本、故事、歌曲、程序化的游戏或手指游戏时要关注的特征包括：

- 有伴着声音进行游戏的机会。
- 可预测的韵律和节奏。
- 反映婴幼儿生活的主题。
- 可预测的元素与惊喜的元素相结合。
- 有助于婴幼儿探索的结实的绘本。

许多受欢迎的书籍、歌曲或手指游戏都能引起婴幼儿进行音素游戏，音素是独特的语音。音素可以被认为是嘴巴的单一运动发出的声音。例如，单词"hop"（跳）有三个音素，即"h""o""p"；单词"chop"也有三个音素，即"ch""o""p"。婴幼儿时期是注意这些不同音素并探索如何在多次重复一个语音中发出这些音素的时期。当婴幼儿咕咕叫和咿呀学语时，他们是在玩音素。当他们喜欢韵律、故事和歌曲里的声音模式时，他们实际上也是在玩音素。

选择绘本和歌曲时要注意的其他特征还有押韵、节奏和重复。回想一下本章前面的内容，婴幼儿如何表现出对语言的节奏和变化特别敏感的迹象。他们被要求听声音的模式，并追寻讲话的节奏。许多受欢迎的婴幼儿绘本、故事、手指游戏和歌谣都有丰富的韵律、节奏和重复，并具有能吸引婴幼儿的声音模式。当为婴幼儿选择绘本、歌曲、故事时，这个特征是一个很有用的指南。在为婴幼儿挑选绘本时，一个好的测试方法是大声朗读绘本，边读边听，反复听相同或相似的声音。如果你发现了这样的模式，那么你很可能已经找到了一本适合婴幼儿使用的绘本。

在选择婴幼儿绘本、故事、手指游戏和歌曲时，另一个要注意的特征是能让婴幼儿预测接下来会发生什么的故事线。婴幼儿很快就会知道一个预期的元素会导致一个最终的事件，比如拍手、手臂的突然移动，或者一个与动作相关的特殊单词或短语。当歌曲、游戏、绘本和童谣将期待与惊喜的元素结合在一起时，学步儿有时会在他们预料到的下一个部分中起主导作用。这样的故事充满了丰富的常规，使婴幼儿成为"语言侦探"，把倾听某个特定的单词或短语作为一个线索，帮助他们附和下一个行动、单词或短语。

为婴幼儿挑选绘本时，最后一个需要考虑的因素是判断故事的主题是否与婴幼儿日常经历中发生的事件相对应。婴幼儿与家庭成员的关系是一个突出的主题。与日常生活有关的故事和婴幼儿生活中常见的事件也很受欢迎。关于入睡和想念心爱之人的故事有助于婴幼儿理解这些脆弱的时刻。

婴幼儿绘本必须经得起强烈的摆弄。对于年幼的婴儿来说，绘本是一种有趣的游戏对象。一个正在掌握钳状抓握的 8 个月大的婴儿的手中有一本纸板书，这本纸板书呈扇形结构，它除了具备讲故事的功能外，还能吸引婴儿探索因果关系。

反思：语音游戏

请大声朗读下列从受欢迎的婴幼儿绘本、歌曲和手指游戏中摘取的句子，听某个重复的独特语音和音素，聆听抑扬顿挫的节奏，同时也倾听押韵的语音模式。

- Chicka chicka boom boom, will there be enough room?
- Rumpitty, tumpitty, rumpitty tum, Buntington bunny is beating the drum.
- Is your mama a llama?
- Brown bear, brown bear, what do you see? I see a red bird looking at me. Red bird, red bird, what do you see? I see a white dog looking at me.
- The wheels on the bus go round and round, round and round, round and round.

从研究到实践：始于婴幼儿时期的读写能力

婴幼儿收集语言信息，进行语音实验，在短短三年的时间里，他们就变成了流利的说话者。如果一切顺利，他们会爱上故事、歌曲、诗歌和绘本，并在 3 岁时为读写能力奠定坚实的基础。有关口语能力的研究表明，儿童的口语词汇量与他们随后在阅读领域的成功是直接相关的（Hart & Risley，1995）。儿童 3 岁时的词汇量是预测其读写学习的最佳指标之一（Whitehurst & Lonigan，2002）。词汇发展和读写能力都起源于婴幼儿时期。

婴幼儿听到的谈话种类和谈话数量直接影响他们的语言发展进度。家庭的社会经济压力往往会对婴幼儿听到的语言量产生消极影响，这使得他们在 3 岁时可能掌握较少的词汇量（Hart & Risley，1995）。研究者安妮·弗纳尔德（Fernald，Marchman，& Weisleder，2013）将这种差距追溯到婴幼儿时期。她发现，来自低收入家庭的学步儿根据简单的语言线索识别物体的速度明显更慢，这表明社会经济因素可能会抑制婴幼儿的词汇学习。贫困限制了语言环境，减少了婴幼儿在日常生活情景中接触语言的机会。这反过来又减少了他们熟悉的词汇量，增加了学习阅读和书写的难度。那些在 18 个月大时能够更快地识别熟悉的口语词汇的儿童，在 2 岁时词汇量更大，并在幼儿园和小学阶段的语言与认知标准化测试中得分更高。这一研究发现引起了人们的关注，因为它强调要赋予每个婴幼儿一个强有力的学习起点。

研究发现：家长谈话对儿童读写能力的影响

研究者哈特和里斯利（Hart & Risley，1995）招募了各个社会经济阶层中的婴幼儿家庭，并连续三年的每个月都在他们的家中进行观察，记录了家长与年幼儿童谈话的各个方面。他们追踪了婴幼儿词汇量和增长速度。他们发现，那些家长与之说话多且回应更频繁的婴幼儿拥有更多的词汇量，且他们的词汇增长速度也更快。到 3 岁的时候，这种差异更为显著。听到较多言语的儿童的词汇量为 700~900 个单词，而听到较少言语的儿童词汇量为 300~500 个单词。这种差异随着儿童年龄的增长而增加。研究者还发现，儿童接触语言的机会与家庭的社会经济地位之间存在相关关系。

来自贫困家庭且接受社会福利金救济的儿童平均每小时听到 600 个单词，来自工薪阶层家庭的儿童平均每小时听 1200 个单词，而父母的职业为专业技术人员的儿童平均每小时能听到 2100 个单词。

研究发现：语言发展差异始于婴幼儿时期

研究者安妮·弗纳尔德（Fernald et al.，2013）使用了一个简单的实验来检测学步儿通过听到物体的名称来识别物体的速度。当学步儿坐在家长的腿上时，弗纳尔德给他们看两张图片，每张图片里都是一个熟悉的物体，比如一个球或一条狗。然后，让学步儿听一段录音，比如"看这个球"。摄像机记录了学步儿将目光转向所听到物体的图片的时刻。在 18 个月大的时候，来自高收入家庭组的学步儿能在 750 毫秒内识别出正确的物体，而来自低收入家庭组的学步儿的反应慢了 200 毫秒。

学步儿在情境中学习新单词，因此他们处理所听词语的速度越快，就越能在更短的时间内理解情境中下一个词语的意思。越是熟悉的单词，学步儿的处理时间就越短，从而使他们能在情境中专注于下一个单词；越是不熟悉的单词，学步儿的处理时间就越长，从而导致他们错过情境中的其他单词。

回顾与展望

婴幼儿从出生那一刻起就积极地学习语言。他们识别、分析并把语言组织为模式。他们将其储存在神经回路中，这些神经回路发挥语言地图的作用。这些地图在很大程度上来源于婴幼儿所接触的日常语言和对话。因此，婴幼儿依赖于那些照护他们的人在语言上的慷慨。婴幼儿对语音进行试验。许多语言学习产生于听讲故事、绘本，以及唱歌、手指游戏，这些都是鼓励婴幼儿使用语言的常规活动。婴幼儿时期快结束时，婴幼儿会成为有能力的沟通者，可以使用自己的语言来支持其他领域的学习，如交朋友和维系友谊、解决问题、理解和表达情感以及分享故事和对话。

第三部分

婴幼儿照护实践

接下来的五章是本书的最后一部分，阐述了有关婴幼儿如何学习以及学习内容的研究在实践中的应用。在家庭之外照护婴幼儿需要一个周密的管理制度。其中，第十章论述了在婴幼儿、家长和教师之间建立牢固关系的政策。婴幼儿的集体照护需要对游戏空间和照护常规进行周密的安排，从而最大化地增加婴幼儿学习的可能性；第十一章描述了如何规划作为学习环境的游戏空间；第十二章描述了如何设计促进婴幼儿积极参与的照护常规；第十三章探讨了如何使用尊重式对话来帮助婴幼儿处理冲突、体验交朋友和维持友谊的乐趣。本书的最后一章（即第十四章）描述了作为工具的视觉叙事，它有助于教师与他人分享婴幼儿建构意义的故事。

第十章　支持照护关系的政策

　　婴幼儿如何被对待……在被非家庭成员照护时……会影响他们大脑的发育、在学校的行为，以及作为公民的生产能力。（Lally，2013，pp. xv–xvi）

　　婴幼儿照护机构不仅仅是一栋有家具、教师和计划表的大楼，也是一个动态的关系系统，涉及家长、婴幼儿、在照护机构中工作的婴幼儿照护专业人员三者之间的关系。卡丽娜·里纳尔迪在意大利瑞吉欧·艾米莉亚地区为婴幼儿创建了示范学校，她认为，优质的学前教育机构创造了一种"我们"的感觉，而不仅仅是"我"的感觉（Rinaldi，2001）。三项管理政策，即主要照护（primary care）、持续性照护（continuity of care）和小规模照护（small group size），有助于产生这种"我们"的感觉，这也是本章的重点。这些政策支持婴幼儿、家长和教师之间的三角关系，并对有关集体照护的设计和实施具有指导作用。

关系：基于婴幼儿、家长和教师的视角

　　发展心理学家耶里·珀尔（1990）比较了师幼关系与婴幼儿和偶尔来访

的亲戚之间的关系。

　　一个婴幼儿与阿尔叔叔在一起的 15 分钟，跟他与玛莎每周 5 天、每天 8 小时的相处是无法相比的。那是一种不同的体验，即使阿尔叔叔可能在 40 天左右之后会再回来。的确，阿尔叔叔将是这个孩子持续生活的一部分，但是长时间照护他且随后会离开的玛莎帮助他学会了预期，并且为他憧憬与他人的关系着色。这些预期应该像我们所能设想的那样充满希望。（p.6）

　　珀尔指出，当家长不在时，教师扮演着重要角色，他们每天都要照护婴幼儿。她强调，在一天的大部分时间里，婴幼儿的照护教师影响着婴幼儿的经历，进而影响婴幼儿对他人的预期。

　　那些为婴幼儿提供日常照护的人可以被看作"童年的雕刻师"，对儿童的经历以及儿童世界观的形成有着深远的影响。一般情况下，对大多数婴幼儿来说，家长扮演着这个角色。但许多家长，无论是心甘情愿还是有时情非得已，都必须找其他人来分担这个有影响力的角色。作者蒂莉·奥尔森（Tillie Olsen，1961）在一位单身母亲的故事中深入地了解到：

　　她是个漂亮的婴儿。她吹着晶莹的响声泡泡。她喜欢运动，喜欢光，喜欢颜色、音乐和纹理。她穿着蓝色的连体衣躺在地板上，狂喜似的使劲地拍着地面，手和脚都布满污渍。她对我来说是个奇迹，但当她 8 个月大时，我在白天不得不把她留给楼下的那个女人，对那个女人来说，她根本就不是奇迹……（然后）她两岁了。他们说，孩子已经到了上托儿所的年龄，我那时还不知道我现在所知道的事情——一整天的劳累，以及停车场般的托儿所里的集体生活所带来的创伤。（p.2）

珀尔（1990）引用了奥尔森关于一位母亲困境的叙述，并告诫大家，婴幼儿照护机构"不应是'孩子的停车场'，而应是富有活力的、丰富的地方，可以让孩子在人类关系的非凡世界里安全地学习非常复杂但却十分有价值的一切"（p.6）。

把年幼的孩子托付给他人照护这一决定，可能会令人产生矛盾和不确定的感觉。家长有许多疑问，包括：

- 对我的宝宝来说，这里安全吗？
- 那里的成人知道如何照顾我的宝宝吗？
- 当我的宝宝哭泣时，他们会如何反应呢？
- 我的宝宝需要通过与其他宝宝竞争来获得关注和照顾吗？
- 我的宝宝在他们的照顾下感到舒适，还是恐惧和悲伤呢？

当家长把孩子放在家庭外照护时，他们通常把自己的信任寄托在他们几乎不认识的人身上。这使得婴幼儿的入托时间成为婴幼儿、家长和教师之间相互熟悉的好时机。教师可以大致地了解婴幼儿与家长之间的关系，婴幼儿及其家长也可以大致地了解照护机构里的婴幼儿照护方式。在婴幼儿照护机构的最初几分钟和几小时内，家长、婴幼儿和教师之间的关系便开始形成。案例 10.1 和案例 10.2 描述了两个小故事，它们都讲述了婴幼儿在照护机构里的第一天。

案例 10.1　婴幼儿照护机构里的第一天

乔安娜的产假即将结束，今天是她带着 6 个月大的玛丽亚到婴幼儿照护机构的第一天。当乔安娜抱着玛丽亚走进来时，教师卡罗尔向她们打招呼："欢迎！很高兴再次见到你们。玛丽亚，你还记得你们上星期来这里参观吗？"玛丽亚把脸埋在妈妈毛衣的皱褶里。卡罗尔看到这一幕，向后退了几步，走向旁边的沙发。"你愿意和她一起坐在沙发上吗？我们有一篮筐书，你可能想和她一起阅读，我也可以马上加入你们。我们想知道，她在来机构之前睡得怎么样，吃了什么，因此需要你填写这张卡片，但是玛丽亚看起来想要你抱着她，所以在我们交谈的时候我会帮你填写。"在走去沙发那边时，乔安娜注意到墙上挂着一组教师和婴幼儿的照片，上面写着"主要照护小组"，她看到玛丽亚的照片就在卡罗尔的旁边。卡罗尔记录下乔安娜对卡片上问题的回答后，说道："你认为，玛丽亚准备好加入其他人的游戏了吗？"乔安娜低头看了看玛丽亚，然后将头转过去，说："我不知道。她好像不想待在这里。"卡罗尔回应道："她可能还需要一点时间来观察，所以我就不打扰你们了。"

卡罗尔向一名刚到机构的学步儿打招呼，这名学步儿从他父亲的腿后偷偷地看着她。他跑进了游戏区域，转身向父亲挥手告别，然后离开了。卡罗尔跟随他来到游戏区域，并招呼乔安娜和玛丽亚与她一起坐在游戏区域的地毯上。乔安娜把玛丽亚放在地毯上，坐在她旁边。卡罗尔把一个玩具放在自己和玛丽亚之间，说道："玛丽亚，这里有很多东西值得探索。当你探索玩具时，我会让你妈妈告诉我你喜欢如何午睡。"

案例 10.2　婴幼儿照护机构里的第一天

乔安娜的产假即将结束，今天是她带着 6 个月大的玛丽亚来到婴幼儿照护机构的第一天。她和其他几个孩子的父母一起站在狭小的入口处。柜台和门将入口处与教室的其他部分隔开。教师休·埃伦从对面走向柜台，对家长们说："早上好。请大家务必把这张卡片上的所有信息都填好。"乔安娜调整了下抱姿，在卡片上写下信息。她把卡片递给休·埃伦，埃伦把卡片夹在活页夹里，然后再回来找玛丽亚。

玛丽亚转过身去，把脸埋在母亲的毛衣里。休·埃伦示意乔安娜进门，说道："室内不让穿鞋，所以你得把鞋脱了。"乔安娜四处寻找椅子以便能坐下脱掉鞋子。但是没有找到，她试着用一条腿保持平衡，但玛丽亚向后倒在她的手臂上，哭了起来。乔安娜恳求地望着在柜台那边的休·埃伦，她接过哭泣的玛丽亚，并且说道："你赶快离开吧，这样她就不会看到你离开了，这可能是最简单的办法。你一走，她就不会哭了。父母在身边只会让宝宝哭得更厉害。"乔安娜转身离去，泪水夺眶而出。她向女儿挥了挥手，但女儿仍然在哭，没有看到她。

休·埃伦把玛丽亚交给助理教师杰克，指着贴在墙上的日程表说："她是个爱生气的孩子！我们的进度远远落后于日程表的安排了。看看你能不能让她平静下来，同时让其他孩子高兴起来，我得去安排一个艺术活动。"杰克在玛丽亚面前晃了晃洋娃娃，说道："没事的，不要哭。这个洋娃娃想和你一起玩。"玛丽亚的哭声越来越大，她弓着背，向门的方向转身，拼命地挣脱着杰克的手。

在案例10.1和案例10.2中，婴幼儿、家长和教师的经历形成了鲜明的对比。案例10.1里的教师把入托时间看作一个微妙的分离和过渡时期。教师最关心的问题是：

- 这个宝宝会怎么回应我呢？
- 这个宝宝对环境有什么反应呢？
- 宝宝的家长会如何与我相处呢？
- 我成功地使家长感到安心了吗？
- 通过观察婴幼儿和家庭成员之间的互动，我可以发现如何才能最好地照顾她吗？

案例10.1中的教师问候每名婴幼儿及其家长，当这样做的时候，他们解读每一次相遇以寻找有助于他们更好地照护婴幼儿的线索。这一做法的目的是让家长感到舒适和放松。教师对母亲关于孩子早晨情况的描述表现出了真正的兴趣，这使得母亲放松下来，因为她知道自己的话或感受对教师很重要。

教师观察母亲如何回应婴幼儿，与婴幼儿互动。她知道婴幼儿已经习惯了这种照护方式，而且在母亲离开后，如果教师能像母亲那样抱着婴幼儿，或与婴幼儿说话，也许能减轻婴幼儿的分离焦虑。

案例 10.2 中的教师只是将入托视为一项任务，要尽可能快速、有效地完成。按照日程安排，婴幼儿到达机构后，教师帮其签到，填写卡片和归档，安排好活动。教师的工作重点是，在规定的时间内完成任务。

这两个案例之间的差异可以追溯到观念和方法上的差异，即人们如何履行自己的职责、如何布置环境，以及如何利用时间。谁照护谁、在哪里、何时以及如何，这些都是婴幼儿照护中要规定的问题。国际著名的西部教育集团的"0—3 岁婴幼儿照护项目"以及其他为婴幼儿及其家庭服务的著名机构和组织（California Department of Education，2006；Provence，Pawl，& Fenichel，1992）均提出了婴幼儿集体照护的三项政策——主要照护、持续性照护和小规模照护。这些政策为尊重式、回应性和基于关系的照护提供了框架。

反思：婴幼儿、家长和教师的视角

案例 10.1 和案例 10.2 都讲述了婴幼儿在照护机构第一天的故事。当你阅读和思考每个案例时，从婴幼儿、家长和教师的视角进行思考。针对每个案例：

- 描述你的感受。

- 这些感受的生成条件是什么？（例如，是什么引发了舒适感、不安感、平静、焦虑、满足或担忧？）

- 关于和你在一起的人，你收集到了什么信息？

- 你期望案例的结果是怎样的？

主要照护

　　主要照护是一个安排照护者与被照护者的系统。在主要照护中，婴幼儿被分配给指定的教师。婴幼儿的主要照护教师与婴幼儿及其家长建立密切的关系，为婴幼儿提供大部分的照护，并对婴幼儿的身体和情感上的需求承担主要责任。每位教师对 3~4 名婴幼儿负有主要照护责任。一个班级里如果有12 名婴幼儿，那么就会设置 3 个主要照护小组，每组 4 名婴幼儿；或者 4 个主要照护小组，每组 3 名婴幼儿，这取决于组里的婴幼儿年龄。典型的成人与婴幼儿的比例是，给每 3 名婴儿指定一位教师和给每 4 名学步儿指定一位教师。

　　在每个主要照护小组中都要建立持久的关系。每个婴幼儿及其家长都要与指定的主要照护教师建立独特的关系。此外，每名婴幼儿也要与同一小组里的其他婴幼儿建立关系。如果没有主要照护政策，就没有促进牢固关系的系统，谁来照护谁只能碰运气，这会给婴幼儿、教师及家长带来不确定性。

　　珀尔（2011）将主要照护喻为"舞蹈"。她指出，照护者必须了解所有婴幼儿喜欢的节奏和舞蹈风格，每个婴幼儿亦要了解每位照护者喜欢的节奏和舞蹈风格。当没有指定的主要照护安排时，婴幼儿会经历一组不断变化的舞伴。他们必须学会与每名舞伴起舞，这将消耗大量的能量和时间。有了主要照护安排，每个婴幼儿都只有一两个舞伴与他们一起，有助于婴幼儿学会"跳舞"。这将花费更少的时间和精力，但为婴幼儿提供了更多的探索和学习机会。

　　在主要照护系统中，婴幼儿学习吸引主要照护教师的注意力以及解读他们的提示，并预测教师将如何抱起自己，握住自己的奶瓶，或对自己的哭泣或姿势做出什么反应。同样，主要照护教师也要了解每个婴幼儿的独特模式，这比了解 12 名及以上婴幼儿的独特模式更容易操作。主要照护工作还需要教师关注每个家庭的独特问题。

主要照护系统提供了可预见性，但并不僵化。主要照护并不意味着教师不必关心非自己负责的婴幼儿。这意味着，一天里的大多数照护工作以及大部分与家庭成员的对话都由主要照护教师完成，但并非全部。一天中也会有其他教师给婴幼儿换尿布、喂食、让婴幼儿安静下来小憩，或与婴幼儿的家长交谈。例如，当主要照护教师休息时、当主要照护教师在每日开始或结束时还没有来或者已经离开时，或者当一个学步儿在室内而主要照护教师带着其他学步儿去了户外时，就需要其他教师进行照护。在一天的开始和结束的时候，通常只有一位教师值班，负责与所有来照护机构的家长打招呼和交谈，不管其主要照护对象是谁。这种灵活性是主要照护工作的一部分，有助于确保系统的运行，其中的主要照护教师是在每日大部分时间里提供照护的人。

每一位主要照护教师也是教室里其他婴幼儿的次要教师。当主要照护教师缺席、休息或忙于照护其他婴幼儿时，教室里的其他主要照护教师就要在该教师的主要照护小组中充当婴幼儿的次要教师，从而确保婴幼儿总会有一位熟悉的人来满足他们的需要。

家庭托儿所，即照护服务发生在婴幼儿照护提供者的家中。如果规模很小，那么主要照护就会自然发生。例如，家庭托儿所有 6 个儿童，通常只有一个成人来照护他们。如果儿童人数为 6 人，那么 6 个儿童中不应超过 2 个婴幼儿。一间服务超过 6 个儿童的家庭托儿所需要有两位照护者。当有两个成人在一间大的家庭托儿所工作时，可以指定一个成人担任婴幼儿教师，另一个成人担任年龄较大儿童的教师，从而实现对婴幼儿的主要照护。

反思——当缺乏主要照护时

观察

塔莉娅是某班级的 12 个婴儿中的一个。这个班级有三位教师，但并没有实施主要照护政策。教师根据需要回应婴儿。塔莉娅饿了，哭了起来，但没有人来，所以她哭得更大声了。帕特里夏老师正在给另一个婴儿换尿布，她抬头一看，发现塔莉娅在哭，但她看到另一位教师本杰明就在距离塔莉娅不远的地方且没有回应塔莉娅，因为他认为教师应该轮流给孩子喂奶，而他是最后一个负责给婴儿喂奶的人。第三位教师凯西正在入口处附近与一位家长交谈，她以为同事们正在照护塔莉娅。

反思

从婴幼儿和教师的角度进行思考。在这种情况下，塔莉娅学到了什么呢？关于她向他人传达自己需求的能力，她了解了什么呢？你觉得，该机构为什么没有采用主要照护政策呢？你认为，照护机构为什么要抵制主要照护政策呢？这会给婴幼儿、家长和教师带来哪些麻烦呢？

反思——主要照护增强婴幼儿的专注力

当实施主要照护政策时，从婴幼儿和教师的角度思考下面的情景。

观察

塔莉娅的主要照护教师帕特里夏正忙着给另一个婴儿阿德里安娜换尿布。塔莉娅躺在游戏区域里的一条毯子上，开始呜咽、哭泣。帕特里夏看了看塔莉娅，然后转向阿德里安娜，说道："塔莉娅在哭。你听到了吗？我想她是饿了。我会告诉她等一会儿，然后去拿她的奶瓶。"帕特里夏转过身去，对游戏区域里的塔莉娅说："我听见了，塔莉娅。你在呼唤我。我想你是在告诉我你饿了。我给阿德里安娜换好尿布就把你的奶瓶拿来。很快的。"塔莉娅听到她的声音，转向帕特里夏。她的哭声减弱了。

解读

教师并没有中止正在做的事情立即去看塔莉娅。作为塔莉娅的主要照护教师，她用安慰的话语回应了塔莉娅的哭声。她让塔莉娅知道，她会马上帮她。她的话让塔莉娅平静了一些，尽管塔莉娅仍然渴望被人抱起。塔莉娅感觉到教师听到了自己的呼声，她能分辨出主要照护教师的声音和其他声音。虽然塔莉娅不能理解帕特里夏说的话，但她注意到帕特里夏的态度、语气和音调，以及声音的节奏。她将这种模式与良好的感觉联系在一起，并预期自己在某一时刻会被教师抱起。

持续性照护

婴幼儿照护机构的第二个基本政策是持续性照护。主要照护确保教师和婴幼儿之间建立牢固的信任与情感关系，持续性照护则确保这种关系的持续存在。持续性照护是指主要照护教师从婴幼儿进入机构到年满 3 周岁或离开机构时一直与同一组婴幼儿在一起。这也意味着，婴幼儿的同伴在整个学习过程中保持不变。有的家庭会退出，新的家庭会加入，所以主要照护小组的成员可能不会一直不变。然而，在持续性照护系统中，机构管理者要在整个过程中尽可能地保障主要照护小组的稳定性。

有时，管理者需要调整主要照护小组的成员，以确保高效率的人员配备。例如，当孩子进入幼儿园时，当搬家或孩子离开机构时，或者当某位教师离职而又雇用了一位新教师时。在发生这种变化时，需要调整主要照护小组的构成。管理者应尽可能地维护主要照护关系，甚至在调整人员工作时也是如此。例如，一位主要照护教师离职去从事另一份工作，那么对于婴幼儿及其家长来说，主要照护和持续性照护就都丧失了。但是，管理者让该主要照护小组的婴幼儿留在同一间教室并配备同一位次要教师，从某种程度上就维系了持续性照护。

当某个家庭离开后，主要照护小组就出现一个空学位。在理想的情况下，会有一个相似年龄的婴幼儿进来，取代之前那个婴幼儿的位置。然而，这可能是不现实的，特别是当婴幼儿按年龄分组时。新招收一个婴幼儿时，可能需要把另一个婴幼儿从一个主要照护小组转移到另一个主要照护小组中，以便机构能充分容纳所有婴幼儿。如果可以，应将婴幼儿转移到同一班级的其他主要照护小组，以保持同伴关系的连续性，也需要新换的主要照护教师提前一段时间与他们待在同一个房间，让他们彼此熟悉。如果必须将婴幼儿从一个房间转移到另一个房间，那么应努力让婴幼儿与主要照护教师或次要照护教师一起转移，最好与同一间教室里的其他婴幼儿一起转移。

小规模照护

主要照护和持续性照护最好与第三个政策相结合，即小规模照护。小规模照护是指被分配到一个班级的最大婴幼儿数量。班级规模的大小影响婴幼儿的安全感和安心状态，或者婴幼儿是否感到失落、不知所措或害怕。当班级的规模足够小时，婴幼儿很容易就能认识与他们共享空间的人；当班级的规模太大时，婴幼儿会因与他们分享空间、玩具和注意力的个体（包括成人和其他婴幼儿）的数量而倍感压力。其结果是减少了探索活动，降低了游戏的复杂性，减弱了学习的可能性。

推荐的班级规模

班级里的婴幼儿与照护者的比例，应该有助于促进而不是损害婴幼儿的学习。"0—3 岁婴幼儿照护项目"建议一个班级最多招收 6~8 个婴儿，或者最多招收 8~12 个学步儿，实际人数取决于婴幼儿的年龄范围（Torelli，2006）。婴幼儿年龄越小，建议班级规模越小。

婴幼儿在规模小的班级里最自在。在规模大的班级里，婴幼儿可能会感到焦虑、困惑或恐惧。他们可能会退缩、脱离游戏、漫无目的地闲逛或者只玩同样的玩具等，这些应对方式会限制婴幼儿的探索和学习。

在集体照护环境中，婴幼儿、家长和教师组成了一个小集体。一所婴幼儿照护机构通常有多个婴幼儿小集体，其数量取决于机构的整体规模和容量。分配到每个婴幼儿小集体的成人数量取决于每个班级服务对象的年龄。照护婴幼儿的成人数量与受到照护的婴幼儿数量的比例被称为师幼比。师幼比 1：3 意味着每 4 个婴幼儿由 1 个成人照护。同样，师幼比 1：4 意味着每 4 个婴幼儿由 1 个成人照护。师幼比通常由政府监管机构设定，但"0—3 岁婴幼儿照护项目"建议，拥有 6~12 个婴幼儿的班级，其师幼比可为 1：3 或 1：4，这取决于婴幼儿的年龄（Lally，Stewart，& Greenwald，2009）。

当班级规模小的时候，婴幼儿、家长和主要照护教师之间形成了友善网以及期望和信任的纽带。教师能更有效地接收婴幼儿的信号，婴幼儿能更容易地专注于自己的兴趣，从而营造舒适的学习氛围。小班额也能降低患病的风险，减少婴幼儿接触传染病的机会。

反思：过渡——代价是什么

从婴幼儿、家长和教师的角度思考下面的观察。

观察

安东尼奥现在 12 个月大了，他刚刚学会走路。自从 5 个月前学会爬行，他就一直待在爬爬班里。这所婴幼儿照护机构的规定是，当婴幼儿学会走路时，就把他们转移到学步儿教室，因为这里配备了另一组教师。机构主任建议爬爬班里的一名教师去通知安东尼奥的家长，他们将在第二天的早上把安东尼奥转移到另一个班级。主任让安东尼奥的老师把他的衣服、文件以及储物箱上的名签送到学步儿班级里，这样第二天早晨就可以为他做好准备了。

解读

你看到主要照护的迹象了吗？你找到了哪些有关持续性照护的证据？回想一下，这段经历对安东尼奥、他的家长以及过去 5 个月来一直照护他的教师来说是怎样的。会感到突兀吗？会感到难过吗？想一想，当你不得不离开自己所爱之人时的感受。当安东尼奥及其家长进入一间满是新面

孔、新照护常规以及许多其他不熟悉和不可预知的场景、气味和声音的新教室时，他们会有什么感觉呢?

班级的构成

婴幼儿照护机构中有两种班级构成方式，一种是混龄班级，另一种是同龄班级。当班级由不同年龄的婴幼儿组成时，婴幼儿的年龄跨度可能是2—36个月。当班级由年龄相仿的婴幼儿组成时，婴幼儿的年龄跨度会小一些，这通常是针对年龄更小的婴幼儿，即还不会爬的婴儿、会爬的婴儿、年幼的学步儿以及月龄更大的学步儿。

随着婴幼儿的成长以及他们对复杂的家具和材料的需求的增长，同龄班级会面临两种选择，一种是改造教室的陈设和布局，另一种是让婴幼儿和教师一起搬到另一间教室。这样做的目的是保持关系的连续性，让儿童与熟悉的教师、朋友在一起。

混龄班和同龄班各有利弊。在混龄班里，当出现空余学位时很容易就能招收到新的儿童，他们可以被分到任何班级。然而，为混龄班创设学习环境是比较困难的。在一个典型的混龄班里，很难创设能满足不同年龄婴幼儿的不同兴趣的游戏区域。例如，还不会爬的婴幼儿需要受保护的游戏区域，而会爬的婴幼儿需要更多的空间学习爬行以及练习起身站立和行走，学步儿则需要空间去攀爬和跳跃。每个年龄段的婴幼儿在游戏材料方面也有不同的需求，随着年龄的增长，游戏材料的复杂性也在增加。用餐的家具也因婴幼儿年龄的不同而有所差异。

混龄班的问题在于，年龄较大的婴幼儿可能无法接触到具有挑战性的游戏材料，而年龄较小的婴幼儿可能无法避免受到更活跃的学步儿的影响。一些教师把混龄班里的游戏区域划分为三个独立的活动区，给每个年龄组的婴幼儿一个活动区，但空间要足够大，否则会导致游戏区域十分拥挤，且不能满足不同年龄婴幼儿的需求。

独立的班级

分配给每个婴幼儿小组的空间包括用于照护常规（如换尿布、进餐和午睡）的地方以及用于婴幼儿游戏的区域。在理想的情况下，班级里的孩子们在一个专门的独立空间里游戏、休息、吃饭和换尿布。这意味着每个班级都有午睡、换尿布、进餐和游戏所需要的东西，教师不必为了完成这些任务而离开教室。这很重要，因为许多婴幼儿在看到他们的主要照护教师离开教室时会变得焦虑和害怕。图 10.1 呈现了一个具有这些特征的班级平面图。

在理想的情况下，婴幼儿照护机构为婴幼儿活动安排独立的教室。然而，情况并不总是如此。有时，一间大教室有足够的空间容纳 20 个或更多的婴幼儿，但这样做意味着班级的规模太大了。减小班级规模的同时又能有效利用空间的一个办法是对大教室进行划分，把大教室分隔成两个独立的班级。显而易见的解决方案是建造一堵墙来创设两个更小的教室；然而，一个低成本的解决方案是使用便携的、坚固的隔板来划分空间。隔板的优点是，它分隔了空间，但仍然能让成人从一边看到另一边。隔板还具有灵活性，可以根据婴幼儿对空间需求的变化进行摆放或撤掉。当使用隔板创设独立的婴幼儿班级时，每个班级都应该有进餐、换尿布和午睡的区域，宽敞的游戏区域，以及一个显而易见的入口。

当小规模照护成为一项政策时，其中的关系会有所发展，正如以下教师所述，他们把一个容纳 24 个婴幼儿的大教室变成了两个不同的婴幼儿班级（C. Grivette，2004）：

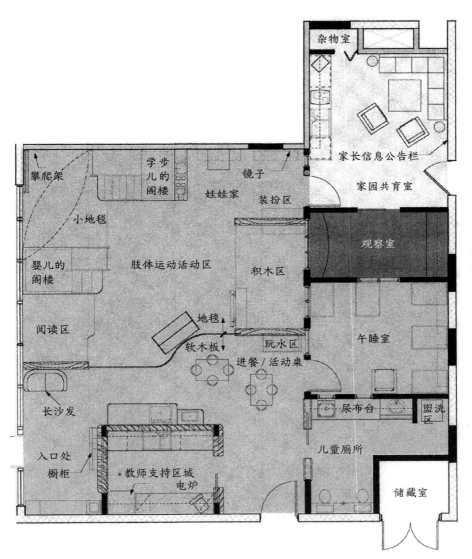

图 10.1 婴幼儿照护机构的班级平面图

我们意识到，狂躁和混乱已经成为我们的常态。临近中午，即所有的孩子都在的时候，情况尤为糟糕。通过将教室分割成两个不同的班级，我们减小了班级规模。令人惊奇的是，这使教室里的气氛平静了许多。这种变化是显著的，因为它让我们有时间去观察和注意我们的孩子正在做什么。我们由此得以放松并投入游戏，而不是仅仅专注于"监督"游戏以保证他们的安全。

回顾与展望

支持安全的、持久的、可预测的关系必须是婴幼儿照护工作的核心。小规模照护可以确保每个婴幼儿在可预期的同伴群体中有机会发展归属感。当采用主要照护和持续性照护实施规定时，主要照护教师需要长时间地与同一组婴幼儿及其家长在一起，并学习解读该组每个婴幼儿的哭声、表情和手势，了解每个婴幼儿独特的个性，以及预测和理解每个婴幼儿家庭的价值观、信仰和期望。在下一章中，我们将在这些基本管理政策所建立的关系的基础上，探索如何创设作为学习环境的游戏空间。

第十一章　游戏空间：探索与学习的环境

我们重视空间，因为它具有整理、规划的力量，有助于促进不同年龄的个体之间建立良好的关系，创造美丽的环境……以及激发各种社会性、情感和认知学习的潜力。所有这些都有助于儿童获得幸福感和安全感……空间就像一个水族馆，映照了生活在其中的个体的思想、价值观、态度和文化。（Malaguzzi，引自 Gandini，2012，p. 339）

空间以言语无法表达的方式向我们诉说。你曾经是否第一次走进一个房间或院子就立刻感到平静，或者紧张，甚至厌倦或威胁呢？空间通过布局进行表达，仅仅凭借其中的物体、气味和景象就可以表达邀请或拒绝。

当进入并居住在一个房间时，我们通过感官收集信息，并解读信息以寻找行事线索。房间可以让人产生平静、兴奋、好奇、恐惧或紧张的感觉。对于寻求婴幼儿照护服务的家长来说，他们从进入机构时接触的环境中就可以洞察该机构的照护工作。学习环境的布置、环境与居住其中的人的互动，这些都是创建婴幼儿照护机构的基本要素。本章将探讨如何创设能激发思考和支持学习的游戏空间。

反思：空间会"说话"

想象你第一次走进一个空间。阳光、鸟的啁啾声，还有一股清风从沙发旁边的窗户吹进来，沙发上铺着一床色彩柔和的棉被。旁边的矮桌上放着一小堆图书和一个插满鲜花的花瓶。想一想每个元素、质地、气味、视觉和声音。这个空间是在召唤你留下来，还是催促你离开呢？现在想象另一个空间。当你进入时，你将被迫跨过或绕过以前使用过这个空间的人所留下的物品。当你走近沙发时，你不得不推开杂乱的文件、空饭盒、面包屑以及散落的衣服。微弱的灰尘气味与被墙壁、紧闭的窗户困住的浑浊而沉重的空气混合在一起。你是想在这里住下来还是想搬走呢？

反思：寻找失物

你有没有找过某个物品，想着它被放在一个盒子里的一堆物品中间还是一个塞满东西的抽屉里？回想你当时的感觉。在寻找某个物品时，对许多物品进行分类是什么感觉呢？你觉得沮丧吗？你成功了，还是放弃寻找了呢？这个例子与婴幼儿的游戏有什么关系呢？

游戏材料的组织系统

婴幼儿利用自己的感官和正在发育的肌肉系统来收集并理解信息。在短短几年的时间里，他们建构了越来越复杂的知识，其中大部分都是在简单的游戏中完成的。他们在游戏空间中遇到的事物，要么限制了学习，要么扩展了学习。当与婴幼儿一起工作时，教师如何布置游戏空间以及为婴幼儿提供哪些方便获取的材料是教与学的关键问题。

当一群婴幼儿使用游戏空间时，他们会大量地使用玩具。婴幼儿的数量越多，所需的游戏材料就越多。充足的游戏材料供给需要充足的存储空间和使用空间。为一群婴幼儿选择、组织玩具和材料需要一个适用于婴幼儿和教师的清晰的系统。组织游戏材料的系统包括游戏空间的布局、游戏材料的存储以及让婴幼儿自由取用游戏材料的方式。如果没有清晰的系统，游戏材料就会被随意地扔进盒子或箱子里，或者被堆放在架子上，离开地板。有些游戏材料对婴幼儿来说是看得见的、可以接触到的，但大多数游戏材料在婴幼儿够不着的视线之外，如藏在盒子或架子的凹槽里。

反思：游戏的混乱

琼斯和雷诺兹（Jones & Reynolds，2011）认为，教师必须确保"在混乱中自发地创造秩序，让儿童清楚地看到各种可能性"（p.24）。

　　如果他们把（教师）提供的东西"搞得乱七八糟"，教师就知道自己已经成功地支持了他们的游戏。他们的秩序总是与她的有所不同。教室是他们的，不是她的；她布置教室，所以他们可以重新创设……当教室看起来凌乱不堪时，这通常是我们已经获得成功的标志——儿童正在大量地使用这些材料来支持自己的"好主意"（Duckworth，1987）。杂乱得像厨师或艺术家在创造出一个杰作后留下的厨房或者工作室……就游戏环境的整体秩序而言，具体负责的是成人，而不是儿童。随着儿童创造了新的秩序……周围环境变得杂乱。（p.24）

这些学前教育专家的观点与你自己关于教师应如何看待有序和无序的游戏空间的看法产生了怎样的共鸣呢？

　　教师需要计划如何在一个设计好的空间里组织游戏材料，以确保婴幼儿和成人可以在预期的位置找到游戏材料。这样做的目的并不是要对游戏材料的使用方式和地点进行严格的规定，而是组织游戏环境从而引发，而非阻止

儿童游戏中固有的令人愉快的混乱性和创造性。这意味着，要容忍秩序和混乱之间微妙的紧张关系。秩序使婴幼儿更容易取用游戏材料，并使游戏空间变得可预测，但混乱是婴幼儿游戏空间被良好使用的自然结果。虽然婴幼儿可能会弄乱游戏空间的秩序，但在这样做的过程中，他们会形成自己的秩序。正在使用的玩具是指可以在房间里到处搬运和丢弃的玩具。婴幼儿的主动意义建构依赖于他们能够自由地处理物体、移动物体、把一个物体与另一个物体相联系、试验物体，并以各种各样的方式改变物体。因此，与婴幼儿一起工作的教师不可避免地要花时间把玩具放回储物箱。持续进行的工作有助于维持秩序，尽管秩序会改变，但这是在开放地邀请婴幼儿建立自己的秩序。

特色鲜明的游戏空间

在混乱的婴幼儿游戏中维持秩序的一个方法是采用可预测的布局，设置不同的游戏空间且每个空间都有自己的特点。婴幼儿游戏的大空间可以被分割成多个小游戏空间，且每个游戏空间都有不同的特点。这个设计原则同样适用于中心式照护和家庭式照护，不论其房间的大小。

反思：让游戏空间作为另一位教师

精心组织和维护的游戏空间吸引婴幼儿开展游戏，支持婴幼儿的学习。瑞吉欧·艾米莉亚（Gandini，2012）学校里的教师将游戏环境称为"第三位教师"。他们将其解释为：

> 环境是看得见的……就像教育儿童；事实上，环境被称为"第三位教师"，与班级中其他两位教师一起组成一个团队。为了成为儿童的教育者，环境必须是灵活的，必须经受儿童和教师的经常调整，以保持最新的状态，回应他们的需要，成为他们建构知识的主角。（p. 339）

你认为，他们所说的"建构知识的主角"是什么意思呢？你能把"作为第三位教师的环境"这一理念与本书第三章关于婴幼儿学习方式的内容联系起来吗？

具有独特性的游戏空间意味着，它充满了可以开展特定类型游戏的材料。为了让游戏空间具有某种独特性，教师将选择并投放一些具有相同属性或功能的材料。例如，用于连接与建构的空间要有充足的材料，可以让婴幼儿把一个物体嵌套、堆叠，或轻松地连接到另一个物体上。这可能包括一组可用于堆叠或排列的具有平面的盒子，也可能包括轻巧的纸板或塑料块以及带有盖子的可回收塑料瓶，所有这些都有用于堆放的平面或将一个物体嵌入另一个物体的开口。

反思：激发新想法的游戏空间

为游戏空间设计独特性这一做法在某些方面与商店经理展示商品的做法相似。思考商店经理如何规划商店内的展示空间，以便顾客能够准确地找到他们要找的东西。此外，思考商店经理如何发现吸引顾客尝试新事物的方法。

- 如何规划商品的陈列和店面的布局呢？如何摆放和展示商品呢？
- 如何让顾客偶然发现他们预料之外的新商品呢？
- 商品的摆放如何影响顾客的体验，即舒适、放松、令人沮丧或困惑？

现在，想一想婴幼儿游戏空间的布局和设计。思考并比较商店的商品摆放与婴幼儿游戏材料的摆放。当游戏空间有独特的特点、彼此相关的材料时，它将如何影响游戏呢？独特的游戏空间如何启发教师的材料投放呢？不同的游戏空间如何影响环境的维持和婴幼儿的照护呢？

　　另一个具有鲜明特征的游戏空间是图书与故事区，可以在装有木偶和动物玩偶的篮筐旁边放一些硬纸板书，使木偶和动物玩偶与书中的角色相似。当这个活动区被设置在较为隐蔽的区域时，用低矮的围墙将它围起来，在上面悬挂儿童阅读绘本的照片。这个游戏空间传递出一个明确的信号，即"快来这里，用这里的材料阅读故事"。对学步儿来说，图书与故事区或许也是他们主动讲述和复述最喜欢的故事的地方，学步儿可以从一个装满塑封人物形象的篮筐里选择故事。图书与故事区使故事得以延伸，超出书本的内容。

　　当游戏空间中的材料具有相同的特点并且游戏空间的布局在某种程度上是可预测的，婴幼儿将很容易了解这个空间。他们逐渐熟悉它，并能在需要的时候准确地找到自己需要的东西。当婴幼儿知道在哪里可以找到自己喜欢的物体或某种其他物体时，他们的注意力就会转向创造性游戏，而不是迷失在令人沮丧的寻找中。这样的空间对教师来说也是有意义的，有助于他们为高效的游戏组织材料。当游戏空间中的材料具有相同的特性时，它会向儿童和成人传达这里有何种类型的材料这一信息。这一特点也便于成人和儿童的清理活动，他们由此知道应该把哪些材料放到哪里。

　　准备和维护游戏环境的时间，对教师来说是一种直接的回报，因为他们能从局外进行观察或实施照护实践。他们可以观察婴幼儿使用游戏材料的方式，这能够激发他们为扩展游戏而想出新学习环境的创设方式。在组织有序、精心准备的游戏空间中，婴幼儿可以自己探索，能够在与教师一起度过的时间以及与教师分开的时间之间取得重要的平衡。婴幼儿和教师从这种交流中获益。当婴幼儿在游戏空间中自主探索时，教师可以单独地照护个别婴幼儿，这实质上是用关注的方式支持每个婴幼儿。在换尿布或进餐时受到教师的高质量照护，促使婴幼儿能够独自探索经过精心布置的游戏空间。

交流的空间

　　特点明确的游戏空间能够让婴幼儿知道，他们在这里可以进行哪些活动。

换句话说，通过在同一个游戏区投放材料，教师邀请婴幼儿一起使用材料，但他们不会告诉婴幼儿具体的做法。这就把教学从传授知识的领域带到了建构知识的领域。婴幼儿在游戏空间中发现的材料会激发他们形成新的想法，探索将一件事与另一件事联系起来的可能性。

例如，在连接与建构区中，学步儿探索如何组装材料，发现可以将一件物体放在另一件物体之上，保持其平衡。在附近，他们也可以发现其他具有相同功能的平面物体。这可能会激发他们创造出更大、更长或更高的东西，也就是说，"如果我把其中的一个放在另一个上面，我就会制作出比以前更高的东西"或者"如果我把一个放在另一个里面，我就能得到一个小东西，现在我可以把这些全部放在一起了"。创造"更多的东西"使这个游戏空间成为婴幼儿建构大小、形状、重量和顺序关系的重要区域，这些都是数学和科学领域中的重要概念。

反思：图像—背景关系在游戏中的启发作用

研究这张在学步儿的游戏空间里拍摄的照片。你认为，教师选择游戏材料的目的是什么？材料有自己的特点吗？你如何命名那个特点？材料的摆放是否有特定的意图？你能从图像—背景关系的角度解释一下吗？游戏空间中的材料组织如何影响游戏呢？

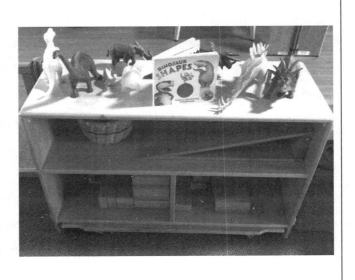

环绕游戏空间的墙壁和分隔物也会"说话"。对访客来说，这些墙壁"讲述"了发生在那里的故事。它不仅仅是标识区域的标志，也可以是一组简单的照片和简短的文字，以说明在游戏中发生的学习。例如，在一个连接与建构区中，墙上的记录揭示了空间的特点，即建构空间关系和数字概念。照片上是一个正在游戏的婴儿，他将一系列锥形杯子连接起来，做成一根长长的棍子，上面写着"婴儿制作数字"。另一张照片上是一个学步儿从五颜六色的积木中收集所有的蓝色积木，并标明"学步儿排序和分类"。第三张照片上是一个学步儿在排列一排积木，上面写着"学步儿探索线条和形状，这是几何学的基础"。照片旁边有一个简短的说明，将游戏和学习联系起来，如"用线条、数字和形状进行游戏，为学步儿学习数学和科学奠定基础"。

熟悉与惊喜

婴儿，甚至是非常小的婴儿，也能很好地了解婴幼儿照护机构里的游戏空间。对婴幼儿来说，每个游戏空间都是由一系列自己熟悉的材料组成的可预测的家园，同时他们在那里也能遇到新的、有趣的玩具。可预测的材料清单能够确保婴幼儿在进入游戏空间时找到记忆中以前使用过的材料。他们期待在返回游戏空间后以熟悉的方式使用熟悉的材料，并发明使用材料的新方式。例如，在一个角色游戏区中，婴幼儿发现了家里使用过的熟悉材料，如厨房里的空纸板或塑料容器、带盖的罐子、碗和杯子。这种可预测的材料给婴幼儿提供了机会，让他们能以越来越复杂的方式再现他们的日常经验。

反思：环境如何支持关系

反思室内外空间如何支持充满关爱、信任的关系的发展。想一想，以下建议如何影响婴幼儿在与自己喜爱、信任的人的关系中的感受。

- 布置家具和设施，以便成人在婴幼儿游戏时能舒适地进行观察。
- 创设一些隐蔽的游戏空间，让婴幼儿在游戏时不会因受到他人进进出出或走动的声音和场景的干扰而分心。

- 在游戏空间里或附近提供空间和舒适的座位，让婴幼儿和成人可以坐在一起玩游戏材料或阅读绘本。
- 创设游戏空间，让婴幼儿可以单独游戏，也可以小组一起游戏。
- 提供能反映家庭文化的家具、视觉艺术和角色游戏材料，如吊床、篮筐、烹饪工具或围巾。
- 调整空间与家具以支持所有婴幼儿的参与，包括那些有特殊需要的婴幼儿（例如，能够容纳轮椅的通道或者提供高感官体验的吊床式秋千）。

反思：游戏空间是一个吸引人的角落

意大利瑞吉欧·艾米莉亚教育体系的创始人洛利斯·马拉古兹认为，有效的游戏空间就像"市场摊位"，顾客在那里寻找他们感兴趣的商品，做出选择，参与真实的互动（Gandini，2012，p.336）。看一看右图中的学步儿教室，想一想，教师如何创造隐蔽的感觉呢？在不影响视线和监护的情况下，创设隐蔽的环境需要什么呢？

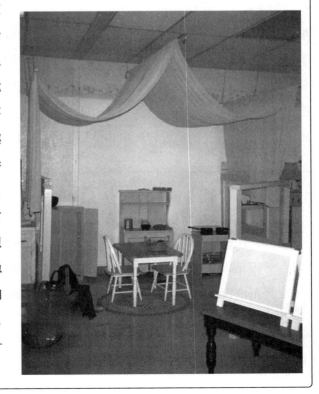

　　游戏材料的基本清单是游戏空间的基础。教师会定期添加新的材料来引领新的方向。新奇的材料会带来惊喜和惊奇，并引发新的探索。瑞吉欧·艾米莉亚学校的教师称之为"刺激物"（provocations），有助于激发探索、游戏以及学习的新的可能性。他们也将其描述为游戏的"问题化"（problematizing）（Rinaldi，2006b），即有目的地增加一些材料以促使婴幼儿解决新的问题，例如，添加能够以令人无法预测的方式做出回应的材料。"刺激物"意味着新的问题和挑战，以及建立新的思维关系的无限可能性。

　　有时候，仅仅简单地在游戏空间中重新布置家具就会激发新的探索和学习。例如，低矮的空心矩形工作台常在婴幼儿照护机构中被用作分隔物。这些工作台可用于摆放玩具，也可以作为婴幼儿起身站立的支撑物。然而，当把它倒转过来的时候，我们会发现一种不同类型的游戏。将其倒放，婴幼儿可以爬进爬出，联想到各种各样的新游戏脚本。当教师在游戏环境中做出微小的改变时，婴幼儿就会从新的、更广阔的视角看待游戏材料，他们便采用了琼斯和雷诺兹（Jones & Reynolds，2011）所描述的"改变图像—背景关系"的教学策略。换句话说，通过重新安排游戏空间中的家具和材料，教师将引发婴幼儿关注以前从未见过的用途、特征或关系。曾经被用作背景的东西现在被放在显著的位置，教师和婴幼儿可以以新的、不同的方式应用它们。

反思：隐蔽的空间

　　思考一下你学习的最佳时间和地点。当放松并能冷静且清晰地集中注意力时，你将更容易获得最佳学习效果吗？当你被声音或景象分散注意力时，学习是否会变得更困难呢？大多数人都需要一定程度的安静和专注，才能真正地投入并获得学习。就集中注意力和学习条件而言，婴幼儿也是如此。

游戏空间的设计

为了让游戏空间更好地发挥作用，它必须以召唤和吸引的方式与婴幼儿对话。多种设计方式使其成为可能，例如，划分游戏空间的分隔物；通道整齐，不过多地占用游戏空间；游戏材料方便取用。

婴幼儿集体照护空间被划分成用于照护常规的空间与用于游戏的空间。它们在照护机构中的位置取决于现有的管道、入口和墙壁的位置。然而，在可能的范围内，教师在规划时也应该考虑到社会性和情绪方面的关系，因为它也会受到空间布局的影响。婴幼儿希望教师在身边，无论是在进餐等日常照护常规中，还是在游戏的时候。因此，婴幼儿照护机构中的游戏空间应该与照护空间相邻。

探索需要集中注意力。婴幼儿的游戏空间应该有助于婴幼儿关注细节，如玩具的对比色、空心积木或金属罐的撞击声。对身处集体照护环境中的婴幼儿来说，让其分心的原因有很多，如人们的进出、谈话以及其他婴幼儿的游戏。这些场景和声音可能是难以避免的，让婴幼儿很难持续地关注。分隔物在这方面很有用，不仅有助于创设独立的游戏空间，也可以减少视觉和听觉上的干扰，这样婴幼儿就能注意到游戏材料的外观、声音、气味或感觉。教师可以通过设计空间来创造隐蔽感，从而减少感官刺激。

各种各样的家具和材料都可以作为分隔物来划分游戏空间，而不会将婴幼儿从成人的视觉监护中脱离出来。架子是一种常见的分隔物，它的高度既能给婴幼儿遮蔽的感觉，又能让成人从远处看到婴幼儿。也可以用较结实的织物创设视觉分隔物，像遮篷一样悬挂在天花板上。宽大且舒适的椅子、小沙发或矮板凳同样可以分隔空间，固定在墙上或架子上的木板或有机玻璃也具有分隔的功能。

游戏空间的大小由分割物的位置决定。有些游戏空间是为容纳 5~6 个婴幼儿设计的，有些则是为 1 个或 2~3 个婴幼儿的游戏而设计的，比如柜台下面的小阁子，或阁楼、攀爬架下方的小凹室。这种小而隐蔽的空间在集体照护中是很重要的，因为它为婴幼儿提供了一个选择，让他们能退到安静的空间，躲避更大房间的忙碌气氛。相反，有一个足够大的游戏空间来容纳所有的婴幼儿是有益的，如为活跃运动而设计的学步儿区，它也可以作为婴幼儿讲故事、跳舞和唱歌的聚集地。

游戏空间的特点，即该区域在设计时所围绕的游戏重心，会影响游戏的面积。图书与故事区应放有很多绘本、木偶以及塑封照片，也应有足够大的空间来容纳成人和儿童一起坐下的舒适座位，如柔软的、低矮的垫子或小沙发，方便几个人坐在一起看书。其他的游戏空间可能需要一个凸起的工作台，比如一张桌子或一个低矮的柜台或长凳，用来做小拼图或玩配对游戏。不是每个游戏空间都需要有架子，也不是每个游戏空间都需要有桌子。对婴幼儿来说，最合适的游戏平台通常是地板，特别是对于年龄非常小的婴儿和会爬的婴儿。对他们来说，游戏空间里低矮且宽大的、与他们视线齐平的储物篮筐比传统的储物架更加适宜（见图 11.1）。

不穿过游戏区的通道

一个重要的设计问题是通道到游戏区域的邻近性。人们整天在房间里走来走去，进入和离开，从一个地方走到另一个地方。要创设尽量不受干扰的游戏空间，交通模式很重要，而人们从一个地方到另一个地方的走动是干扰婴幼儿的主要问题。门廊的位置，包括入口和壁橱，会影响交通模式和通道。为了减少婴幼儿在游戏时分心，通道应该通向游戏空间，不应该穿过游戏空间。在将空间划分为更小的角落之前，确定通道的设置十分重要。否则，通道将与专为游戏设计的地板空间相冲突。

通道和游戏空间应该足够宽敞且保持整洁，从而确保所有人的安全进出。如果班级里的婴幼儿或成人在走动方面有特殊需要，那么通道或活动区就需要能够容纳移动设备。例如，轮椅需要有整齐的通道以及可用的工作台面。

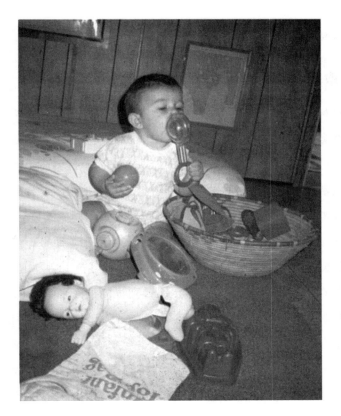

图 11.1　便于取用玩具的篮筐

有视觉障碍的儿童也需要一条标记着触觉信号的整齐的通道，比如矮板凳边缘竖起的用以标记活动区入口的旗帜。

　　有效的婴幼儿班级平面图要最小化通道的占地面积，以便为婴幼儿的游戏留下更多的活动空间。图 10.1 呈现了一个婴幼儿班级的平面图。注意通道和游戏空间之间的关系。各式分隔物把大教室划分成不同的游戏角。分区从墙壁上垂直延伸，创造了两个侧面，围住了每个游戏角。这让一侧能打开，作为入口，提供了一种遮蔽感，从而尽量地减少干扰。主要的通道从教室中间穿过，而非从小游戏空间中穿过。此外，门的位置使人流穿过教室的中心，而非经过小的游戏角落。因为这些通道通向小游戏空间，而不是穿过小游戏空间，所以婴幼儿的主要游戏区域仍然受到了一定程度的保护。

便于取用材料的存储方式

游戏材料的存储应该对婴幼儿和成人都是便利的，教师要留意用于储存材料的容器类型及其摆放位置。婴幼儿应能在游戏空间中容易地看到和找到游戏材料。可以在架子上、篮筐里存放，或者把大的材料简单地摆放在地板上。篮筐通常比架子更适合存放玩具和材料，尤其是对刚学会爬行的婴幼儿以及还不会爬行的婴儿而言。例如，由自然材料编织而成的篮筐（见图 11.1）具有美妙的质地与气味。编织的篮筐必须结实、耐用，而且不要有可导致窒息的小块破裂。

干净的存储容器让婴幼儿更容易地看到里面的东西，从而吸引婴幼儿探寻里面的东西。当被放在较低的架子上时，透明的容器将吸引会爬行的婴幼儿的注意力。当被放在稍高的位置时，它会鼓励婴幼儿起身站立以探索自己有点儿够不着的地方上的诱人物体。大小和重量很重要。太大的容器意味着玩具会被埋起来，看不见也用不上。容器太重传达了一个明确的信息，即"让我存放东西"。一些教师会在标签上添加图片、照片或文字，给予婴幼儿一些线索，让他们知道里面有什么。在清理并归还材料的时候，标签是很有用的。教师让学步儿接触有意义的印刷品、照片以及符号，这是体验早期读写能力的一种经历。最好将只有成人才能取用的储物架放在靠近游戏空间的高墙边，这使得备用材料近在咫尺，但婴幼儿又够不着。

游戏空间中的普通物品

近年来，许多教育工作者已开始突破商业和传统的儿童玩具范畴，在游戏空间中使用普通物品、可改造和可回收的材料以及自然材料。普通物品和自然材料是婴幼儿喜爱的游戏投放物，它们大多数都是开放性的，可以让婴幼儿以各种各样的方式使用。

普通物品是简单的东西，比如锅、盒子、碗、杯子、管子、器皿或织物。当把它们作为玩具来提供给婴幼儿时，这些物品的原始用途或功能可能会改变。在婴幼儿的心目中，像篮筐这样的物品可以变成汽车或杯子。我们在厨房的橱柜中可以找到丰富多样的、安全的婴幼儿游戏材料，如储藏容器、食品罐头或空纸卷。图 11.2 展示了一些可在婴幼儿游戏空间中提供的普通物品。

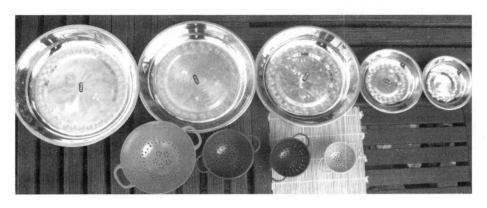

图 11.2　可以作为玩具的普通物品

大量的普通物品和可改造材料为创造、建构和转换活动提供了许多种可能性。尼科尔森（Nicholson，1971）将它们视为"开放性材料"（loose parts），它们没有规定的特点，并且在数量上很可观。在游戏空间中提供充足的开放性材料，婴幼儿会组装、发明以及创造模式与结构，制作新颖和独特的东西。他们把简单的物品转变为更多、更大、更高、更丰满或者更长的东西。

反思：邀请婴幼儿探索自然——提出可能性

探索下列问题，为创设能促使婴幼儿探索自然的环境提供思路：

• 我们如何让婴幼儿体验风的作用呢？

- 我们如何为学步儿创设一个环境，让他们探索生活在院子里的生物，比如蜗牛、蠕虫或瓢虫，并体验其栖息地呢？
- 我们如何让婴幼儿探索水的物理特性与用途呢？
- 学步儿将如何探索岩石的变化，当他们探索岩石时，他们的游戏方式会出现什么变化呢？
- 我们可以使用什么材料来为婴幼儿提供体验木材的纹理、气味以及质地的环境呢？
- 当植物从花园中生长出来时，我们应该为学步儿提供什么样的环境来体验它们呢？
- 我们可以为婴幼儿提供什么样的环境，让他们了解花朵的所有组成部分，并解剖、挤压和闻一闻它们呢？

当在游戏空间中发现一些开放性材料时，婴幼儿会仔细查看以了解物体的特征。这为他们提供了有关如何使用开放性材料的物理知识，即潜在的逻辑数理关系。他们可能会寻找一种特定的开放性材料，将其特征与头脑中的想法相匹配。例如，一个可回收的金属食品罐可被制作成一个完美的锅，而金属盖子可以被当作完美的食物放入完美的锅中，同时附近的一个盒子可以被视为做饭的炉子。

开放性材料使婴幼儿能够参与象征性游戏和社会性游戏，也能将脑海中的想法变成可以触摸、看到并与他人分享的想法。开放性材料的好处在于，它们通常是可回收的、容易找到的或可改造的物体，其成本很低或几乎为零。当涉及婴幼儿的学习时，它们具有丰富的功能，因为它们可以被转化和安装，并以无穷无尽的方式使用。

游戏空间里的自然材料

婴幼儿课程计划中的一个最令人兴奋的领域就是探索自然世界。当婴幼儿探索自然材料时，他们逐渐形成了对生物学、化学、地球科学以及物理学的理解。水、土壤、空气等元素，以及附近的植物和小动物都为婴幼儿提供了认知自然世界的机会。

理查德·洛夫（Richard Louv，2008）认为，保护儿童与自然的关系很重要。他的研究记录了减少接触自然的机会对儿童的影响，并提出了一个令人信服的论点，即儿童脱离自然对社会的危害。在设计课程的时候，早期教育教师面临的一个关键问题是，"我们如何能够将自然材料引入室内外的游戏空间，让婴幼儿与大自然建立联系呢？"

作为学习环境的户外

户外空间和室内空间一样，为照护常规和游戏提供了尽可能多的可能性。只要有精心准备的家具，进餐、换尿布和午睡都可以在户外舒适地进行，与室内相同。室内游戏空间的设计原则同样适用于户外游戏空间的设计——隐蔽空间、存储空间与工作空间的邻近性、游戏空间里材料的可预测性，以及留意通道的设计。

活跃的运动挑战。可以爬上、翻越、爬过的地方以及可以停下来或走动的地方都是吸引会爬行的婴幼儿的户外活动场所。学步儿喜欢攀爬、滑动、翻滚、摇摆、平衡和漫步在充满挑战性的地方。学会了走路的婴儿喜欢在高草地、垫脚石、凸起的地面行走，也喜欢在低拱门下行走，或穿过铰链大门。通道吸引学步儿使用小货车、三轮车和手推车转弯，在山丘上爬上、爬下，以及通过短隧道。斜坡、凸起的表面以及可以爬上去或滑下来的坡道可以用简单的自然材料进行建构，而不是依靠昂贵的商业游乐设施。图 11.3 展示了一个简单的运动场地，它是用可回收的原木搭建而成的一个婴幼儿的户外空间。

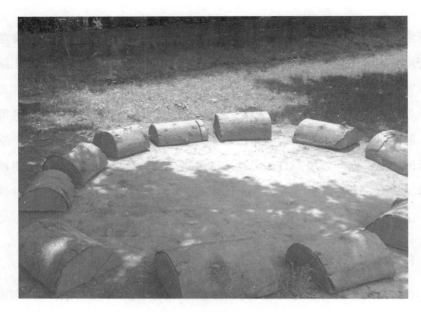

图 11.3 户外运动区

反思：自然材料——最大化机会，最小化风险

在了解自然世界方面，这些来自大自然的材料能给婴幼儿带来什么呢？在婴幼儿游戏空间中投放自然材料时应该考虑哪些安全问题呢？在为婴幼儿提供体验自然材料的机会与对安全、责任的担忧之间，可能存在着怎样的紧张关系呢？你会如何建议教师处理这种紧张关系，并确保婴幼儿有机会与自然世界建立联系呢？

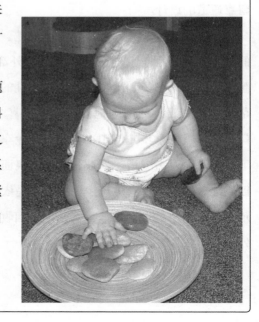

自然栖息地里的昆虫。学步儿对生活在院子里的昆虫很着迷。为了支持这一兴趣，教师和家长可以帮助学步儿学习以尊重的方式来探索自然栖息地里的昆虫。昆虫的自然栖息地通常是学步儿所在的院子。瓢虫、药虫、蜗牛或蠕虫等常见昆虫的自然栖息地，可能是院子里的灌木丛、树叶或土壤。这些栖息地对婴幼儿来说是很容易抵达的。可以种植灌木、矮树丛和草类植物，以期为安全、无害的昆虫提供自然栖息地。这为婴幼儿进行科学探究提供了机会。

为学步儿探索昆虫创设一个新环境的简单方法是把花盆放在潮湿的泥土上。一两天之后，就可以带着学步儿去发现下面潮湿的土壤里可能生活着的昆虫。另一种让学步儿自由探索栖息地的方法是为蜗牛建造一个饲养箱，他们在那里可以看到蜗牛吃树叶的场景以及蜗牛在栖息地里的日常生活。教师将一块透明的有机玻璃悬挂在平台上，让学步儿从两个视角出发观察蜗牛的移动，进行学习。通过使用滴管和清水，他们了解如何维持蜗牛的湿润，保护它们；通过提供不同的食物，他们发现蜗牛喜欢的食物（见图 11.4）。

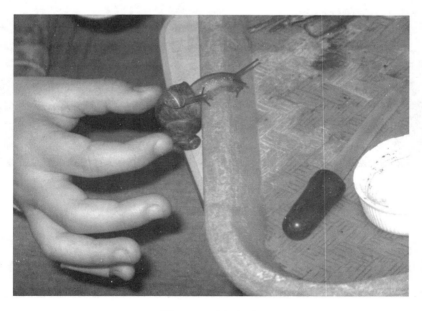

图 11.4　认识蜗牛

　　这样的机会有助于学步儿观察昆虫的样子、移动方式，以及生存条件。通过这样做，学步儿与生物建立了一种关系，并尊重它们的栖息地。随着时间的推移，他们开始识别、尊重和关心昆虫生活的地方，成为保护益虫的"斗士"。当学步儿对蠕虫、瓢虫和蜗牛充满尊重时，他们将知道如何在院子里寻找昆虫可能生活的地方，知道在哪里可以找到昆虫，并有意识地保护昆虫（见图 11.5 ）。

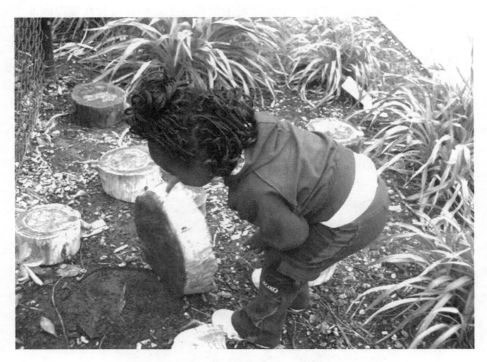

图 11.5　在自然栖息地里发现昆虫

　　自然栖息地里的植物。许多无毒的植物生命力顽强，在好奇的学步儿对它们进行探索后仍能很好地生存。许多植物生命力旺盛，一旦成熟就会大量生长，如薄荷、薰衣草、鼠尾草和柠檬香。学步儿可以定期采摘它们，这对植物和学步儿都没有伤害。在凸起的园艺床上把香草和蔬菜放置于与学步儿视线齐平的高度。修剪果树，使一些树枝保持在学步儿的身高高度，吸引学步儿采摘成熟的水果。小型蔬菜园子吸引昆虫，为寻找自然栖息地的昆虫提供了一个迷人的地方。用竹子的茎或长而细的树枝等自然材料支撑豌豆等蔬菜的藤蔓，藤蔓成荫时，它们便为学步儿提供了小小的游戏角落。

　　在植物丰富的院子里，随着季节的变化，学步儿看到了树叶干枯、成荚、花朵绽放、结果、藤蔓缠绕和干枯、根枝错落，所有这些都吸引学步儿真实地感知生物。有花朵的树枝、有树皮的树枝、有树叶的树枝、风干了的水果、去了皮的蔬菜（见图 11.6）、连根拔起的植物都为学步儿探索植物的内部和底部以及了解植物的变化提供了机会。

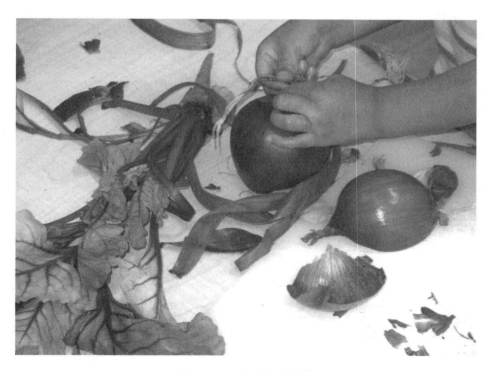

图 11.6　在户外发现蔬菜

　　探索元素的地方。水坑里的水、喷洒在植物上的水、冻成冰的水都在吸引学步儿去了解水的特性。水是自然界的基本元素，户外环境是婴幼儿建构关于水的物理知识的天然实验室（见图 11.7），同时也是婴幼儿建构关于光和影的物理知识和逻辑数理知识的天然实验室。学步儿可以看到悬挂在阳光下的可回收光盘反射的彩虹般的光，以及挂在窗户上的物体的影子随着太阳角度的变化而平稳地在地面上移动，并收集关于颜色的物理知识。例如，在阳光明媚的日子里把半透明的塑料薄膜挂在晾衣绳上，从而在下面的混凝土上形成彩色的影子。当婴幼儿在户外遇到风车、风铃、风向袋或系在坚固的铁链围栏上的围巾时，他们对风进行探索。户外是探索声音的理想场所，可以根据学步儿的身高放置锣和编钟（见图 11.8）。为了便于婴幼儿在户外探索，可以在院子里存放一些好东西，如胶靴、收集篮、昆虫箱、放大镜、可回收光盘、有机玻璃镜以及成卷的彩色玻璃纸。

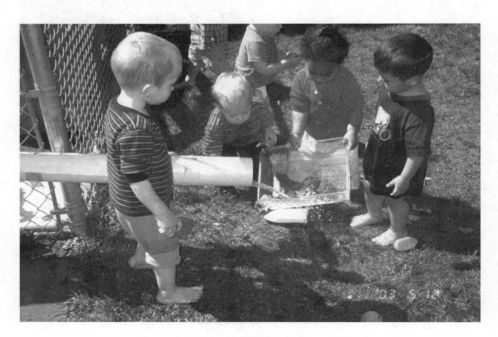

图 11.7 探索水的地方

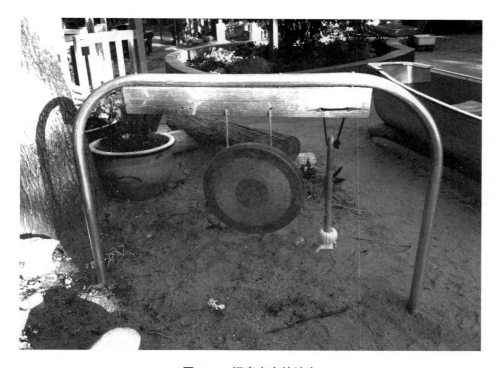

图 11.8　探索声音的地方

0—18 个月大婴幼儿的游戏空间

4 个月大和 12 个月大的婴幼儿的游戏有所不同，12 个月大和 24 个月大的婴幼儿的游戏也不相同，游戏的重点随着婴幼儿的成长而发生变化，游戏空间的类型也有所差异。接下来的内容提供了为出生到 18 个月大的婴幼儿，以及 18—36 个月大的婴幼儿设计游戏空间的建议。其目的是激发人们思考可以被放入游戏空间的材料，而非提供明确且详尽的材料清单。

此外，必须考虑婴幼儿、家长和教师的文化背景。在集体照护环境中，游戏材料应反映并尊重婴幼儿、家长和群体的担忧与兴趣。每所婴幼儿照护机构都是独特的，由文化、地理、时间、空间、气候和生活经验的动态力量所塑造。教师应选择尊重并符合所服务群体的价值观、期望的游戏对象。例如，沿海地区的学步儿照护机构可能会选择一些大且坚固的贝壳、各种海洋生物的塑料模型、无毒海洋植物的干豆荚等材料，以及印有海洋和海洋生物图片的绘本。相比之下，高山地区的学步儿教室里可能会有松果、树皮、松鼠和浣熊的塑料模型等材料，以及印有森林、湖泊和林地生物图片的绘本。

活跃的运动区

大约 3 个月大的时候，婴儿会在地板上受保护的游戏空间里放松地躺着。仰卧在地板上，他们可以自由地踢腿、弯曲手臂、伸展和够物，所有这些动作都有助于他们组织自身的肌肉系统，为接下来的动作做准备，如翻身、爬行、抓握物体和坐下。直至颈部和肩部的肌肉成熟到可以让婴儿舒适地抬头看的时候，婴儿才会喜欢花很多时间来趴着。

为了适应婴儿与生俱来的踢腿、弯曲和伸展动作，进而帮助他们准备从一个地方独立移动到另一个地方，年幼婴儿的游戏空间应该确保他们可以自由移动。这就意味着，一旦婴儿具备了从一个地方翻滚到另一个地方的能力，他们就可以不受限制地在地板上移动。座椅或圆形枕头可支撑非常年幼的婴儿坐立，但它们限制了婴儿自由移动的能力，不宜在游戏空间中被使用。

虽然年幼的婴儿需要可以自由活动的地方，但他们在地板上的游戏空间里游戏时也需要情感上的保护和隐蔽感。由低矮栏杆或嵌板制成的简单分隔物，为尚未能爬行的婴儿提供了隐蔽感和物理保护，使他们可以在爬行或行走时不受干扰地游戏。在家庭托儿所和混龄婴幼儿照护中心里，可能只有一两个孩子还不能移动，那么可以在教室里分隔出一部分空间，为这些不能移动的孩子创设界限分明的、足够大的游戏空间。

不应该在游戏空间中使用将婴幼儿困在固定位置上，限制其活动的设备，比如学步车、婴儿吊椅和秋千。就像学习骑自行车一样，平稳、放松地爬行需要时间和空间来练习。当婴幼儿学会翻身、坐立以及起身站立时，他们会弯曲和伸展肢体，调整动作，并充满自信且优雅地掌握每一个动作。因此，他们需要活跃的运动区域，如足够翻身和爬行的空间，以及可供攀爬的低矮平台。此外，稍微倾斜的楼梯或坡道以及宽大的地垫都能让他们在不同的高度爬行。

低矮的平台和地面能让会爬行的婴幼儿攀爬到新的高度。当有趣的物体被放在凸起的表面时，会爬行的婴幼儿将利用凸起的平台支撑自己起身去伸手够它。活跃的运动区通过提供带有侧面的低矮坡道、低栏杆、固定在墙上的把手，或低矮、稳定的长凳或箱子等帮助婴幼儿起身站立，它们也可以作为分隔物，把不能移动的婴幼儿隔离在游戏区域之外。

连接与建构区

一旦婴幼儿掌握了抓握物体的技能，他们就开始探索物体的物理特性，并将一个物体与另一个物体联系起来，建构物理知识和逻辑数理知识。可以让婴幼儿进行探索、调查并将物体建立联系的游戏空间被视为连接与建构区。对于最小约 4 个月大的婴儿，应在他们的视线范围内可够取的地方摆放安全、无毒、易于抓握的物体。本书第七章有关精细动作发展的部分阐述了这类玩具要具备的特征。已经掌握了抓握能力的婴幼儿不再满足于只是拿起物体，他们还会探索自己能拿这些物体做什么，通过推动或摇动物体来看它们的运动。婴儿的连接与建构游戏空间包括各种各样材质的物体，如金属、木材、织物、耐用的纸板以及塑料。当婴幼儿自由地探索时，他们就在学习物体的物理特性，也在将其放入异同关系、因果关系和数字关系中。例如，他们知道高而细的物体会翻倒、有曲面的物体会滚动、扁平而坚实的物体会原地不动、小的物体能嵌入大的物体（Kálló & Balog，2005）。他们用手和嘴检查、戳、尝、嗅并以各种方式来移动物体，收集关于质地、大小、颜色、形状、气味、味道的信息，并探查这些物理特性之间的关系。

婴幼儿是勇敢的探索者，他们一遍又一遍地重复某个动作，试图复制自己曾经取得的成就。年龄稍大的孩子喜欢探究自然材料，探索植物的外观、声音和气味。例如，把玫瑰花瓣捏在手里或者挤压一个装满薰衣草或薄荷的网袋时，气味会扑面而来，这些都有助于他们体验自然材料的气味和质地；敲击金属罐，然后用一块浮木敲击木质地板时，他们会听到两种由自然材料产生的非常不同的声音。他们的试验是多种多样的。例如，对物体施加力量使其移动；举起又大又轻的物体，比如洗碗盆或篮筐；把物体从这儿扔到那儿；探索如何在空间里填满、调整和移动物体。这些都是对空间关系的试验，空间关系是数学和科学领域中的关键概念。当他们把容器装满、倒空或者手持一两个物体时，他们建构了数字和数量的概念，并为数学的学习奠定了基础。

婴幼儿一旦学会平衡，能够轻松地坐立或站立，他们就开始探索如何使一个物体与另一个物体连接，建造更高、更长或更大的物体。随着时间的推移，他们从连接物体到建构物体。年龄大一点的婴幼儿利用他们已经知道的物理知识将平面、尖角、开口的杯子、锥体等特征联系起来，进行排列、堆叠或嵌套。以下物体在连接与建构区中具有良好的作用，其中游戏空间的地板应是结实的、平坦的、宽敞的：

- 几块大的空心积木或一个低矮的平台。
- 至少有两个平滑表面的积木、盒子、罐子或箱子。
- 能堆叠和排列的物体以及能让婴幼儿体验平衡的物品。
- 能够放到另一个容器或杯子的上面或里面的容器或杯子，即可用于连接、嵌套或堆叠，使建构物变得更长或更高的物品。
- 拆解后能重新组装在一起的物品，比如单块拼图、剥去尼龙搭扣的积木、大的乐高积木、链环、紧扣的珠子或钉子。
- 主要用于建构的简易汽车玩具和人物玩偶。

角色游戏区

8—18 个月大的婴幼儿开始模仿他们之前看过或经历过的活动，从而产生了角色游戏。摆放着熟悉的家居用品的游戏空间与婴幼儿的这一兴趣相匹配。游戏材料很简单，例如，婴幼儿把盒子当作床，把水桶当作帽子。他们对角色游戏材料的选择取决于他们在游戏空间中发现了什么，同时也反映了他们自己的生活经历。大多数婴幼儿会参与有关进餐、入睡、穿衣以及外出旅游等角色游戏。在角色游戏空间中放置反映这些常见活动的物品，为婴幼儿提供了回忆和再现熟悉事件的材料，如毯子、围巾以及洋娃娃；篮筐、盒子以及推车等可用于装填和运送的物品；餐具是基本的开放性材料，这些都能支持他们的角色游戏。使用可循环或可回收的物品可以减少角色游戏区的布置成本。当邀请婴幼儿的家长来协助布置角色游戏区时，婴幼儿会发现熟悉的物品，这有助于他们表征熟悉的想法和动作。为能移动的婴幼儿准备角色游戏区时，可参考下面的基本材料清单：

- 反映婴幼儿生活的家具。
- 婴幼儿在家庭或婴幼儿照护机构中看到的成人使用过的物品。
- 婴幼儿可以独立穿脱的衣物，如帽子、项链、背心、手镯、钱包、围巾或背包。
- 容器以及具有多种使用方式的开放性材料。

图书与故事区

图书与故事区为婴幼儿提供了结实的纸板书，以及用于创编故事的简单道具（见图 11.9）。该空间应提供舒适的地方，让成人与婴幼儿坐在一起分享故事、歌曲以及绘本。婴幼儿的图书与故事区的基本材料清单应包括：

- 装着硬纸板书的篮筐、书架或壁袋，以及便于婴幼儿钳形抓握并能轻松翻页的硬纸板书。
- 篮筐里熟悉的手偶和小玩偶。
- 带有熟悉的主题和物体的绘本。

- 富有韵律、节奏明确、文字重复的绘本。
- 动植物的塑封照片或硬纸板书，与相匹配的人物玩偶、木偶或物体一起装在篮筐里。
- 用硬纸板做的书，上面贴有婴幼儿自己的照片。
- 印有婴幼儿最喜欢的插图的海报。

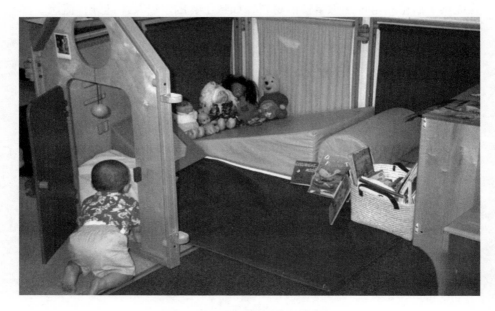

图 11.9　婴幼儿的图书与故事区

当把绘本放在又矮又大的篮筐里时，会爬行的婴幼儿很容易就能取用这些绘本。也可以将装有绘本的篮筐放在教室里的其他地方，尤其是午睡区，以及婴幼儿与家长一起进出的入口处附近。

18—36 个月大婴幼儿的游戏空间

适合 18 个月大或更小的孩子的游戏空间在添加了更复杂的材料后，也适用于 18—36 个月大的学步儿。18—36 个月大的学步儿还喜欢以艺术媒介和书写工具为主的游戏区域。

活跃的运动区

到 18 个月大时，大多数学步儿已经能够行走，所以他们会接受新的运动挑战，主要包括攀爬、跳跃、跑步和平衡。他们推着小货车、拉着小卡车，或坐在玩具车上飞驰。他们把重物从一个地方拖拽到另一个地方，也开始喜欢投掷与接住。在理想的情况下，他们可以在室内外进行这些活动。由于活跃的运动是学步儿的主要兴趣，因此在室内创设足够大、可以攀爬和跳跃的专门的游戏空间是一个明智的做法。

为学步儿设计的室内运动区包括为他们设计的家具和材料，以及一些挑战：

- 可让学步儿攀爬和保持平衡的高台和结构，如台阶、斜坡（滑梯）、阶梯和平衡木。
- 用于翻滚、投掷和接住的轻巧物品。
- 可以从一个地方搬到另一个地方的、有一定重量的物品，如装满沙子或大米的袋子。
- 能推、拉和乘坐的手推车或马车。

连接与建构区

年龄较大的学步儿对收集物体仍然有强烈的兴趣，收集的物体有助于组成学步儿连接与建构区的基本材料清单。收集为学步儿提供了形成逻辑数理思维的原材料，有助于学步儿建构分类、排序、空间关系、因果关系以及数字的概念。收集相同的材料以及在一两个属性上不同的材料，可以促使学步儿以越来越复杂的方式进行分类。例如，在装满物体的篮筐中，一些物体具有相同的属性，另一些物体具有相似但不同的属性，这就吸引学步儿自发地选择那些具有特定属性的物体。例如，年龄较大的学步儿可能会搜寻所有具有某种特定颜色或类型的小汽车，而将其他汽车留在储物箱里。接下来，他们可能会将这些小汽车放在推车上，在房间里推来推去。或者，他们可能会把所有的金属盖子放入一个金属容器中，将盖子倒出，继续重新填满容器，然后一遍遍地重复这个动作。我们可以把这种自发的游戏理解为，学步儿在形成分类的数学技能，或者在理解"一些但不是全部"的活动中建构集合与子集合的概念。

装着大量特定类型物体的篮筐和容器让学步儿有机会独自建构数量概念，如"更多""很多""一些""全部"以及"没有"。收集还促使学步儿参与有关模式和排序的活动。学步儿可能只选择小动物玩偶箱子里的塑料马，注意到玩具的大小不同，在没有教师提示的情况下，根据大小和顺序进行排序。学步儿在尝试将小拼图块拼成简单的木制拼图时，会对小拼图块进行分类和匹配，注意一块小拼图块与另一块小拼图块的异同，以及它们的边角是否匹配。

学步儿玩着收集的物体时，他们也在探索数字概念。当学步儿成倍地使用相同或相似的物体时，他们就在建构数字概念。在玩收集物体的游戏中，学步儿实际上是在制作数字，他们把一个盒子放在另一个盒子旁边，然后再拿起第三个盒子，将它们排成一行。这种将三个物体按顺序排列的行为——首先是一个，其次是两个，最后是三个——是建构加法这一概念的开端。当善于观察的成人根据这一游戏说着"一、二、三"时，学步儿关于数字名称及其顺序的学习就开始了。

学步儿通过逐渐形成的技能来建构和维持平衡。他们喜欢可以堆放、推倒东西的游戏空间。各种各样的凸起表面，如低矮的架子、翻倒的箱子、盒子和低矮宽敞的垫子，为学步儿提供了保持平衡和建构的地方。到 18 个月大时，学步儿已经掌握了很多有关物体形状、重量、密度以及大小的知识，并开始学习几何学。他们也有了很多装填和清空容器以及丢弃物体的经验，所有这些都为他们探索平衡地堆叠物品的方法以便搭建高建构物做好准备。

积木可以是任一具有两个平行平面的物体，如纸箱、圆筒和管子。许多可回收的物体都可以用作可堆叠的积木，包括硬纸板、木盒、易拉罐、广口瓶、圆筒、管子或储物箱，它们都至少有两个平整、光滑的表面。

除了婴儿连接与建构区里的材料，以下物体给年龄稍大的学步儿带来了更复杂的挑战：

- 可用于填充或填满空间的简单拼图以及其他框架或容器。
- 可嵌套或连接在一起的物体，如大头钉、盒子、杯子、碗、圆环或链环。
- 在受力时会产生有趣反应的玩具和工具，例如，可以扭动、打开或发出声音的把手；能打开和关闭的铰链；能拧上或压下的盖子；能拧在一起的塑料螺母和螺栓；会发出有趣声音的乐器；小塑料镜子；装着透明和半透明的彩色树脂玻璃的小框架。
- 至少有三种平面积木以及可用于平衡和建构的物体。
- 收集自然材料，如贝壳、干木头、大树叶以及松果。
- 添加可以在简单场景中表演故事和进行游戏的道具，如小汽车玩具以及表征熟悉的人、动物和物体的玩偶。
- 与人物和物体有关的照片、绘本和木偶。
- 用于平衡和建构的低矮凸起表面。
- 可回收、可改造的物体。

反思：探索自然世界

自然世界对学步儿来说是一个有趣的研究实验室。他们探索树叶、岩石、树皮、小树枝、香草、花朵、果实、种子荚和昆虫。他们变换想法，进行创新。他们从树枝上摘花，喜欢挖洞，把树枝栽到沙盒里，也喜欢收集树枝，然后把它们运到角色游戏区里充当食物。你认为，教师通过提供自然材料（如树叶、树枝或水）开展的活动常见吗？你认为，教师让婴幼儿接触岩石、树皮、松果、从院子里摘来的蔬菜或开着花的树枝常见吗？在婴幼儿游戏空间添加普通物品或自然材料时，应考虑哪些安全问题呢？向婴幼儿提供普通物品、自然材料与安全、责任问题之间可能存在怎样的紧张关系呢？在处理这种紧张关系的同时促进儿童亲近自然世界，你对此有什么看法呢？

角色游戏区

年龄稍大的学步儿会在角色游戏中再现日常经验，所以应扩大角色游戏区，为他们提供大量的、熟悉的、能反映他们日常生活的材料。他们的角色游戏讲述了他们自己根据熟悉事件创编的"剧本"，并开始把朋友加进去。学步儿喜欢"变成"另一个人，主要通过穿戴角色游戏的服装和配饰的方式。在不需要成人的帮助下，学步儿可以自己穿脱的角色游戏服装包括：

- 从头上套的罩衫。
- 用尼龙搭扣贴在脖子上的披肩。
- 没有纽扣的马甲。
- 无镜片的塑料眼镜框等配件。
- 钱包、背包和布袋。
- 鞋子、帽子、围巾和领带。

学步儿的角色游戏材料并不一定十分昂贵或复杂。在学步儿的脑海里，纸板箱很容易就变成烤箱、汽车或自己藏身的地方，有提手的纸袋可以变成钱包、帽子或存放珍宝的地方。具有多种使用方法的简单材料所具有的优势在于，便于学步儿认出它们。在这方面，很多用于角色游戏的商业玩具都处于劣势，因为它们的特征十分具体，以至于学步儿只能以一种方式使用它们。通常情况下，提供给学步儿的唯一角色游戏材料是真实物品的塑料仿制品，但事实上，我们可以安全地将真实物品放在学步儿的角色游戏区中（见图 11.10）。

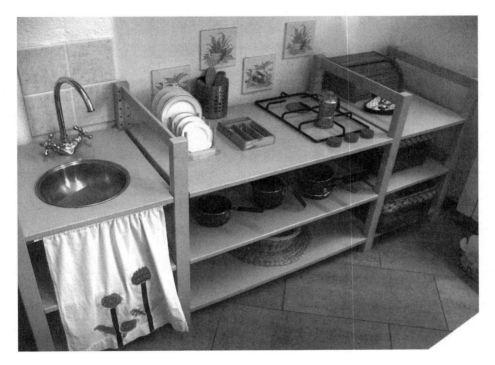

图 11.10　角色游戏区

图书与故事区

学步儿每天都在学习新单词，他们的对话愈发复杂。他们喜欢朗读、唱歌，并开始用木偶、填充动物和玩偶来创编简单的故事。他们开始积极主动地讲故事或阅读绘本，变得更擅长唱歌和玩手指游戏。除了为婴儿的图书与故事区提供的材料外，学步儿的图书与故事区还包括简易的毛毡板以及一篮筐用尼龙搭扣和纸板制作的故事人物。也可以添加小长椅或沙发等家具，方便两个或更多的学步儿坐在一起，共享一本书或故事（见图11.11）。

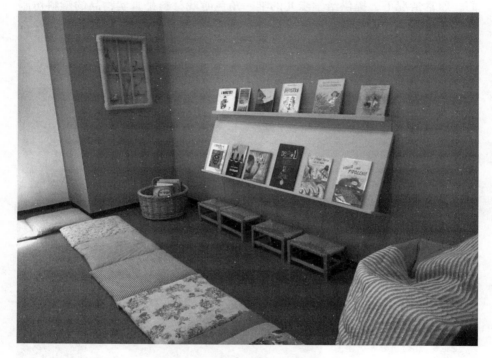

图 11.11　学步儿的图书与故事区

艺术与书写区

学步儿已经准备好进入两个新的活动区———一个是艺术区，另一个是书写区。学步儿着迷于探索黏土、水、油漆、画笔、电线和纸张等艺术媒介和工具的物理特性。他们对记号是如何出现的，纸是如何起皱的，以及线圈是如何形成的都很感兴趣。学步儿也对书写工具着迷，他们会寻找圆珠笔和铅笔以探索它们的用途。这与他们愈发对插图和绘本中的印刷物感兴趣是同步的。除了书写区外，还可以创设艺术—媒介区，或者用这些材料共同组合成一个活动区。可以将学步儿的书写区设置在家长每日签到的入口处附近，效果会更好（见图11.12）。

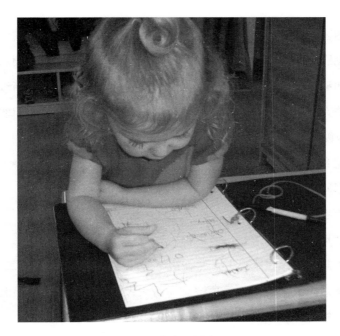

图 11.12　学步儿的书写区

　　对不到 24 个月大的婴幼儿来说，把圆珠笔和铅笔放在外面让他们自由使用和探索，会存在安全隐患，因为他们仍然习惯用嘴来探索物体。当这个年龄段的儿童在场时，任何容易卡在喉咙里从而导致窒息的物体都不应该被留在活动区里。铅笔、钢笔、蜡笔、粉笔和长柄画笔都具有窒息危险，因此，只有当学步儿满 24 个月且不再经常用嘴探索事物的时候，这些绘画工具才能被留在游戏空间里。

　　在木质铅笔末端钻一个小孔，用结实的麻绳穿过这个小孔，将其牢牢地系在坚固的支架（就像与墙壁保持适当距离且铺满纸张的低矮画架）上，这是在学步儿的游戏空间里摆放绘画工具的同时防止这些工具被挪动以造成窒息危险的一种方法。在桌面或画架上贴上再生纸或一大张纸，能给学步儿提供安全的地方来试验如何使用铅笔。

　　对学步儿来说，艺术区也是他们探索绘画工具的地方。为年龄较小的学步儿设计的艺术区可以配有短柄毛刷，要足够宽、不适合放进嘴里，比如刮脸刷和硬毛刷。对年龄较大的学步儿，可以在刷子附近放若干桶水，让他们探索刷子和液体作为印刷工具和媒介是如何一起发挥作用的。当教师找到安全、简单的方法来教学步儿使用标记、书写和绘画工具时，他们便为培养学步儿的写作能力奠定了基础。可采用如下工具：

- 装有纯色和彩色铅笔、蜡笔、粉笔（适合 24 个月及更大的学步儿）等书写工具的篮筐。
- 装有各种颜色、厚度、大小和形状的纸张的篮筐。
- 留言用具，比如信封、信箱和一叠纸。
- 将塑封卡片串在圆环上，并在塑封卡片上面印上儿童的大写名字。
- 一本活页夹，每一页的顶端都写着大大的学步儿名字，假装是学步儿的签到簿。
- 能粘在金属表面的字母磁铁。
- 印制形状和字母的模具。
- 入口处附近贴有"家庭"和"学校"标签的法兰绒表面，旁边是一篮尼龙材质的卡片，每张卡片上都印着一个学步儿的名字和照片。

安全的游戏空间

游戏空间对婴幼儿和教师来说必须是安全、舒适的。它们也应该方便教师监护婴幼儿。每个婴幼儿可以自由进出的空间都需要进行安全检查。

混龄环境的安全性

对于混龄小组，特别是在家庭环境中创设的婴幼儿游戏空间，教师应根据组内儿童的年龄调整游戏空间。对典型的混龄环境而言，这意味着游戏空间的面积更小、数量更少，但每个游戏空间仍然有其特点。如果一个小组是由 6 个学步儿和 3 个还不会走路的婴儿组成，那么教师可以从中划分出一个婴儿游戏区域，剩余的空间给学步儿。婴幼儿在受保护的、界限分明的游戏空间里是安全的，并有机会接触令他们感兴趣的材料。如果没有这样明确的界限，学步儿就会经常听到让他们远离婴儿的警告，或者他们会体验到令人烦扰的打断，因为婴儿会干扰他们的游戏。

反思：挑战抑或风险

下面这张照片中的阁楼有宽敞的楼梯和滑梯。想一想这个房间里的学步儿。爬上滑梯和爬上楼梯同样诱人吗？就像这张照片里的学步儿所做的那样。你认为，从滑梯上滑下来或者从楼梯上爬下来，感觉如何呢？假如你是这个学步儿班级里的教师，你会如何回应呢？

一些成人不愿意让学步儿爬上滑梯，他们要求学步儿只能从滑梯上滑下来。当学步儿决定先尝试头朝下滑下来时，有些人会很紧张，所以他们会限制这种行为。你对此有何看法呢？

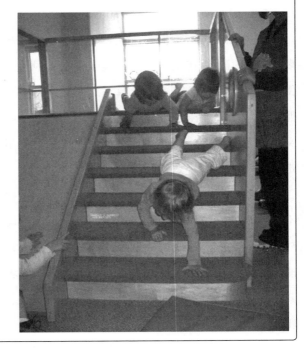

如果斜坡或滑梯足够宽，能容纳两三个学步儿，且有足够高的突起侧面而且不太陡峭，这个斜坡或滑梯就可能是安全的，可以让学步儿尝试挑战向上爬或向下滑的方式。

安全的家具

摆放好家具，使婴幼儿和成人可以安全地从一个地方移动到另一个地方，不会遇到危险。会爬行的婴幼儿需要安全的地方，无论是室内还是户外，他们都需要向前爬、向后爬、向上爬、向下爬。高度的变化在婴幼儿游戏空间的设计中是很重要的，比如凸起的表面、台阶或低矮的障碍物，但它们都应该被标识清楚，且便于婴幼儿发现。其中，家具的尖角应该贴防撞条，行走的通道应该保持整洁。

当机构中的个别儿童患有视力障碍或动作计划能力匮乏时，这些安全防护措施尤为重要。可以在家具和通道上添加触觉或听觉提示物，以帮助婴幼儿应对视觉或运动计划上的困难。例如，在运动区墙壁上攀爬架的低矮横档上安装小铃铛，这为视力受损的婴幼儿提供了一个清晰的标识。或者，有视觉障碍或动作计划能力匮乏的儿童可能会发现，尼龙搭扣、砂纸或缎子布是用来标记攀爬架的（Gould & Sulivan，1999）。

各种各样的锻炼器材、儿童推车、秋千和平衡车，尽管在市场上销售给婴幼儿使用，但在集体照护环境中存在着风险，因为它们可能被其他儿童推倒或被推下楼梯。本书第七章对此问题进行了更为深入的讨论。不应在集体照护环境中使用限制婴幼儿自由进出和活动的游戏设备。它们打着监护的名义，但存有风险，即婴幼儿会被困在这种设备里很长一段时间，无法靠自己走出来。

在室内外的游戏环境中，楼梯、滑梯、横档、平台和坡道等运动区都是不可或缺的。虽然它们存在风险，但是运动活动为婴幼儿打开了一个充满挑战的世界之窗，这些挑战会令他们感到喜悦、兴奋，有助于婴幼儿掌握新技能。然而，当攀爬的平台太高，坡道太陡，或者地面太滑时，成人就会担心其中存在的危险，从而限制和阻止婴幼儿攀爬、跳跃和奔跑。当成人知道攀爬和奔跑的空间是安全的，他们就可以享受而不是限制活跃的游戏。

有关攀爬设备的安全措施包括注意攀爬设备下面的平面，即所谓的坠落区。这个平面应该有足够的弹性来防止婴幼儿受伤。教师应确保坠落区里没有物体，从而降低婴幼儿坠落时受伤的风险。对能移动但尚不能独立行走的婴幼儿，建议攀爬设备的高度不超过 60 厘米。对学步儿来说，这个高度不应超过 90 厘米（Lally et al.，2009）。应该用门堵住较高的楼梯，以防止婴幼儿坠落。

　　一些普通的安全措施适用于婴幼儿游戏空间的装备和维护。照护婴幼儿的成人应及时了解消费者的安全标准，了解任何有关婴幼儿游戏材料的警告或召回的最新情况。尤其是在房间里放了旧家具时，更新是很重要的。例如，板条或婴儿床侧面与其他设施之间的间隙不应大于 6 厘米（Cryer，Harms，& Riley，2004）。在购买新设备或二手设备之前，明智的做法是检查这些设备是否符合消费者安全标准。其他注意事项包括，将儿童防护罩固定在开放式电源插座上；在散热器、热管道以及其他热表面周围安装防护装置；清除或修复有绊倒危险的破损物体或表面；在婴幼儿够不着的地方，安全地系牢松散的绳子，比如系窗帘的绳子，因为这些绳子有造成窒息的风险（Lally et al.，2009）。

安全的材料

　　婴幼儿经常把物体放进嘴里进行探索。这是了解事物的物理特性（比如大小、形状和纹理）的一种很自然的方式。如果不小心将游戏空间里的游戏材料卡在喉咙里，直径太小的物体可能会导致窒息。一般来说，两岁以下婴幼儿的玩具应该足够大，沿着任一维度都不会被装进卫生纸的卷筒里。

　　如果游戏空间是供 24 个月以下婴幼儿使用的，他们可能也会把游戏材料放进嘴里，那么只有尺寸足够大且不会造成窒息危险的物体才应该留在开放的游戏空间里。例如，可以将从直径为 10 厘米的树枝上砍下的小圆木安全地放在游戏空间里，但小树枝不能，因为它们正好可以被放进卫生纸的卷筒里。24—36 个月大的学步儿很少用嘴咬玩具，因此他们被小物体噎住的风险会有所减少，所以在大多数情况下，像有花的树枝这样的小物体可以安全地留在户外供婴幼儿探索。

一些常用的艺术材料也会造成窒息的危险或者导致儿童摄入有毒物质，因此教师应该仔细检查包装上的成分和安全警告。例如，如果吸入亮片，可能会造成窒息，或者很容易划伤眼睛（Cryer et al., 2004）。剃须膏被一些教师用作艺术媒介，但不推荐给婴幼儿使用，因为标签上已提示，如果吸入会有毒性。让婴幼儿使用感官探索托盘的教师应在托盘中放入直径足够大的材料，以免造成窒息的危险。但这种警告并不意味着石头和贝壳这类物体不能给婴幼儿使用。在受监护的小组活动中，他们制作了喜爱的材料来进行探索。石块、贝壳或其他小到足以造成窒息危险的自然材料，应只在有成人监护的情况下提供给婴幼儿，而不应被遗漏，且婴幼儿可以持续使用这些材料。

户外游戏区域必须用栅栏围起来，用铰链锁住大门，使儿童不能打开。应避免使用有毒肥料或杀虫剂。当与年幼儿童一起工作时，教师要知道如何找出哪些植物是有毒的，并确保院子里不存在有毒植物。对植物属性的研究也可以揭示哪些植物会吸引蜜蜂，这是一个潜在的危害。当地的卫生部门是一个良好的信息来源，它们列出了有毒植物以及易造成过敏的植物清单。在一些社区中，猫或其他小动物可能会在人们下班后进入院子，所以盖住沙盒有助于确保其卫生与安全。

整洁、舒适的游戏空间

婴幼儿往往把玩具放进嘴里，这可能会让小组中的其他人接触到细菌，所以定期对玩具进行消毒有助于减少婴幼儿之间相互传染的风险。

卫生

每天一次地收集婴幼儿游戏空间里的所有玩具，并对它们进行消毒，以减少传染的可能性。在一天中，教师如果看到一个孩子嘴里叼着某个玩具，就要立即把玩具纳入卫生解决方案中。但是，期望教师在婴幼儿每次咬玩具的时候都这样做是不合理的。

用肥皂和水清洗玩具是卫生工作的第一步，然后用卫生溶液进行消毒，最后把玩具放在架子上晾干。或者将玩具放在洗碗机里进行消毒，将水温设定为 60℃，这是推荐的消毒温度。

定期对游戏空间里的墙壁和隔墙、枕头或靠枕套，以及地毯或毛毯进行清洁和消毒，是很重要的。应该每天清洁木地板、油毡或瓷砖。如果有小物件不慎掉落，那么它可能会隐藏在地毯里，存在造成婴幼儿窒息的危险。地毯上也有灰尘，所以应该每天用吸尘器清扫。作为日常安全检查的一部分，应检查地毯的边缘是否磨损。

空气质量

良好的通风系统对于健康环境的保持是很重要的，因为它可以过滤掉能产生异味和污浊空气的灰尘和残渣。在理想的情况下，房间应配有可以打开的纱窗以促进空气流通。

婴幼儿照护机构是无烟环境。照护婴幼儿的成人应避免接触二手烟。接触二手烟与婴幼儿的健康问题是有关的，包括中耳感染、哮喘、支气管炎、肺炎和婴儿猝死综合征（Centers for Disease Control and Prevention，n.d.）。即使照护者在远离婴幼儿的另一个房间里吸烟，婴幼儿也很可能通过成人衣服上的残留物接触到二手烟，然后将其吸入。香烟的烟雾还会污染地板上的灰尘，使婴幼儿在地板上爬行时处于危险之中。被污染的玩具之后可能被婴幼儿放进嘴里，也会附着在家具上。与婴幼儿的家长分享这些问题很重要，同理，与婴幼儿照护机构的教师分享这些问题也很重要。机构的规则应明确说明这一点，安全的吸烟场所应远离建筑物和游戏场地。

反思：婴幼儿眼中的空间

观察教室或庭院对婴幼儿来说是否安全的一个好方法是，蹲下来从婴幼儿的角度审视整间教室或整个庭院，寻找潜藏安全隐患和风险的地方，这包括：

- 婴幼儿的小手或头可能被夹住的地方。
- 门铰链、摇椅滑轨或其他可能夹住小手指或小脚趾的设施。
- 积水，如果水位升高，可能藏匿蚊子幼体或造成溺水风险。
- 可能导致窒息的小物件或其他被路人扔进院子的危险物品。

灯光与视觉刺激

自然光能促进情感健康，因此有自然光照明的房间可以为婴幼儿提供健康的环境（Mead，2008）。这样做的另一个好处是减少了对昂贵的人造光的依赖。应该将灯泡罩上，以避免婴幼儿接触到，也有助于婴幼儿睡觉区域上方的灯光变得柔和。婴幼儿躺下休息时经常向上凝视，灯光会导致眼睛疲劳（Lally et al.，2009）。

让婴幼儿的视觉环境保持舒适意味着保持安静和放松，而不是视觉上的忙碌与分散。悬挂在婴幼儿头上的墙壁装饰、图案鲜明的墙纸或壁画可能会给婴幼儿带来视觉上的压抑感，导致他们退缩，降低游戏的参与度。墙壁、地板和家具的低强度颜色可以提供平静、舒缓的视觉环境。

周围的声音

背景音乐或电视与婴幼儿试图注意周围人所说的话形成竞争关系，这会破坏婴幼儿的语言学习。婴幼儿努力学习语言，并依靠对话来理解语言。一个好办法是，让婴幼儿远离背景音乐或电视的干扰，并且只有在一起跳舞或有目的地听音乐时才使用录制的音乐。吸音材料可以降低周围环境的噪声，如隔音砖、织物挂件、地毯以及垫子。

舒适的表面

出生后第一年，婴儿经历从翻身到爬行，到坐立，再到站立的过程。在每个阶段，他们都需要结实、平坦的表面来支撑他们发力。柔软、有弹性的地毯很难控制平衡和获得牵引力。地板表面应保持清洁，但不应该高度抛光，因为这会造成滑倒和坠落的风险。

游戏空间附近的成人舒适座椅便于成人观察婴幼儿游戏与互动。舒适座椅的构成因文化和个体的不同而有所不同。一些成人觉得和儿童坐在地板上很舒服，另一些成人则不这么认为，他们更喜欢大小合适的椅子、长凳或沙发。一些靠近室内外游戏空间的座位，其大小正好适合一个成人和一两个婴幼儿，可以让他们一起享受安静的时刻。低平台或竖板在游戏空间里有着多种用途，如作为分隔物、升高的婴幼儿游戏空间、成人座椅。

回顾与展望

对婴幼儿来说，游戏空间是他们的第一个实验室、第一个工作室以及第一个图书馆，即他们的第一个学习环境。婴幼儿照护者对游戏空间里的事物负责，因此他们的工作是为婴幼儿提供可以用来探索、创造、连接和表征的材料。游戏空间是学习的环境，有时学习材料是玩具，但更多的时候，它们是普通的材料，具有吸引婴幼儿好奇心或发展新兴技能的特点。婴幼儿时期的每一阶段都需要不同的材料清单，与婴幼儿所处发展阶段正在形成的技能和建构的概念相匹配。当教师了解婴幼儿是如何在每个发展领域中建构概念和掌握技能时，他们就可以将游戏材料的特征与婴幼儿的新需求进行匹配。下一章将讨论婴幼儿学习的第二个环境，即照护常规。本着同样的精神创设支持婴幼儿学习的游戏空间，教师创设了照护空间，吸引婴幼儿应用新兴的技能和概念。

第十二章　照护常规：引发乐趣和学习的环境

　　手促成了婴幼儿与世界的第一次联系……双手抱起他，让他躺下，给他洗澡、穿衣，甚至喂他吃东西。当婴幼儿受到温和的、耐心的、细心而又安全的、坚定的双手的照顾时，世界是什么样的；当双手变得不耐烦、粗暴或匆忙、不安和紧张时，世界又会有哪些不同。（Pikler，1994，p. 20）

　　婴幼儿集体照护机构就像一台经过精心调试的机器一样，有许多可移动的部件，每个部件都系统地与另一个部件连接。本章探讨了尊重式照护背景下的进餐、换尿布以及午睡等日常活动。本着同样的精神，游戏空间被设计用于吸引婴幼儿探索、调查和学习，同样，照护常规也被设计用于吸引婴幼儿积极参与，从而运用他们新兴的技能和概念。

　　在本章的开篇引文中，皮克勒把我们的注意力吸引到照护婴幼儿的方式上。对新生儿来说，照护常规可能是令人不安的。皮克勒（1994）认为，如果我们温和又耐心地对待婴幼儿，他们就会在这些活动中发现越来越多的乐趣，学会信任提供照护的人，并在体验中适时地发挥更大的作用。她举了这个例子：

当我们给婴幼儿洗头发的时候……他会把头抬起来一点，这样我们就能把手伸进去了。他已经知道了照护常规发生的顺序。当我们给他穿衣服的时候，他给了我们一只手，也给了我们一只又一只脚让我们擦干。后来，当他看到我们正准备给他换尿布或帮助他进餐时，他会靠近婴儿床的一侧，伸出双臂，准备好被抱起来。他期待着一些愉快的事情发生。（pp. 20-21）

舒适、宁静的照护空间

第一个照护常规是入托。从婴幼儿、家长和教师的角度来看待这个常规是很重要的，它标志着一个重要而脆弱的惯例——打招呼与说再见。入口处借助空间和家具的布置以及材料的选择与到来的人进行交流。经过精心布置的入口处通过提供舒适且温馨的空间，缓解婴幼儿从家庭到婴幼儿照护机构的过渡。入口处通常是程序化任务发生的地方，比如记录入托和离托的时间，也是简单地进行健康检查的地方，以及在一天开始和结束时交流婴幼儿的衣服、食物和信息的地方。

除了这些程序化任务外，入口处标志着家庭和学校之间的过渡。应邀请家长尽可能地参与入口处的布置来支持婴幼儿的过渡。在墙壁和书架上摆放家庭成员和机构人员的照片，以表示欢迎和邀请。可以在入口处放置的物品还包括：

- 婴幼儿在家的照片以及在机构第一天的照片。
- 在每个婴幼儿的照片中放一排干净的盒子以及一条纱线，在婴幼儿进入机构的第一天摆放这些物品，使其高度与婴幼儿的身高一致。
- 每个婴幼儿在家和在机构时的照片。
- 将主要照护教师的照片放在一个可移动的纸板碟上，挂在墙上，周围摆放班级里所有婴幼儿的照片。

- 家长和教师用来记录婴幼儿行为的双向日志。

入口处是通往婴幼儿教室更广阔区域的必经之地。婴幼儿教室的地板空间可以被认为是游戏空间，周围有换尿布、如厕、进餐以及午睡的空间。在理想的情况下，每个班级所服务的对象不应超过 12 个婴幼儿，成人可以方便地进入专门用于照护常规的所有区域。游戏空间和照护空间的邻近性是很重要的，但同样重要的是，要在一对一的照护常规中保持一定程度的安静和隐蔽，比如换尿布和喂奶。换尿布区、奶瓶喂养区和哄睡区要远离繁忙的通道，即使在比较隐蔽的地方，教师也要可以看到游戏空间。半扇门、低隔板或低柜台可以用于分隔照护区域与游戏区域，这使得婴幼儿仍然能够看到主要照护教师，即使是在一对一的换尿布或喂奶时。

照护

在进餐、换尿布和午睡的时候，教师不仅要满足婴幼儿的生理需要，同时也要满足他们的情感需要。照护常规是婴幼儿与主要照护教师进行一对一交流的宝贵机会。在这一时刻，婴幼儿得到主要照护教师的全部关注，这有助于给予婴幼儿情感上的支持，并建立一种持久的喜爱与信任的纽带。

照护常规也是吸引婴幼儿积极参与照护的机会。在照护过程中，他们可以使用新兴的概念和技能。在换尿布、穿衣或喝奶时的对话中，婴幼儿能了解自己、他人以及有意义的事件。他们在有意义的情境中听到对话时，也会发展语言技能，学会预测一件事情会导致的下一件事情，并在分担手头任务的时候，学习如何进行平等的社会交换。

嘉宝和皮克勒（Gerber，1979；Gonzalez-Mena & Eyer，2012；Pikler，1994）敦促婴幼儿照护者要尊重婴幼儿，把他们视为有感情、有期望和有愿望的主体，并邀请他们参与跟自己有关的事情，如换尿布、穿衣和进餐。邀请婴幼儿参与照护要从简单的观察开始，察看婴幼儿正在做什么，或者看起来有什么感受、想要什么，但有时很难确切地了解。在这种情况下，对婴幼儿说"我不知道你的感受，或你想从我这里得到什么，但你要不断地告诉我，我会不断地想办法弄清楚"，或许是有益的。这样做时，我们就在认可婴幼儿，在请求他的帮助（Lally，2011a），鼓励婴幼儿交流的同时也提高了教师解读婴幼儿信号的能力。

反思：让婴幼儿参与进来

看一看下面的几句话是如何表达邀请的。想一想，照护者可能会用怎样的方式暗示将要发生的事情。在接下来的停顿中，你可能会期待发生些什么？

- 来吧，我带你去尿布台上帮你换尿布。
- 我要用这块布给你洗脸。它是湿的，我先让你用手指碰一下这里。
- 现在该穿尿布了。你准备好了吗？你可以帮我抬起你的腿。
- 你喜欢和我在一起。你在笑，你还要告诉我什么吗？

通过温柔地触摸婴幼儿，与婴幼儿进行眼神接触，然后描述你想要或将要做的事情，用手势向婴幼儿发出邀请，然后等待回应。在发出邀请后，我们会稍做停顿，让婴幼儿有时间用动作、表情或手势来回应。例如，当用杯子给婴幼儿喂水时，照护者会把杯子举到婴幼儿能看见的地方，再把杯子移近婴幼儿，然后停下来，让婴幼儿抓住杯子，而不是简单地把杯子放到婴幼儿的嘴里。

每个照护常规都为婴幼儿提供了参与的机会。例如，当给婴幼儿穿衬衫时，成人可以用一只手抓住袖子的手腕处，将另一只手的手指插入袖子的手腕开口处。然后，把袖子放在婴幼儿看得到的地方，成人与婴幼儿进行眼神交流，并说："现在该穿衬衫了，你能把手放进袖子里吗？"成人停顿一下，让婴幼儿把胳膊伸到袖子里，然后把袖子拉到婴幼儿的胳膊上，而不是用袖子拽婴幼儿的胳膊。

当我们匆忙地照护时，我们往往会剥夺婴幼儿积极参与的机会。尽管这样做的目的是快速、有效地完成任务，不受婴幼儿的干扰，但婴幼儿几乎没有机会使用新兴的技能来注意、预测和应对。当我们与婴幼儿接触，而不是作用于他们时，我们给了他们发展技能和建构概念的机会，有助于他们理解语言。

进餐

与婴幼儿一起进餐的时刻最有助于婴幼儿获得学习。在婴幼儿时期，进餐时间会发生变化。在短短的 12 个月里，新生儿从母乳或配方奶喂养逐渐过渡到自己进餐。婴幼儿吃什么、什么时候吃以及怎么吃的变化很大程度上是由出生后第一年的发育进度决定的，尽管他们也受到文化中普遍的习俗和信仰的影响。婴幼儿出生时就具有与吮吸、吞咽有关的各种反射能力。在最初的 6 个月里，这些反射消失了，婴幼儿发展出咀嚼、吮吸和吞咽固体食物的能力，这些能力在婴儿刚出生时是不具备的。

大约在同一时间，婴幼儿开始协调下巴和面部肌肉进行咀嚼与吮吸，牙齿从牙龈中露出来，逐渐地掌握了两项非常重要的动作技能——伸手抓握，以及独立坐好。这种发育变化的结合可以被看作婴幼儿准备好吃固体食物的标志。一旦婴幼儿能够独立地坐、抓、啜、咀嚼，他们就会从主要依赖他人的喂养逐渐过渡到自己独立进食。

婴幼儿的进餐模式

在最初的几个月里，婴儿依靠反射将食物送入体内。新生儿的觅食反射使婴儿转向触摸脸颊的部位。当新生儿的脸颊被触摸时，新生儿会反射性地转头，并开始朝着触摸的方向觅食，寻找乳头。当新生儿的嘴唇受到刺激时，吮吸反射就会被触发。碰到舌头后部的奶水会触发新生儿的吞咽反射。挤压反射是通过触摸舌头的前部来触发的，新生儿会伸出舌头，排斥任何非液体的东西。这些反射共同确保了新生儿获得适宜的营养，吸收液体和排斥固体。新生儿的消化系统是为母乳喂养准备的，尚未成熟到足以容纳固体食物。在 2—4 个月时，这些反射开始减弱，对嘴的控制变成了自发性的。

母乳完全符合新生儿的营养需求，富含抗感染的抗体。商业配方奶粉与母乳的化学成分非常接近，对喜欢这种选择的家庭来说，配方奶粉满足了婴儿早期的营养需求。然而，配方奶粉并不能与母乳、母乳喂养一样有助于保持婴儿的长久健康，尤其是在降低罹患胃肠道疾病、下呼吸道感染、婴儿猝死综合征、儿童癌症以及母亲乳腺癌的风险方面。不进行母乳喂养也可能增加患病的风险，包括二型糖尿病、乳糜泻、中耳炎、肥胖、儿童心脏疾病以及母亲卵巢癌（Renfrew，2012）。

牛奶的成分与母乳不同，在婴儿的胃成熟到能够处理牛奶中更复杂的蛋白质分子之前，不应将牛奶作为母乳或配方奶粉的替代品。大多数儿科医生建议，等到婴儿 1 岁左右时才能从配方奶或母乳过渡到牛奶或合适的替代品。向牛奶过渡的婴儿应该食用全脂牛奶，而不是降脂或脱脂牛奶，因为与婴儿的需求相比，降脂或脱脂牛奶的热量过低，而蛋白质过高。相反，全脂牛奶含有所需的脂肪、胆固醇和维生素 E，能为发育中的大脑提供关键的营养成分。

照护者在进行奶瓶喂养或母乳喂养时需要舒适的座位，如椅子或沙发，因为他们需要用胳膊抱着婴儿喂奶。对一些人来说，也可以坐在地板上的舒适位置。婴儿喜欢进食过程中的身体接触，不管营养来自母亲的乳房或是奶瓶。为了消除干扰，用奶瓶或母乳喂养的婴儿进食区应该远离繁忙的通道和游戏空间。对于正处在哺乳期的母亲，婴幼儿照护机构应该创设空间和编制时间表，使婴儿能够继续接受母乳喂养。一些哺乳的母亲更喜欢完全私密的空间，另一些则觉得坐在婴儿班级的椅子上哺乳会更加舒适。也有一些家长会带来瓶装的母乳，这样教师就可以在母亲不在的时候让婴儿喝母乳。

当婴儿被抱在怀里进行奶瓶喂养或母乳喂养时，在对话、唱歌以及享受的过程中，他们的情感和身体都得到了滋养。因此，他们更可能在饱腹后独自游戏或心满意足地休息。尽可能地让婴儿的主要照护教师给婴儿喂奶。经过精心准备的游戏空间能让婴儿沉浸在游戏中，而主要照护教师可以把注意力集中在每个被喂养的婴儿身上。

主要照护制度的设立，使每位教师都能得到其他人的支持，这样教师就可以在知道其他教师正在监护婴儿游戏的情况下，享受给婴儿换尿布或喂养婴儿的时刻了。如果一名正在游戏的婴儿开始哭闹着找主要照护教师，那么一句表示认可的话通常就足够了，比如，"尤利萨，我听到了。我想你是饿了，我很快就过来"。有了认可的话语，婴儿便知道教师听到了自己的呼喊，并学会应对短暂的等待。喂奶时，永远不应该用奶瓶、婴儿床或游戏空间中的其他事物来支撑婴儿，这可能会导致婴儿窒息和长蛀牙，因为配方奶、果汁或牛奶的含糖量很高，当这些聚集在牙齿周围时，会促使现有的和正在生长的牙齿出现蛀牙。婴儿含着奶瓶躺着也会导致耳朵感染，因为这种甜的液体不仅会在牙齿周围聚集，还会流入耳道并进入中耳。

专家建议，婴儿约 6 个月大时可进食固体食物（French et al.，2012）。4 个月之前进食固体食物会增加肥胖的风险。一份加铁的婴儿谷类食品，配上一汤匙母乳或配方奶，是第一份完美的固体食物。在 5—7 个月大的时候，婴儿已经开始耗尽出生时可取用的基本铁储备。婴儿摄入的铁只有 10% 左右，所以大多数婴儿需要补充铁。母乳喂养的婴儿需要较少的铁，因为铁在母乳中的吸收率是非母乳中的 3 倍。加铁的婴儿谷类食品与少量的配方奶粉或母乳混合也能确保蛋白质、脂肪和碳水化合物的适当平衡（Satter，2000）。

逐渐增加婴儿谷类食品的浓稠度，可以让婴儿适应固体食物的质地。对于婴儿学习的各个领域，亦是如此。一些婴儿在尝试新事物时比较谨慎，另一些婴儿则乐于接受新体验。尊重婴儿收集新食物信息的方式是很重要的。一些婴儿可能对质地和味道更敏感，需要更多的时间适应每一种新食物。不要强迫儿童吃东西，这样做会惊吓和压垮婴儿，导致婴儿抗拒所提供的食物。

充满尊重地邀请婴儿进餐的方式是，在把汤匙靠近婴儿的嘴之前，先拿着汤匙，让婴儿看到它。婴儿看到汤匙并张开嘴，在照护常规中发挥积极的作用。当婴儿第一次接触固体食物时，用汤匙轻轻碰一下婴儿的嘴唇，然后停顿一下，等待婴儿张开嘴用嘴唇从汤匙里刮取食物。这需要照护者集中注意力，观察和等待婴儿形成进餐节奏的提示。

在婴儿6—8个月大时，在几周的时间里，照护者会一个接一个地给婴儿吃果蔬泥，让他们接触各种各样的味道与质地。果蔬泥分量很小，每天只有2~4汤匙。可以很容易地从零开始准备果蔬泥，用手动捣碎机、自动食品加工机或搅拌机粉碎新鲜的水果和蔬菜。这使婴儿能体验到新鲜水果和蔬菜的诱人且自然的味道，并从中获得营养成分。专家提醒，不要用果汁代替新鲜的水果和蔬菜，因为每份果汁的含糖量要高得多，可能会导致肥胖（French et al., 2012）。

新生儿的咬合反射限制了下颌的上下运动。当新生儿的反射减弱时，下颌的肌肉受到自发控制。这时，婴儿开始以旋转的方式进行咀嚼。这与伸手抓握的能力是同时发生的。在7—10个月大时，牙齿开始从牙龈里长出来。舌头上的肌肉得到加强，婴儿更擅长在嘴里移动食物。吞咽的能力是在自发控制下发生的，为了咀嚼食物，婴儿可能更长时间地把食物含在嘴里。这些变化标志着婴儿准备尝试果蔬泥之外的其他食物。他们可以食用做成泥状的肉类、切碎或捣碎的水果、煮熟的蔬菜、豆类或奶酪，以及面包或饼干条。

随着抓握能力的提高，婴儿在进餐时开始抓住照护者手中的汤匙。8个月大时，婴儿开始钳形抓握起小块食物。清蒸蔬菜和软豆腐是诱人的手抓食品，不含糖、防腐剂和添加剂。小而圆的食物，比如葡萄，应该先切片。应避免给婴儿吃爆米花或香肠片，因为如果咀嚼不够，就会有窒息的危险。从9—12个月开始，可以添加少量的软状食物，包括细嫩的碎肉和炖菜，或鸡蛋；到12个月大时，婴儿可以吃家庭餐桌上各种各样的软食物（Satter, 2000）。

婴儿的进餐家具

婴儿的进餐家具既要考虑到婴儿的舒适性，又要考虑到照护者的舒适性。大约 6 个月大时，婴儿开始学会坐立，可以很容易地依靠自己保持平衡。当婴儿还不能独立就座时，照护者用手臂抱着喂养最舒服，而不是坐在座位或托架上。

婴儿如果能独立就座，就可以在有侧边的矮椅子上用餐。在理想的情况下，成人和婴儿坐在同一水平面上，因此成人给婴儿提供一勺食物，婴儿可以很容易地看到食物，并通过张开嘴表示准备好了。这个年龄阶段的婴儿仍然有资格享受一对一的用餐体验，照护者用微笑、声音和关心来鼓励他们。

反思：面对面的进餐家具

下面这套低矮的桌椅是皮克勒研究院设计的。婴儿舒适地坐在矮桌子前面。提供食物的成人坐在婴儿对面的小椅子上。这样的安排在进餐环节将如何促进婴儿和照护者之间的合作关系呢?

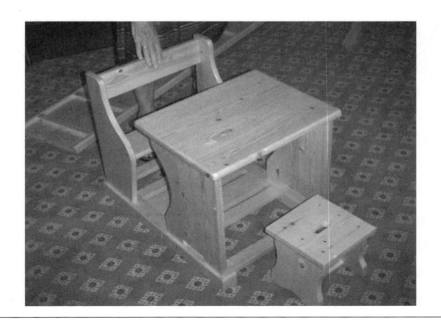

为会爬行的婴儿和年幼的学步儿提供服务的婴儿教室至少需要一把成人椅子，使照护者可以舒服地抱着婴儿喂奶。在集体照护环境中，高脚椅具有安全隐患，因为婴幼儿从下面推可能会把高脚椅推倒。坐在高脚椅上的婴儿要有成人严密监护，否则他们可能会试图爬出来，有摔倒的风险。这种风险也存在于附在桌子边缘的便携式婴儿座椅以及地面上嵌有多个座位的婴儿喂养台。还有一种风险是，婴儿会被困在这些椅子上很长一段时间，受到不必要的限制，无法依靠自己离开。许多喂养桌椅都把婴儿放在离地面很高的位置，使他们的腿悬在空中，这种姿势不利于婴儿的动作发展。

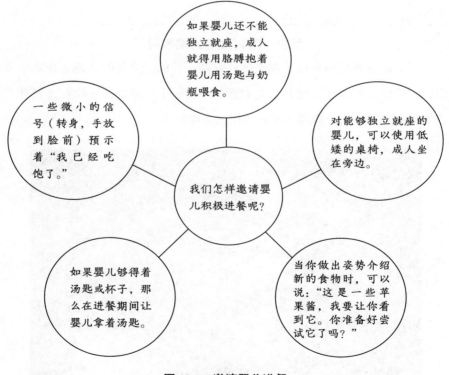

图 12.1　邀请婴儿进餐

随着动作灵活性的提升，婴儿开始对汤匙与餐叉感兴趣。在喂养婴儿的同时，给他们汤匙，让他们探索这个简单工具的质感和作用。一旦咬合反射减弱，可以在杯子边缘放密封圈，让婴儿从杯子里喝水，而不是从瓶子里。

学步儿的进餐模式

第一个生日标志着成人与婴幼儿进行责任分工的一个重要里程碑。刚过1岁生日的学步儿已经能够对自己的食物以及进食量负责（Satter，2000）。对1岁以上的学步儿，照护者承担的责任是准备和提供有营养的食物，而学步儿负责决定吃什么以及吃多少。对一些成人来说，这可能很难。当他们看到学步儿突然开始吃得比以前少时，他们可能会担心孩子是否吃得饱。然而，1.5—3岁学步儿的生长速度会呈现自然下降的趋势。这种生长速度和食物消耗的下降可以被视为一个触点（Brazelton，2006），是生长周期中的正常部分，但对照护者来说可能是一个潜在的警告，当学步儿突然吃得比以前少时，照护者可能会担心。

照护者不应强迫或诱导学步儿吃东西，而应设法鼓励学步儿尝试每顿饭里的每一种食物。研究表明，如果能提供均衡的饮食并允许他们选择每餐吃多少食物，这个年龄段的儿童每日会摄入均衡的营养（Satter，2000）。鼓励不情愿吃东西的人的一个方式是把要求转述为简单的选择，比如"你想先吃土豆还是先吃梨？你来决定"。这种指导策略被称为"有限的选择"，我们将在本书第十三章进一步讨论。

反思：在进餐时间与学步儿聊天

观察

主要照护教师与一群学步儿，亚历克西娅、贾森、尤里和奥利维娅，一起坐在餐桌旁。当经过上菜的盘子时，她说："亚历克西娅正在给大家上梨，现在轮到贾森了。贾森，你想要一勺还是两勺梨？"贾森喊着"两勺"，同时给自己倒了第二勺。教师看见尤里伸手去拿贾森的碗。"那是贾森的碗，尤里。你的碗是这个，在你的面前。请不要从贾森的碗里拿食物，因为那是贾森的食物。现在谁准备好喝牛奶了，谁想要？"奥利维娅一边伸手够，一边说"牛奶"。教师从附近的餐车上拿了两个半透明的玻璃杯，一个是蓝色的，一个是黄色的。"奥利维娅，你想要哪一个，蓝色的还是黄色的？"奥利维娅指着黄色的杯子，教师把黄色的杯子放在奥利维娅的右边，还将一个透明的量杯放在她旁边，教师在这个量杯里倒了 1/4 杯牛奶。奥利维娅慢慢地倒着牛奶。这时，教师说："好了，你把牛奶都倒进杯子里了，奥利维娅。下一个是谁？"

把这一案例与你对婴幼儿课程的理解联系起来。这是课程吗？这种活动需要什么样的计划？

解读

在这个场景中，教师选择在学步儿拿取了其他食物后再给他们提供牛奶。即使她注意到一些学步儿在进餐时有喝牛奶的倾向，但她想确保他们有时间享用所提供的其他食物，因此她一直等到进餐快结束时才提供牛奶。她从餐车上大的牛奶罐里倒出 1/4 杯牛奶，这使倒牛奶的工作变得更容易。她在量杯的 1/4 杯刻度上画了一条红线，这为学步儿倒牛奶时提供了视觉线索。

学步儿的餐具

能自己坐立、站立、抓住物体的学步儿，可以逐渐过渡到和朋友一起坐在餐桌旁。在集体照护环境中，可以将一张足够大的矮桌子放在容易清洗的地面上，以便让主要照护小组的学步儿和他们的教师坐在一起，形成用餐区。根据时间表，学步儿教室里可能不止有一张餐桌。桌子应允许与学步儿坐在一起的成人不用站起来就能伸手帮助学步儿（见图 12.2）。

学步儿可以使用方块椅子（见图 12.2）。这种椅子的高度较低，便于学步儿自己进出，坐着时双脚着地。年龄较大的学步儿习惯坐在桌旁，喜欢矮凳、长凳或儿童椅。当坐着的时候，允许学步儿的双脚着地的椅子是适宜的（Cryer et al.，2004）。

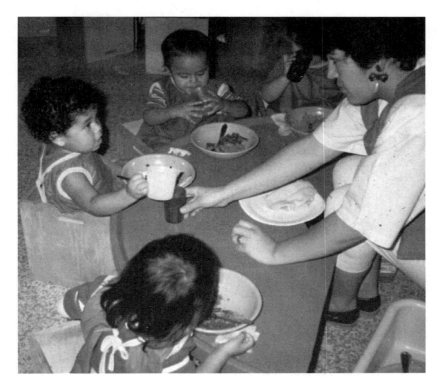

图 12.2　学步儿进餐

学步儿在进餐中表现活跃。将餐车从厨房推到餐桌区域、分发围兜、传递和收集空的餐盘，这些都为学步儿使用新兴技能提供了机会（见图 12.3）。饭后，学步儿喜欢把碗、杯子和器皿放在不同的容器里，或者放在餐桌上，或者放在附近。这些程序有助于成人了解学步儿有关差异与排序的经验。学步儿可能还会参与其他活动，比如把椅子推到桌子下面，或者用干净的湿布擦拭桌子。

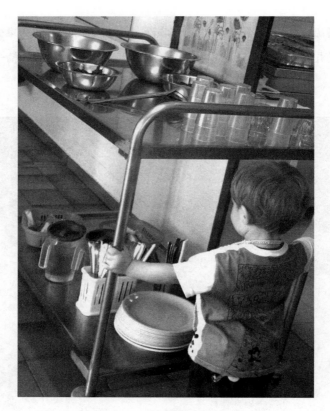

图 12.3 为进餐出一份力

  学步儿喜欢参与进餐的所有环节，包括洗手。每个班级最多有 12 个婴幼儿，一顿轻松的进餐需要耐心和周到的计划。一种选择是安排用餐时间，让每个主要照护小组依次洗手和坐下用餐，两组之间的间隔时间很短。这缓解了水槽周围的拥挤状态，避免匆忙，降低噪声。

  正确的洗手是在集体照护环境中预防疾病传染的有效方法。作为进餐、餐后和脏乱活动的前奏，以及换尿布和如厕的后续活动，洗手邀请学步儿参与模式化的、有顺序的常规，它涉及许多新兴的技能和概念，包括计数、排序、模式以及因果关系。例如，洗手过程的一系列步骤可以转化为歌谣或简单的游戏。

一次轻松的进餐需要提前准备。要将用餐和上菜的餐具以及食物准备好，并将其放在每一张餐桌上教师够得到的地方。将餐车或托盘放在与学步儿同坐的教师伸手可及的地方，确保教师随时能够取到餐前、餐中和餐后需要的所有用餐和清洁用品。当餐桌靠近厨房时，可以让学步儿到厨房去续水。

学步儿喜欢在用餐时参与食物和饮料的供应工作（见图 12.2）。他们渴望了解汤匙、食品夹和水壶的用法，这些都是需要时间和实践才能掌握的简单工具。以下餐具便于学步儿参与进餐环节：

- 用浅口、宽大的碗进餐，比扁平的盘子会更好用，因为碗的侧面逐渐增大，便于学步儿用汤匙或餐叉盛起食物。
- 适合学步儿双手大小的小餐叉和小汤匙。
- 用于装食物的浅口、宽大的碗要明显不同于进餐的碗，其大小要使学步儿很容易地看到碗里的东西，并能自如地使用汤匙。
- 短柄汤匙或简易的食品夹。
- 用于吸干溢出液体的吸水布。
- 小而透明的水壶，用来装饮料。

有些学步儿可能没有准备好为自己服务，或者可能不习惯为自己服务。有些家庭可能不鼓励学步儿在家里使用餐具，因此教师需要注意这一差异，尊重它，并避免强迫学步儿自己使用餐具。当学步儿不愿意为自己服务时，教师可以主动为他们服务，同时也可以主动邀请他们为自己服务。

学步儿最感兴趣的一个工具是水壶。他们对装满和清空容器有着持续的兴趣，这种兴趣能使他们理解数量和空间关系，也就是说，如何在空间中填满和调整事物。小的水壶和结实的杯子便于学步儿探索水壶的作用，以及液体如何填满杯子。量杯很容易被学步儿抓握住，也可以作为倒水的水壶（见图 12.2）。当使用透明的水壶时，学步儿可以观察水壶内的水位变化，从而更容易学会倒水。同样的原则也适用于杯子的选择，杯子应该是透明或半透明的，其大小要便于学步儿抓握。

由于还不能完全熟练地为人服务和倒水，学步儿洒出或漏掉东西很常见，他们会在使用手指或餐具之间来回转换。然而，这些都是学习的机会。学习如何用手指移动物体是一项新兴的技能，有助于他们更好地使用汤匙或餐叉。随着时间的推移，学步儿学会了用餐叉或汤匙来防止手指变黏或弄湿。当预料到会有东西洒出来时，他们将准备好清理材料，如在桌子上或桌子附近放一块吸水布，随时吸干溢出的液体。当牛奶洒出时，教师可以给学步儿提供一个用布把牛奶吸干的机会。一块吸水布比一块海绵更好，这对学步儿来说意味着要挤压，而不是浸湿。有些教师也会在餐车里放一套不同颜色的湿毛巾，在学步儿离开进餐区之前擦拭他们的脸和手。

由于学步儿必须弄清楚用哪把汤匙吃饭，用哪把汤匙取餐，他们常常会感到困惑并在把公用汤匙放回公用碗之前试图用公用汤匙来吃东西，然而，这是一个描述"大的和小的""你的汤匙"或"他的、她的和你的"的机会，这也为他们学习新的词汇和用餐礼仪提供了时机。

为支持学步儿的学习而设计的进餐环节为他们提供了大量机会使用新兴概念和技能。主要照护教师与学步儿一起坐在桌旁，支持他们掌握新的技能。进餐也是交谈的时刻，主要照护教师会在学步儿为人服务、倒水和吃东西的时候描述他们正在做的事情，进而丰富学步儿的词汇。

进餐时的安全与卫生

在大多数婴幼儿照护机构中，厨房和食物准备区是禁止婴幼儿进入的。半扇门或半堵带门的墙可以让婴幼儿看到该区域，同时又防止他们进入。出于安全考虑，厨房设备和厨房柜台应设置在婴幼儿够不着的地方。

安全措施包括让学步儿在进餐时保持坐姿。由于口腔肌肉还在发育中，学步儿必须努力将食物放入嘴里，并控制吞咽时间。边吃边走是有风险的。明确告知学步儿何时开始用餐，何时结束用餐，并明确地告诉他们不能一边走一边吃或一边喝，这可以降低学步儿被食物噎住的风险。

　　厨房和用餐区的卫生很重要。每天应清洁和消毒所有表面，包括地板，它可能藏有细菌，这些细菌可能会被携带到游戏区域。用餐桌椅的表面应在每次使用前和使用后进行消毒。

反思：尊重式的换尿布

　　看一看受玛格达·嘉宝（2002）的尊重式照护理念所启发的换尿布故事：

- 跟婴幼儿打招呼，如"你很喜欢那个篮筐，是不是？"
- 告诉婴幼儿你要做什么，并向他们演示，如"你可能还没准备好，但我想给你换尿布，来吧"。（停顿）"你手里拿着一个玩具，我将把它拿走。"（轻轻地拉一下玩具，看看婴幼儿是否放开了）"你还没有准备好把它给我。"
- 等待婴幼儿的反应。婴幼儿抬起头，微笑着，但目光又回到篮筐上。例如，"我先去准备好，然后我再回来，这样你可以多玩一分钟"。
- 手势和邀请，如"我准备好去接你了。我现在就把玩具拿走"。（停顿一下，然后轻轻地拉一下玩具，婴幼儿松开手了）"好的，现在你准备好了，来吧。"伸手并接受邀请。
- 描述即将发生的事情，如"我们得先把你的裤子脱掉。你可以把脚伸出来"。（停顿一下，让婴幼儿把脚从裤腿中踢出来）"好了！你做到了！谢谢你！你的另一只脚准备好了吗？现在，你可以把另一只脚伸出来了。"

　　你如何描述教师的角色呢？你如何描述婴幼儿的角色呢？你认为有什么证据表明你尊重了婴幼儿呢？这个孩子是否显露了他正在发展的思维能力呢？

换尿布

换尿布提供了另一个邀请婴幼儿参与照护并应用新技能和概念的机会。教师在考虑课程计划时往往忽略了这一点，然而，正如嘉宝（2002）所解释的，婴幼儿被换尿布的次数达"六七千次"（p.79）。当我们邀请婴幼儿来换尿布和穿衣时，我们应充分利用这些每日常规促进婴幼儿语言、概念和技能的发展。

为了邀请婴幼儿参与穿衣过程，照护者首先要告诉婴幼儿即将发生的事情，接着用语言和手势请求婴幼儿的帮助，然后在继续之前要停顿。通过将词语和动作联系起来，他们帮助婴幼儿理解词语的意思，记住词语，并将其作为预测接下来将发生的事情的一种方式。例如，当脱下婴幼儿的袜子时，照护者可能会说："现在是时候脱下你的袜子了，我会把袜子脱下一半，你来脱下另一半。"接着是停顿，用力拉袜子的末端，将其部分脱下，在另一次停顿后让婴幼儿把袜子全部脱下来。通过稍微简化任务，照护者帮助婴幼儿获得成功。在给婴幼儿穿衬衫时，照护者可能会让婴幼儿选择哪只胳膊先穿上袖子："先穿这只袖子，还是先穿那只袖子呢？"停顿一下，看看婴幼儿是否以表示选择的手势来做出回应。

因为对话是换尿布工作的要点，所以要把会造成婴幼儿分心的东西拿开。例如，把玩具拿到尿布台上，或把手机、镜子挂在尿布台的上方或侧面，都可能会分散婴幼儿的注意力。

尿布区的家具

尿布台最好设置在远离人行通道的安静地方，在婴幼儿视野之内并在游戏区域之外。对成人来说，它应该具有舒适的高度，以避免给背部带来压力。也应该考虑婴幼儿的舒适度，以及他们将如何使用它。这将取决于婴幼儿的年龄，但最通用的尿布台不仅能够适合婴幼儿的身材，也能够适合他们的移动。

刚开始翻身或能起身站立的婴幼儿通常在换尿布的时候想翻身或站起，

这可能会让注重便利的照护者感到麻烦。从婴幼儿的视角来看，他们正在使用新兴的动作技能调整自己的位置以感到平衡、可控，从而达到准备好了的状态。在理想的情况下，凸起的尿布台表面应有足够高的侧面，使其在婴幼儿翻身和站立时是安全的。皮克勒研究所使用了一种在设计上充分考虑婴幼儿新兴的动作技能的尿布台。图 12.4 展示了这种设计，尿布台的三侧装有横档，横档的高度足以让婴幼儿在换尿布时翻身并站立。这些高侧面使婴幼儿利用平衡感和控制感参与其中。

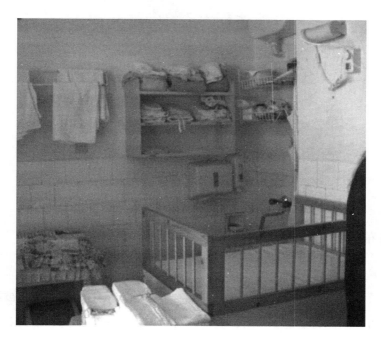

图 12.4　皮克勒研究所的尿布台

尿布台应有可清洗的垫子，为了舒适，可以覆上纸衬片。如果使用了纸衬片，那么每次使用后都要进行处理。已经开始爬楼梯的婴幼儿喜欢内置楼梯，这些内置楼梯通向凸起的尿布台面（见图 12.5），从而可以最大限度地降低照护者背部劳损的风险。另一个选择是在地板上给学步儿换尿布，让学步儿凭借栏杆或其他支撑物站立。照护者根据学步儿的高度坐在学步儿旁边的矮凳上。

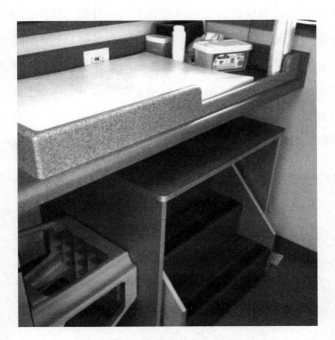

图 12.5　通往尿布台面的楼梯

尿布区的安全与卫生

　　存放换尿布所需用品的储物区必须在尿布台的附近，这样照护者在换尿布的时候至少可以将一只手放在婴幼儿身上。当较浅的架子或柜台被放置在尿布台的一侧，而不是上方时，婴幼儿可以自由站立，不会有碰到上面架子的风险。放脏尿布的有盖容器具有可用脚控制的开关，应该被放在伸手可及的地方。如果使用布质尿布、布质抹布以及毛巾，就需要多个有盖的容器，如一个用于放脏尿布，一个用于放脏布。如果有脏衣服要带回家或由婴幼儿照护机构负责清洗，就应该将脏衣服存放在密封的一次性袋子中等待洗涤。应放在尿布台区附近的架子上但又让婴幼儿够不着的物品包括：

● 干净的尿布。

● 清洁婴幼儿皮肤的毛巾或纸巾。

● 烘干的毛巾。

● 装脏衣物的一次性袋子和记号笔。

● 装有消毒剂的喷雾瓶以及用于擦拭表面的布条。

以尊重且关爱的方式换尿布

• 确保在换尿布的地方能拿到所需的用品（尿布垫、尿布、抹布、纸巾、一次性手套、有盖的垃圾桶、装有消毒剂的喷雾瓶）。

• 洗手。必要时戴上一次性手套，也就是说，如果大便是稀的、带有血丝，或者为了保护伤口，照护者就需要戴上手套。

• 用语言和手势告诉婴幼儿你想给他换尿布。

• 在抱起婴幼儿之前稍做停顿，让他有时间预测你将要做什么。

• 如果婴幼儿还不能起身站立，就让他躺在尿布台上。如果他能起身站立且尿布台的表面允许，解读他的信号，以确定他是否想要站起来，并给予支持。如果尿布台较高，那么照护者千万不要走开，让婴幼儿无人看管。

• 在每一步，描述你正在做的事情。把婴幼儿的衣服和脏尿布拿出来放在一边。

• 用水润湿干净的布，并一次性地从前向后擦拭肛门区域。如果有必要，用另一块干净的布重复上述步骤。特别要注意皮肤褶皱的清洁。把婴幼儿的皮肤擦干。

• 使用一次性尿布和抹布时，将有污渍的抹布折叠在脏尿布内，并用尿布的胶带密封好。将垃圾放入有内衬和盖子的垃圾桶中。如果使用的是布质尿布，就把脏尿布放在有内衬和盖子的尿布箱里，或者放在密封的袋子里带回家。婴幼儿的衣服如果脏了，就将其放在密封的袋子里带回家。

- 如果使用手套，在取下和处理手套之前，应先处理所有脏东西。
- 用干净的布清洗婴幼儿的手。
- 描述你给婴幼儿换尿布和穿衣服时的动作，并让他来帮忙。
- 帮助婴幼儿返回游戏区域。
- 立即返回，对尿布台表面、侧面和水槽把手进行消毒。
- 彻底清洗你的双手。

午睡

　　午睡的房间将根据设施的布局而有所不同。有些照护机构有单独的午睡室，其他照护机构则把房间分隔开来。午睡区应该是安静的，与游戏区域以及房间的其他活跃区域分开。应该远离繁忙的人行通道，并位于有助于教师视觉监控的位置。婴幼儿的年龄越小，其睡眠时间就越多样，因此，对年龄较小的婴儿来说，独立的午睡区会让其睡眠最好。年龄大点的婴幼儿倾向于按照类似的时间表睡觉，所以如果这群婴幼儿主要由年龄稍大的婴幼儿组成，那么午睡时间结束后，午睡区可以充当游戏区域。

午睡家具

　　每个婴幼儿都应该有一个专属的婴儿床或垫子。每天把婴儿床或垫子放在同一个地方可以为婴幼儿提供可预测性和安全感。家具的种类会根据房间里婴幼儿的年龄而有所不同。对还不能自己起身站立的婴儿来说，婴儿床更合适。一旦婴幼儿学会了起身站立，如果床在地板上，他们会更安全。睡垫或矮床具有这种安全性，婴儿床则没有。婴儿床的风险在于，年幼的婴儿可能会相当头重脚轻，仅仅是简单地起身站立，然后把腿抬起来越过婴儿床的侧栏，就可能导致婴儿摔倒。

　　婴儿床占用了原本可以用于活动的地板，因此午睡家具的选择可能与机构的大小有关。图 12.6 展示了意大利皮斯托亚市婴幼儿照护中心使用的两个婴儿床。年龄最小的婴儿睡在像鸟巢的圆形矮床上，而年龄较大的婴幼儿睡在矮床上。为了最大限度地通风，当婴幼儿睡觉时，婴儿床和垫子的摆放位置应该使它们之间有充足的空气流动。《婴儿 / 学步儿学习环境评量表》（*Infant/Toddler Environment Rating Scale*）推荐的距离约为 91 厘米（Cryer et al.，2004）。

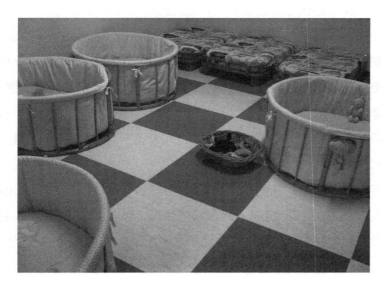

图 12.6　婴儿床

午睡常规

　　主要照护教师要详细地了解每个婴幼儿的入睡模式。例如，在入睡时，有些婴幼儿会变得易烦恼；有些婴幼儿会放慢动作、打哈欠、透过低垂的眼睑进行窥视；有些婴幼儿变得更加活跃和易怒。有些婴幼儿希望在照护者的怀抱中入睡，而有些婴幼儿很容易自己入睡；有些婴幼儿睡得很轻，容易醒过来，而有些婴幼儿在嘈杂声中也能入睡；有些婴幼儿要和从家里带来的熟悉物体一起睡觉，而有些婴幼儿想在睡觉前玩一会儿；也有些婴幼儿习惯和家长或兄弟姐妹睡在一起，很难适应单独的婴儿床或垫子。婴幼儿在家里的经历会影响他们在集体照护环境中的睡眠偏好和模式。

无论何种模式，主要照护教师都应建立一个平静的、可预测的午睡常规，随着时间的推移，这会让每个婴幼儿产生这样的期望，即在这个新环境中睡觉是舒适的、安全的。对主要照护教师来说，这意味着要按照同样的步骤、顺序行动，这样婴幼儿就能预测接下来会发生什么。例如，有节奏的摇篮曲、摇摆的动作，或温柔且重复的抚摩。婴幼儿对睡眠的需求是不同的，因此在集体照护环境中，严格的午睡时间表是不合适的。有些婴幼儿午睡时间短，但入睡更频繁，而有些婴幼儿只睡一次，时间较长。婴幼儿的睡眠模式也可能每天都发生变化。

学步儿喜欢参与午睡区的创设，并在午睡之前存放鞋子或其他物品。创建一个简单的系统，让他们知道在哪里可以储存或找到他们的东西，这有助于支持婴幼儿的学习，让氛围平静下来，并减少可能伴随午睡而来的焦虑。例如，在午睡区附近的墙上放一排低矮的挂钩，学步儿可以在那里找到布袋，布袋上贴着学步儿的照片，这使得每个学步儿都能在入睡前存放自己的鞋子和其他衣物。

回顾与展望

婴幼儿喜欢成为日常照护常规的参与者，尤其是那些涉及他们自身的照护常规，如进餐、换尿布和午睡。分享食物、穿衣、入睡准备为婴幼儿提供了使用新兴技能和概念的机会。为了在照护常规中规划学习机会，教师应观察、反思和解读，以发现婴幼儿准备扮演的角色，并定期调整照护常规，为婴幼儿的学习创造新的环境。除了游戏空间和照护常规之外，还有第三种教与学的环境，即贯穿每日的对话和互动。本书第十三章重在阐述成人如何利用日常对话和互动来引导婴幼儿建立友谊和学会协商冲突。

第十三章　对话与指导

对新生儿而言，这就好像他们走上舞台，进入一出已经在上演的剧本——有些开放的情节决定了他们可以扮演什么角色……他们可能朝着什么方向发展。舞台上的其他人已经对这出戏的内容有了一定的了解，足以能够让他们与新来者进行协商。（Bruner，1990，p. 34）

婴幼儿依靠照护者了解世界，一个充满可能性和未知的世界。布鲁纳把婴幼儿的处境比作走向正在上演戏剧的舞台。婴幼儿会遇到已经在舞台上的人、熟悉戏剧的人。如本书第六章所述，婴幼儿会敏锐地与他们所遇到的人协调。他们发现情感，理解意图，利用这些信息与他人交流。本书第六章描述了科学家所了解到的婴幼儿对他人感受的敏感性，他们天生乐于助人，具备区分有益行为与有害行为的能力。这些都展示了婴幼儿的社交能力，并为他们的学习、交朋友、维持游戏以及加入他人的游戏提供了一个重要的环境基础。

交朋友始于婴幼儿时期，但这个过程并不总是那么容易。学步儿咬人或打人、拒绝请求或发脾气的情况并不少见。与他人一起游戏会带来快乐和喜悦，但也会带来挫折和失望。冲突对儿童和成人都是混乱的，但冲突是教与学的重要组成部分。无论是顺境还是逆境，照护者都应引导婴幼儿交朋友和维系友谊。本章将探讨如何将这些纳入广义的课程中。

让他人参与游戏、取用他人的玩具，或者阻止他人拿走自己的玩具，所有这些都是婴幼儿第一次遇到同伴时会遇到的情况。这需要他们学会承受强烈的情绪，解决自己与他人的冲突。对强烈情绪和冲突的协调是婴幼儿学习的重要组成部分，也是教学的重点。接下来的部分探讨了在游戏环境中如何帮助婴幼儿协调自己与他人的关系。为此，我们探讨了三种策略：认可、明确地限制以及有限的选择。它们建立在婴幼儿理解他人的感受、意图以及想法的基础上，帮助教师使用对话和叙述来引导婴幼儿。

反思：教师是婴幼儿的向导

想一想，如果你初次到达一个国家，你会有什么感觉。人们的语言和标识的文字可能与你所习惯的完全不同。想象一下，你在这个新地方开着车在繁忙的高速公路上行驶，你不知道怎样看路标，也不知道交通规则。你感到不确定和犹豫。你四处寻找可以当向导的人，即了解当地语言、习俗以及驾驶规则的人。当你犯错时，他可以提醒你，并且帮助你避免违反交通法规的高额罚款。

将这种经历与学步儿第一次遇到同伴或不熟悉的照护者的经历进行对比。学步儿必须适应一个新的社交世界吗？就像你去一个新的国家旅行时，你可能会感激当地向导的帮助一样，如果有一个值得信任的成人作为富有同情心的向导，那么学步儿有可能茁壮成长吗？当发生冲突时，如果有人给予学步儿明确的指导，而不是施加惩罚，那么学步儿可能会有什么感受呢？明确的指导将有助于他们应对困惑、挫折或悲伤吗？在引导学步儿冒险进入一个新的社交环境与引导游客进入一片新土地之间，你从这两种情境中看到了哪些相似之处呢？

尊敬式指导

想一想，当遇到迷路的旅行者时，向导可能会提供什么样的帮助？向导首先可能会同情迷路的旅行者，然后询问旅行者的目的地和旅行计划。对婴幼儿来说，值得信任的照护者可以引导他们进入社会，通过清晰的、简单的对话帮助他们理解可接受的行为。

认可情绪或意图

咬人、打人、从他人手中夺走玩具，或以可能会损害玩具的方式使用玩具，这些行为在学步儿身上并不罕见。当学步儿拒绝按成人的要求去做时，冲突便与服从有关。表 13.1 列出了学步儿的三种常见冲突类型。

表 13.1　指导策略及相关情境

困难行为发生情境	指导策略
做了不可接受的事情	明确地限制
拒绝成人的要求	有限的选择
强烈的情绪	认可

无论情境如何，婴幼儿的困难和挑战性行为总是由真实的、可以被识别的感受或意图所激发。通过想象导致冲突的感受、愿望或意图（Fonagy，Gergely，Jurist，& Target，2004），我们认可儿童的眼睛所见。认可是解决冲突的一个关键组成部分。在冲突情境中，"认可"意味着说出或描述婴幼儿的感受、需求或担忧。表示认可的话语，如"我知道你很伤心，在哭泣，因为你不想让你的朋友离开"或"当他在你的纸上画画时，你很生气"。就像考虑周到的旅行指南一样，成人会花些时间来猜测导致冲突产生的婴幼儿感受、意图或需求。

当婴幼儿被强烈的情绪征服时，认可这些情绪是帮助婴幼儿应对冲突的一种方式。有时，冲突没有现成的解决方案。然而，婴幼儿的感受是真实的，是对令人不安情形的反应。婴幼儿可能会不停地哭泣、发脾气或退缩，它们都是婴幼儿应对干扰的方式，会让婴幼儿付出巨大的情感代价，而这种代价只有在成人以威胁或惩罚作为回应时才会加剧。当值得信任的成人在口头上认可婴幼儿的强烈情绪时，婴幼儿会感到放心，知道成人听到了自己的担忧，即便尚未解决。

认可婴幼儿的强烈情绪，其目的不是用诸如"你很难过，但不要哭，那没什么好哭的"这样的话语来判断这种感受是否恰当，也不是为了解决引发这种感受的情境，因为这或许是不可能的，就像婴幼儿看到家长上班后不停地哭泣一样。教师可能会对他说："我知道你很伤心，你想要爸爸，你想让爸爸留下。但他要去工作，他会回来的。你很想念他。"通过认可婴幼儿的感受，教师向婴幼儿表明他的感受是很重要的，他的哭泣是可以理解的。同样重要的是，成人不要过快地提供帮助或建议。及时地帮助或建议也许是合适的，但当婴幼儿情绪激动时，他们需要听到和感受到明确的信息，即成人听到并接受他们的情绪反应。一旦平静下来，婴幼儿就会准备好接受帮助或建议。

无论是对哪个年龄阶段的个体，认可都为冲突的解决铺平了道路。当我们认可时，我们就确认了婴幼儿情绪情感的真实性，而非只重视随之产生的不良行为。一句表示认可的话语就像一座桥，婴幼儿和成人在上面可以一起面对面地应对困境。它也可以是一座让卷入争端的婴幼儿重新建立联系的桥。

明确地限制：传达"特定环境规则"

婴幼儿天生就很好奇，不断地探寻新鲜事物。他们进行实验和测试，想知道当用某种方式对某些事物或某些人采取行动时会发生什么。每一天都有新的地方和新的物体要探索。然而，每一次新的接触都会让他们面对应该如何应对人和事物这一问题。婴幼儿来到这个世界上，并不知道家庭或社会认为哪些行为是可以接受的，哪些是不可接受的。他们依靠照护者来告诉他们什么是可接受的，什么是不可接受的。

　　婴幼儿依靠成人获得这一重要的社会知识。玛格达·嘉宝（Lally，2011a）将其描述为"特定环境规则"（house rules），它是指特定环境中可接受行为的界限。"特定环境规则"保护婴幼儿、他人以及有价值物品的安全。婴幼儿向照护者寻求对"特定环境规则"的明确解释。规则比较混乱，因为家里有一套规则，而另一个环境有另一套规则。

　　解释什么是可接受行为，什么是不可接受行为的最佳时机是在冲突发生的过程中。想一想，会爬行的婴儿接近另一个婴儿时会发生什么。带着好奇的表情，爬行者可能会扯其他婴儿的头发，导致婴儿哭泣。看到这一幕的教师立刻上前，安抚受伤的婴儿，同时告诉婴儿什么是可以接受的，什么是不可以接受的，如"轻轻地，不要拉。拉扯索尔的头发是不对的，会让他感到难受"。她一边说着，一边温柔地抚摩着每个婴儿的头发，然后说："温柔一点，不要那么粗暴。"

　　成人用清晰的、简单的语句向年幼的婴儿介绍他们可以做什么，不可以做什么。学步儿的语言表达能力更强，成人在介入冲突时要使用描述性语言，清晰且直接。成人认可婴幼儿的意图或愿望，清楚地告诉他们不能做什么，或者可以做什么，并给出简短的理由。请看下面这位教师对两个学步儿之间的争执进行的干预，这两个学步儿都想要同一个玩具。

观察

　　阿梅莉亚举起手臂，好像要打卡尔，卡尔紧紧地抓着一辆马车的把手。我阻止了阿梅莉亚举起的手臂，然后对她说："阿梅莉亚，你不能打人。我知道你很生气，但你不能打卡尔。你确实很想要这辆马车，但是卡尔还在使用它。如果你想要马车，你可以问他：'请问我可以用马车吗？'"我停下来看了看，阿梅莉亚低下头，什么也没说。我对卡尔说："卡尔，阿梅莉亚也想用那辆马车，所以你用完后，请把马车给阿梅莉亚。"阿梅莉亚抬起头，用低沉而坚定的声音说："卡尔，我的马车。"

解读

阿梅莉亚想要这辆马车。她很生气，因为卡尔占据着马车，她认为卡尔是那个阻止她获得马车的人。她的计划是把马车从卡尔那里抢过来，因为他是阻止她得到玩具的障碍。我能理解她的愤怒和她的计划，因为她只是尝试找一种方式来得到她想要的东西。所以我认可她的愤怒，但同时，我告诉她，不能打人。我的目标是帮助她认识到打人是不对的，但我也希望她知道下次遇到这种情况时该怎么做。所以，我教给她一句话来请求获得马车。

在这个案例中，教师认可了两个婴幼儿的感受和意图。她看到阿梅莉亚想要马车，所以她对阿梅莉亚说"我知道你很生气……你确实很想要这辆马车"。她也认可了卡尔的担心，又说"卡尔还在使用这辆马车"。听了这些话，卡尔和阿梅莉亚两人都觉得自己被教师听见和理解了，两人都开始把教师当成自己的盟友。阿梅莉亚把教师皱起的眉头和所说的话理解为让她停止正在做的事情。看到她所信任的照护者对她皱眉头让她感觉不舒服，一开始她感觉到被拒绝，但是当教师温柔地抚摸她时，教师对她笑了笑，消除了她的恐惧，并给她出了一个主意，"你可以问他：'请问我可以用马车吗？'"这句话很简单，阿梅莉亚也很容易重复。

这个案例展现了如何明确地限制，并帮助婴幼儿清楚地理解"特定环境规则"的基本组成部分。没有特定的顺序，主要包括三个部分：

- 认可婴幼儿的情绪、意图、目标或愿望。
- 描述婴幼儿的不可接受行为。
- 解释为什么这个行为是不可接受的。
- 告诉婴幼儿下次发生这种情况时可以做什么（一个可接受的替代行为）。

当成人介入婴幼儿之间的冲突时，一些非常微妙的事情发生了。当成人思考冲突以识别和认可婴幼儿的意图、情绪或担忧时，成人的面部表情通常映照了婴幼儿的感受。我们很自然地、自发地这样做，没有意识。在这个例子中，阿梅莉亚看到自己的愤怒反映在教师的脸上。科学家将其称为"标记镜像"（marked mirroring）（Fonagy et al.，2004）。在充满感情和潜在威胁的社交情境中，人们通过这种"标记"的表情来认识和联系彼此。有了标记镜像，婴幼儿马上就知道成人脸上的表情不是生气。相反，婴幼儿将这种表情解释为成人意识到了自己的愤怒。在交流中，阿梅莉亚不会想："哇！现在老师生我的气了！"相反，她将这个表情解释为"她理解了我的愤怒"。人类倾向于不假思索地使用标记镜像。在这个例子中，阿梅莉亚把教师的表情看作同理心，即"她知道我的感受"。

反思：表达自我

清楚地说明什么是被允许的，什么是不被允许的，有助于明确可接受行为的界限。当可接受行为的界限被清楚地描述为期望时，婴幼儿能理解其中的意思。当使用问句而不是陈述句时，婴幼儿很容易混淆。比较学步儿对以下句子的理解和反应。第一个是问句，第二个是陈述句：

"玛丽，请不要扔沙子，行吗？"

"玛丽，请不要扔沙子。"

你认为，学步儿会如何回应上面的两个要求呢？婴幼儿首次学习语言，所以他们会逐字逐句地理解我们说的话，而且通常会出乎意料地顺从。结果就是，学步儿是否可能把上面的第一句话作为一种选项，而不是作为一种期望呢？以问句或陈述句的形式表达出请求会改变婴幼儿所听到和理解的内容吗？当成人把请求表述为陈述句而不是问题时，婴幼儿更有可能听从吗？

对年幼的婴儿来说，不可接受行为可能是会爬行的婴儿拉扯另一个婴儿的头发。成人简单明了地做出回应并认可："我知道你想摸他。轻轻地抚摩，不要拉扯头发。拉扯头发会让人受伤。"不良行为往往是他们探索和试验的结果，由天生的好奇心所推动。这种不良行为背后并没有恶意或愤怒。教师的话语要简明、清晰，因为婴儿理解语言的能力仍然十分有限。教师认可了婴儿的意图，清楚地告诉他什么是不被接受的，并用语言和温柔的触摸来引导他，用自己的手来示范她想让婴儿做的替代性行为。此外，她还给出了一个简短的原因。

对年龄稍大的婴幼儿来说，不良行为可能仍然是出于简单的好奇和试误，但也可能是愤怒或恐惧的结果。这取决于成人的观察和反思情境，以辨别婴幼儿的意图或目标。成人并不总能准确地知道是什么感受或意图导致了冲突，但通过观察和反思，他们可以做出相当准确的猜测。

婴幼儿依靠成人给予他们明确的行为指令，但有很多困惑。请看下列语句在意思上的细微差别：

- 你可以咬这个塑料玩具，但不能咬那个小朋友的胳膊。
- 你可以推他上自行车，但你不能把他推下自行车。
- 你可以在人行道上骑自行车，但不能在街道上骑自行车。
- 你可以扔这个球，但你不能扔积木。

我们使用含糊的语言提出要求时，会使婴幼儿产生其他疑惑，例如，"不要那样做！你会伤害到他！我不想再看到你那样做了"。学步儿试图弄清楚这是什么意思，可能会想，"是不是她不喜欢咬人？也许她的意思是我不能咬他，但其他孩子可以咬他。也许我根本就不该和他一起玩"。有时，不良行为仅仅是婴幼儿试图弄清楚明确的界限所做出的反应。

在设定限制和引导婴幼儿选择可接受的选项时，坚定的声音很重要。教师经常努力表现得和蔼可亲，用节奏轻快、单调的声音来柔化直接的表达，这是一种非言语的暗示，掩盖了教师陈述的严肃性。教师也试图通过使用"我们"而不是"你们"来弱化其言语的影响，例如"我们不打别人"。以"我们不"开头的话语会让人弄不清指的是谁的行为。非常小的婴幼儿可能处于正在弄清楚"我们"和"你们"的过程中，所以在听到"我们不打人"时，可能会认为这个信息是针对别人的，而不是针对自己的。这里的重点并不是说友善是一种错误，而是说尊重、坚定、清晰、指导的话语仍然可以是友善的。

反思：分散注意力还是重新指导

有时候，教师会试图分散婴幼儿的注意力以阻止他们的不良行为。对很小的婴儿来说，分散注意力可能是一种让他们远离势不可当的事情的方式，以帮助他们在心烦意乱或疲惫的时候冷静下来。然而，分心可能会带来困惑，不利于表现出不良行为的婴幼儿。例如，一个会爬行的婴儿可能会咬躺在附近的另一个婴儿的手臂。对教师来说，看似最简单的方法就是把咬人的婴儿转移到另一个地方，拿一个玩具分散他的注意力，说："跟我到这边来，我们一起阅读这本书。"教师把婴儿的注意力转移到另一个活动上，但是我们从中学到了什么呢？这种反应是否有助于婴儿弄清楚什么是能咬的，而什么是不能咬的呢？在可以接受的碰触或接触其他婴儿的方式上，婴儿学到了什么呢？相反，如果以下内容是婴儿所听到的，那么他们从中学到了什么？"你不能咬别人，这会伤害别人。你可以轻轻地摸摸别人，但不要咬别人。"

咬人。咬人是婴幼儿最常见的行为之一。一个学步儿可能会咬另一个学步儿以获得其手里的玩具。事实上，在大多数情况下，通过咬人，婴幼儿实现了自己的预期目标，因为被咬的孩子通常会尖叫，并丢掉心仪的玩具。最终，学步儿将会掌握一些词汇，能够以更适宜的方式向他人表达自己的愿望

和意图，但在此之前，他们会陷入一个艰难的过渡时期。

很明显，咬人超出了可接受行为的范围，所以尊重式地设置限制和重新指导是一种有效的干预。婴幼儿咬人的原因有很多种，但有效的干预应遵循相同的模式，同时仍应认识到引发咬人的特定情境。对婴幼儿的咬人行为进行回应，成人要认识到婴幼儿的担忧，明确地说明咬人是不对的，咬人会伤害别人，然后给婴幼儿一些事情做，而不是咬人，以满足其意图或感受。这包括模仿可接受的行为，比如轻轻地触摸婴幼儿被咬的地方、使用婴幼儿可以重复的话语来得到他想要的东西，如"告诉他你想要这个玩具"。对年幼的婴幼儿来说，干预要短时、简单和明确。当成人用太多的词语进行回应时，学步儿可能会迷失在词语的冲击中。

在一些简短的话语中，成人可以清楚地、不带评判地指出咬人的问题。阅读有关认可、明确地限制、重新指导的内容，以及下面观察到的原因：

观察

教师看到学步儿安娜眉头紧锁，俯身去咬戴维的手臂。教师走到两个学步儿中间，轻轻地碰了碰他们的胳膊。教师对安娜说："你不能咬人。我知道你想要那个玩具，但戴维还在用呢。如果你想要戴维的玩具，你可以询问，'我想要这个玩具'，但是你不能咬他，咬人会伤害别人。"教师转向哭泣的戴维，同情地说："你被咬了，很疼，是吗？"教师站在旁边，转过身看着安娜，停了一会儿，对她说："如果你想要玩具，就告诉戴维，'我想要这个玩具'，但你不能咬他。"

咬人者通常需要不止一次的干预。咬人者听到了限制和重新指导的解释后，可能仍然需要弄清楚这到底是什么意思。为了做到这一点，咬人者可能会在相同或类似的情况下再次咬人。例如，咬人者可能会想，"老师说的就是这个孩子吗？也许对我来说，咬另一个孩子是可以接受的。我会找到的"。

当学步儿重复表现出某个不良行为时，他们可能只是想弄清楚可以做什么。当成人明确地限制和重新指导时，他们就是在支持学步儿学习"特定环境规则"。

婴幼儿为什么会咬人

• 为了收集有关个体物理特性的信息。

• 为了探索别人的反应，了解别人。

• 为了按摩敏感的牙龈，在牙齿生长的时候通过咬合释放压力。

• 为了获得所需的感官刺激。

• 为了传递一种情绪或意图，即表达愤怒、沮丧、疲劳、愿望或压力。

分享。另一个常见的学步儿冲突是分享玩具。分享对学步儿来说并不新鲜，因为他们从出生起就已经和照护者分享时间和注意力。作为新生儿，他们依靠照护者的帮助，9 个月大时，这种分享延伸到物体上，婴儿和照护者乐于分享对玩具的关注。婴儿发现共同注意的时刻会让照护者待在身边。在大约 1 岁的时候，婴儿开始根据共同注意进行互动，如反复地把一个物体交给照护者，然后拿回去，享受分享（Rochat，2009）。

会爬行的婴儿喜欢在周围的世界里探索物体。他们与其他会爬行的婴儿的接触可能会导致两个婴儿同时接触同一个玩具，通常是一种温和的互相交流，拉扯会随着时间升级，但从来没有达到分裂的程度。这样的相遇只是简单的共同注意，花一点时间去探索另一个人的行为，而不是为了占有而发生冲突。当两个会爬行的婴儿拉扯同一个玩具时，教师会通过观察确保他们是安全的，但没有必要进行干涉。每个会爬行的婴儿都要经历与其他人一起拉扯某个玩具。教师的角色既不是权利的捍卫者，也不是冲突的谈判者，而是故事的叙述者。会爬行的婴儿可能会听到"你们都想要那个玩具，安杰莉卡想要，塔妮莎也想要，你们都在拉扯玩具"。通过这种方式，教师对会爬行的婴儿体验玩具时的动作进行描述。

然而对学步儿来说，关于玩具所有权的冲突充满了对合法所有权的愤怒。当他们在物体上投入更多的情感时，他们就开始要求明显地占有。"我的"是婴幼儿最早说出的一个表达性词语，它清楚地告诉别人"我想要的"是"我"的延伸。在不同文化中，"我的"一词大约在 2 岁时出现（Rochat，2009）。初步来看，这种独享感似乎让学步儿很难理解分享意味着什么。然而，学步儿逐渐形成的"我的"意识为他们的分享行为做好了准备，因为他们拥有了一些有价值的、可以与人分享的东西。

反思：惩罚不是解决办法

很多成人认为，当学步儿出现不良行为时，正确的反应是惩罚、责骂或排斥。当婴幼儿被打，或被罚坐在"暂停椅（或冷静椅）"上，或受到责骂、羞辱或侮辱时，他能学到什么呢？模仿对婴幼儿来说是一种有效的学习策略，所以他们可能会从中学到，当生气或面对与他人的冲突时，可以把殴打、伤害或拒绝作为回应。当感到愤怒或与他人发生冲突时，我们希望婴幼儿模仿什么行为呢？哪些行为是我们不想让他们模仿的呢？

分享是愿意给别人东西。这一行为是逐渐发生的，就像学步儿试验拥有和给予的意义一样。随着时间的推移，通过与他人的更多互动，学步儿发现了分享的社交力量。通过给予他人一些有价值的东西，也就是说，通过自己放弃想要的玩具，他们会让朋友开心，让朋友待在自己的身边。但坚持保留别人渴望的、有价值的东西，他们会让朋友伤心地离开。学步儿非常强烈地渴望交朋友和维护友谊。像所有人一样，学步儿想要加入社会群体，与朋友为伍。正是这种动力支持他们学习分享。在关于玩具的许多纠纷中，一些比另一些更为激烈，但学步儿发现了分享在交朋友和维护友谊方面的社会性价值。

　　成人通过允许孩子玩一个物体且想玩多久就玩多久来促进分享，也就是说，如果另一个孩子试图把玩具拿走，前一个孩子能保持对玩具的控制。初步来看，这似乎与分享的概念背道而驰。然而，被允许拥有梦寐以求的玩具的孩子更倾向于放弃玩具，但这应是在他们自愿的情况下。对有价值的玩具拥有控制权，使孩子有可能在准备好的时候把玩具送给玩伴。从某种意义上说，孩子把有价值的东西给别人时，也保持了自己对玩具的控制。

　　只有当孩子获得了拥有权，然后体验到把拥有权让给他人的社会性结果时，分享才会发生。真正的分享不是通过命令或强制的威胁实现的，如"你需要分享，把它给我"或者"如果你们不能分享玩具，我就把玩具都收起来，你们两个谁都不能玩玩具"。真正的分享是在给予和接受的过程中形成的。

　　当成人示范分享时，他们通过帮助婴幼儿体验拥有和给予的意义来促进分享。模仿是婴幼儿学习社会行为的主要方式，因此模仿分享是一个有效的策略。成人也通过帮助学步儿理解等待的含义来促进分享。对学步儿来说，等待别人放弃梦寐以求的玩具可能是很难的。当教师用言语来表达等待中的学步儿的感受时，他们认可了等待中的学步儿所处的困境，他们的话语也引导着拥有玩具的学步儿。例如，教师可能会对拿着玩具的孩子说："卡尔，阿梅莉亚也想用马车。当你在玩的时候，她会等待。"

　　对学步儿来说，制作等待名单是体验等待的具体方式。在这种情况下，教师可能会拿起一个剪贴板，对阿梅莉亚说："我要开始做等待名单了。我在这一页的最上面写上'马车的等待名单'，我写了一个数字1，然后我写了你的名字，阿梅莉亚，A，M，E，L，I，A。也就是说，等卡尔玩完了马车，你将是第一个使用马车的人。你想用铅笔写上你的名字吗？"通常，当教师邀请学步儿参与时，他们会拿起铅笔在纸上做一个记号。教师继续问："你是想自己拿着这个名单，还是把名单粘在这儿的墙上呢？你来决定。"

　　在这种情形下，谁拥有这个玩具就很清楚了。但在其他情形下，成人可能会陷入冲突，而不知道谁先拿了玩具，谁想把玩具拿走。成人要扮演冲突协调者的角色，认可并帮助儿童解决冲突，待在附近以防止儿童之间的身体伤害，并描述冲突是什么以及相关的想法与感受。教师可能会说："你们俩看起来都想要马车。"如果一个孩子开始从另一个孩子手里抢，教师可能会说："我不会让你把马车拿走的，阿梅莉亚，但我会帮你和卡尔说的，告诉他你想要什么。"学步儿会回应道："这是我的马车！"教师拿起马车，转身对卡尔说："卡尔，你听到阿梅莉亚说的话了吗？她想用马车。"卡尔可能会坚持说："不，这是我的马车！"教师转向阿梅莉亚并说："好吧，卡尔说他也想用那辆马车。你听到卡尔说的话了吗？"她把手轻轻地放在每个孩子的胳膊上，然后接着说："你们俩都想用马车，这就出现了一个问题。"尽管他们采取了各种行动来获得马车，教师还是牢牢地拿着马车，并补充说："当你们决定谁来玩这个马车时，我来帮你拿着它。"

他们俩也许都对谈话失去了兴趣，可能会放弃马车，也可能会坚持下去。婴幼儿经常需要鼓励才能用语言来表达想要的东西和自己的感受，他们还受益于知道照护者信任他们，让他们自己决定谁来玩这个有争议的玩具。用一句简单的话，比如"我们有个问题要解决，我们会一起决定谁来玩这个游戏"，可以揭示出这种信任。很多时候，在像卡尔和阿梅莉亚之间的冲突中，如果给予他们空间和时间来想出一个解决方案，其中一个孩子就会这么做。解决方案可以十分简单，如"你坐在这里，我坐在那里怎么样"或者"我知道，我们俩可以一起使用它"。教师在帮助婴幼儿建构意义时承担着盟友、导师和教练的角色，他们在帮助婴幼儿理解共同分享意味着什么，并帮助婴幼儿体验分享行为内在的社会性力量。

当与反复试探"特定环境规则"的学步儿一起工作时，"影子"（shadowing）是一个有用的策略。影子是指跟随一个以前曾违反规则的婴幼儿，并密切地观察他，以帮助他保持在可接受的行为范围内。为了跟随，教师会站在婴幼儿身边，对正在发生的事情进行评述，提醒婴幼儿他可以做什么来实现自己的目标，并给婴幼儿做示范。

> **反思："计时隔离"还是"冷静陪伴"**
>
> 　　许多成人用"计时隔离"（time-out）来管教表现出不良行为的儿童，这本质上是把一个捣乱的或不听话的儿童从冲突的情形中带出来，将其隔离在一个指定给行为不良儿童的隔离点。"计时隔离"的问题在于它羞辱和惩罚了儿童，并不利于儿童学习他们最需要学习的自我管理方式（Katz & McClellan，1997）。把儿童从他们试图解决的问题情形中抽离出来，也不利于儿童学习解决问题。当我们转移和隔离儿童的时候，我们剥夺了儿童学习应对方式的机会，在成人的支持下，儿童下一次还会处于同样的情形中。如何使用影子策略来代替"计时隔离"呢？如果教师密切关注儿童处理冲突的行为，那么儿童将会学到什么呢？这可以被认为是"冷静陪伴"，而不是"计时隔离"吗？

设计有限的选择

　　当儿童拒绝服从成人的要求时，就会出现第二种需要指导的情况。服从问题可能是成人和儿童意志的艰难较量。然而，有些时候，事情必须在特定的时间、特定的地点以特定的方式去做，所以成人需要儿童服从。

　　大多数需要儿童服从的情况都提供了小而有用的机会窗口，在这个窗口中，成人可以让儿童参与决定的过程。例如，教师可能需要所有儿童一起待在室内，不允许儿童留在户外。把儿童独自留在户外是不可行的，所以如果儿童拒绝进入室内，教师与儿童之间就会发生冲突。"有限的选择"（limited choice）策略有助于儿童理解这种指令，并让他们参与行为的决定。

　　有限的选择以儿童渴望做事情并且可以自己决定为基础，即发展中的自主性。这种指导策略尊重儿童的自主愿望，并在明确规定的限度内将一小部分决定权赋予儿童——这些限度确保成人所要求的任务得以完成。有限的选择对儿童和成人来说是双赢的，包括四个部分：

1. 认可儿童的感受、意图或目标。
2. 清楚地告诉儿童，你需要他做什么。
3. 清楚地说明，你为什么需要儿童服从你的要求。
4. 为儿童提供两种可以接受的方式来服从要求。

由于选择有限，儿童有能力做出决定，但选择的范围要明确。任何一种选择都会满足成人的要求，所以成人可以很轻松地把决定权交给儿童。

当给予孩子一些有限的选择时，大多数孩子都想独立做事情，所以他们要确保自己不需要成人的帮助。关键是要提供选择，让孩子去做成人期望的事情。在这个例子中，教师提供了两种可供儿童选择的进入室内的方式，如"你是想从这扇门还是从那扇门进去呢？你来决定"。选择必须与预期的行为直接相关，否则策略就会失效。例如，不要说"你可以到室内去玩积木或图书"，因为这个回应可能是"我想玩积木，但现在我还在装水桶呢"。儿童也不愿离开沙盒。同样重要的是，不要把有限的选择转变为威胁，如"如果你现在不进入室内，你就不能在午饭后和我们一起阅读故事"。这种"如果……那么……"的表述要么是威胁，要么是贿赂，不利于帮助学步儿弄明白"特定环境规则"，只会给已经紧张的局面增添困惑和焦虑。

尝试对婴幼儿进行一两次限制、重新指导或有限的选择的教师，如果没有立即看到效果，可能会对这种策略失去耐心，并试图放弃它，转而寻找其他教导模式。然而，探测成人对行为的特定限制是婴幼儿了解人类的一个自然组成部分。他们会探测我们施加给他们的限制，以便弄清楚我们的意思。当他们通过重复被禁止的行为来测试某个限制时，成人应清楚、坚定、简洁地重申限制和重新指导，告诉儿童不能做什么以及可以做什么来满足自己的愿望。在必要时重复始终一致的反应，对儿童理解限制的意义至关重要。要预料到婴幼儿会重复做出违反行为，因为这是婴幼儿建构意义的过程中的一部分。

反思：有限的选择

看一看这位教师是如何认可儿童的意愿的，陈述教师需要儿童做什么以及为什么要这样做，及其为儿童提供的两种选择。

观察一

教师跪在 2 岁的马特奥旁边，他正在往沙盒里一桶一桶地装沙子。教师对他说："我知道你想继续在这里玩，但是现在该进教室了。你可以自己走进去，也可以牵着我的手进去。你想要以哪种方式进入教室呢？"马特奥没有抬头，教师静静地等着。马特奥放下水桶，耸了耸肩，绕过教师，向门口跑过去。

成功并不总是那么容易。儿童可能对所提供的选项没有任何反应。重要的是，要坚持有限的选择，帮助儿童看到选项。也可能需要多次重复这些选项。当儿童不愿选择时，请听一听这位教师是如何坚持有限的选择的。

观察二

教师说："我要数到 5。如果我数到 5，你还没决定，那么由我来决定。"教师数着数，在 4 到 5 之间慢了下来。在数到 5 的时候，儿童仍然没有做出选择，教师伸出张开的手掌，邀请他进入教室，并说："好的，你可以牵着我的手，我们一起走。"通常在这时，儿童想要独立的冲动会战胜他，然后自己走进教室。

困难行为：儿童寻求安全

当儿童表现出困难的行为模式时，这可能是儿童经历了创伤性事件的迹象。早期生活的创伤，无论是虐待或意外，在婴幼儿中并不少见。在美国，这是导致儿童 5 岁前死亡的主要原因（Lieberman，2006）。当儿童受到死亡、重伤或被遗弃的威胁时，或当他们目睹其他人处于这种情况时，他们就会经历创伤。受创伤的儿童可能目睹了家长遭受的暴力，也可能自己就是身体或情感暴力的受害者。这样的儿童会失去安全感和受保护感，而这种安全感和受保护感本应由值得信赖的照护者保护。创伤也可能来自自然灾害，比如飓风或洪水，或事故，比如被狗咬伤、车祸或溺水。儿童无法控制正在发生的事情，但会感到恐惧、痛苦、焦虑。

创伤包括身体和情感上的伤害。婴幼儿能够记住创伤事件发生时产生的感受与感觉，尽管他们还没有能力回忆或叙述事件。这些关于视觉、声音、感受和感觉的内隐记忆被保存在儿童的大脑中，可以被随后的生活经历触发。这些后来的经历可能与最初的创伤无关，然而，一种与最初创伤时刻相似的感觉可能会触发创伤期间经历的相同感受与感觉。例如，一声巨响，一个人走得太近，或者个体的外貌或面部表情都可能引发早年创伤事件的内隐记忆。当这种情况发生时，儿童可能会经历与最初受到创伤时感受到的相同的威胁与恐惧感（Perry，2007；Siegel，2012）。这种感情上的冲动可能对儿童毫无意义，对与儿童在一起的成人也毫无意义。然而，恐惧的感觉是真实的，在儿童头脑中被触发的情绪也是真实的。这种恐惧或威胁可能是儿童反抗或攻击的根源。

儿童的创伤性压力通常表现为愤怒、攻击性、恐惧、不服从以及无法与他人或游戏中的物体接触（Lieberman，2006）。受过创伤的儿童很容易失去控制、害怕、捣乱或过于好斗。儿童在最脆弱——疲惫或压力大时，就会触发这种困难行为。教师可能没有意识到创伤，可能不知道创伤的本质，或者可能没有清楚地看到困难行为及其触发的原因之间的联系。由创伤记忆所引发的困难行为对儿童和教师来说都是强烈的、令人不安的。

如果教师理解了困难行为是儿童长期以来应对创伤事件所带来的压倒性的、强烈的感觉的方式，他们就能够开始以治愈创伤后果的方式支持儿童。抗拒那些走得太近的人、试图拿走东西的人、看起来很严厉的人、大声说话的人都是在面对恐惧或攻击时试图保护自己的有效方法。困难行为通常是儿童保护自身安全的方式，而非仅仅是故意不服从。

儿童在压力环境下的反应在很大程度上取决于大脑的应激反应系统在产前和婴幼儿时期的组织。早期生活经历混乱的儿童可能有对威胁产生高强度反应的应激反应系统，从而增加了挑衅或攻击性行为的风险（Perry，2006）。回忆一下本书第五章的内容，即大脑的应激反应系统中的神经回路可以瞬间传递威胁信号。这种应激反应系统绕过了处于思考中的大脑，所以感到不安全或受到威胁的儿童可能不会计划自己的行动，而只是简单地做出反应来保护自己（Perry，2007）。如果接收到的信息被认为是"坏的"，应激激素就会充斥儿童的身体系统。有些儿童的应激反应系统很容易被触发，这可能是源于他们先前的经验，也可能是由于感觉处理的敏感性。对应激反应系统很脆弱的儿童来说，抗拒他人可能是一种保护措施。

研究发现：人际关系如何治愈创伤

利伯曼（Lieberman，2006）建议教师牢记以下内容，以帮助婴幼儿治愈创伤后果：

- 通过可以预料的每日常规活动给予婴幼儿安全感。
- 通过主要照护和持续性照护来维持稳定的关系。
- 了解攻击性、不服从和冲动通常是由那些让婴幼儿想起以前的创伤事件的情况触发的，或者是由长期的压力或虐待导致的。
- 当值得信任的照护者离开时，婴幼儿会感到悲伤，一定要让照护者说"再见"并向婴幼儿保证照护者会回来。
- 保持冷静，避免表现出会吓到受过创伤的婴幼儿的行为，包括提高声音、使用严厉的语言、做出愤怒的反应、孤立婴幼儿。
- 与家庭成员合作，采取行动以安抚和支持婴幼儿。
- 利用游戏、锻炼、身体运动、舞蹈、音乐、绘本和其他有节奏的活动来帮助婴幼儿调节导致敌对、攻击性、退缩行为的紧张情绪。

因此，在应对攻击性或敌对行为时，干预的重点应该是帮助婴幼儿再次感到安全。婴幼儿只有感到安全，才能对自己的行为及其后果进行思考和推理。佩里（2006，2007，2008）建议使用模式化的重复行为来安抚极具攻击性、害怕或目中无人的婴幼儿，如散步、在秋千上来回摇摆、有节奏地敲鼓或唱有节奏的歌曲，它们都提供了稳定的动作节奏以及丰富的感官输入。让婴幼儿参与这样的活动，从而让他们平静下来，思考和谈论自己的不可接受行为，以及下次遇到类似情况时他们应该怎么做。

一旦婴幼儿平静下来，大脑思维开始活跃起来，教师就可以为婴幼儿提供一些建议，帮助他们在再次受到威胁时冷静下来。例如，"当你生气的时候，假装你有一个蒲公英，然后把种子吹走"或者"当有人让你生气的时候，你想打他们，那就打这个枕头吧"。

回顾与展望

通过照护者的帮助，婴幼儿理解自己与他人的关系。在游戏过程中出现的冲突可能让婴幼儿感到沮丧和难以承受。他们需要成人帮助他们处理自己与他人的冲突。通过尊重式的指导，包括认可、明确地限制以及有限的选择，成人支持婴幼儿使用对话与互动来协商冲突、应对强烈的感觉。通过这些策略，成人向婴幼儿介绍符合其所处文化群体的目标的行为期望。成人在一旁充当向导，为婴幼儿提供词汇来满足他们的需求、意愿和要求，同时帮助他们发现和理解他人的需求、意愿和要求（Lally，2011a）。采用这种方式，成人通过与婴幼儿的对话来帮助他们学习如何交朋友和维护友谊。

下一章将回顾第一章提出的问题，即"我们如何知道婴幼儿在学习"，这有助于我们反思婴幼儿观察记录的多种用途。作为一种叙述，记录能扩展人们对生命最初三年重要性的认识，并将婴幼儿学习故事传递到婴幼儿照护机构之外能够影响婴幼儿及其家庭的决策者手中。

第十四章　分享婴幼儿的学习故事

儿童能自主地从他们的日常生活经验中建构意义……因此，成人的关键行为是激发，尤其要间接地激发儿童的意义建构能力，即所有学习的基础。他们必须努力抓住教育契机，找到正确的方法，将意义和诠释融入与儿童的富有成效的对话中。（Malaguzzi，2012，p.55）

无论儿童的年龄多么小，他们脸上的表情、手势或动作以及他们说的话，都有助于增进我们对他们的思想、想法和感受的理解。幼儿向我们展示的多样化思维启发了洛利斯·马拉古兹（2012；Edwards，Gandini，& Forman，2012），他是瑞吉欧·艾米莉亚学前教育项目的负责人，他认为幼儿"拥有一百种语言"（Edwards et al.，2012，p.3）。这句话已经成为幼儿惊人的交流能力、表达能力、思考能力以及推理能力的代言。

在本章的引文中，马拉古兹提醒我们，婴幼儿"能自主地从他们的日常生活经验中建构意义"，而教师"尤其要间接地激发儿童的意义建构能力"。当教师观察儿童的游戏并记录重要时刻时，他们让儿童头脑中正在建构的、无形的思想、观念和概念变得清晰可见。通过游戏，儿童展示了他们的想法，教师通过细心地观察、记录以及交流，发现下一步该做什么以便让他们投入学习。马拉古兹强调，教师"必须努力抓住教育契机，找到正确的方法，将意义和诠释融入与儿童的富有成效的对话中"。

在本书第四章中，我们探讨了根据围绕婴幼儿经验的记录进行反思性对话的意义。在随后的内容中，我们呈现了教师如何观察、记录并解读记录的例子，识别了婴幼儿的新兴技能与概念，并为创设学习环境提供了思路。然而，这项工作还有更广泛的应用。当与社会群体进行分享时，记录把婴幼儿的思考传递到早期教育环境之外，成为制定影响儿童及其家庭的相关政策的指导工具。

来自发展心理学、儿童发展、神经科学、儿科以及精神病学等多个领域的大量科学研究最终得出一个无可争议的结论——婴幼儿比我们想象的更有意识，更能适应他人，更善于凭直觉进行分析。

当教师定期回顾持续记录的内容时，他们会发现揭示儿童思考和学习的重要时刻。这些时刻可能会启发人们，婴幼儿有惊人的学习能力。本章将邀请你选择婴幼儿经历中的重要时刻，并以一种超越自身经历和婴幼儿照护机构的方式向更广大的社会群体讲述婴幼儿学习的故事。

反思：记录的多种用途

回顾你在这本书中学习过的内容。关于记录的多种用途，你学到了什么？举例说明，如何在以下方面使用记录：

- 课程计划。
- 婴幼儿学习评价。
- 家长参与。
- 教师的专业发展。
- 机构发展。
- 倡导支持婴幼儿及其家庭的服务。

作为视觉叙事的记录

视觉叙事使用照片和文字来捕捉儿童的学习（Giudici et al.，2001；Rubizzi，2001）。准备视觉叙事的第一步是仔细选择表现儿童经历的照片和笔记。仔细阅读记录，以做出深思熟虑的选择。与他人一起做这件事，会引出多个清晰的视角，并产生反思性对话。用以下问题进行指导：

- 你在记录中注意到了什么？
- 婴幼儿如何表达自己的想法和意图？
- 哪些照片和笔记最能清晰地表达婴幼儿在游戏或互动时刻的思考呢？

视觉叙事应简洁、条理清晰地展现故事。它既不是标题和照片的简单集合，也不是发生在主题课程中的所有故事。它是简洁而引人注目的案例，捕捉了儿童在建构意义中的行为（见本章案例）。

用简短的描述介绍叙事的背景，包括预设问题，以及对所发生事件的简要解读。文字强调了儿童游戏中令人兴奋的或特别有启发意义的内容，并邀请读者反思和解读儿童思考。

精心挑选的几张照片、作品样本或引言，为传达信息提供了视觉叙述。关键性的识别信息，即机构的名称、事件中儿童的姓名和年龄，以及事件发生的日期或具体时间，揭示了事件发生的背景。

婴幼儿、家长以及来访者都可以阅读视觉叙事。它可以被贴在入口处附近，向来访者介绍机构中正在进行的教学与学习故事；也可以以单张纸的形式进行分发，邀请读者欣赏婴幼儿的学习故事。对家长来说，它已经成为与教师一起思考教学与学习的焦点。当印刷在坚硬的纸张上时，视觉叙事就变成了一本书，被保存在图书与故事区，吸引儿童重温他们的经历。当视觉叙事被挂在教室的墙壁上，或在教师的反思性对话中被谈及时，它就成为教师反思和专业发展的一个要点。

反思：视觉叙事的形式

视觉叙事可以采用多种不同的形式。它可以是一张纸、一本小册子、一块小面板、一个简短的媒体剪辑，或是可以通过网站获取的一份文件。它的形式应该是吸引人的、容易阅读的。其设计应考虑分发的便利并尽量减少成本。需要考虑：

- 使用标准格式。当以标准格式被创建时，它可以很容易地被复制和分发。例如，用轻型显示板创建的小面板，将其剪切到标准打印尺寸，也可以用打印纸复印以便分发。
- 捆绑牢固、美观。如果准备做成一本小册子，可以使用大的活页夹或漂亮的手工装订。
- 使用独立面板。几块展板可以像扇子一样被粘贴在一起。
- 使用悬挂面板。将几块可连续阅读的面板悬挂在墙上，在每块面板上放一个夹子，用一根紧绷的线串起这些夹子。

案例　视觉叙事：在学习过程中获取

瑟文现在 6 个月大了。在这里，你可以看到他正专心致志地用眼睛和手指查看一个肥皂盒。他把肥皂盒放进嘴里，一边盯着看，一边将其翻过来。几分钟后，他把盒子抛向右侧。在第二张照片中，在他的左侧，还有另外两个肥皂盒。其中一个肥皂盒的表面有棱纹，另一个藏在它下面，与他第一次查看的盒子一模一样。他扫视了一下眼前的玩具，然后向左转动，看到那个一样的肥皂盒。他捡了起来，用嘴摸索了几分钟，眼睛盯着肥皂盒，用手指触摸。他向右转动，向下看着第一个肥皂盒落下的地方，伸手把一个肥皂盒放在另一个肥皂盒上面。你觉得瑟文在想什么呢？

瑟文展现了他的什么想法呢？以下是一些可能的想法：

- 他注意到了相似与不同，选择了两个有洞和突起的白色小肥皂盒，而不是那个白色棱纹大肥皂盒。

- 他记得第一个肥皂盒的特征，之后回来找它。
- 他似乎匹配了两个完全相同的物体，在这样做的过程中，他"制造了两个"，这是学习重要数学技能的开端。

　　在把玩普通物品时，婴幼儿会建构分类、空间关系、因果关系以及数字的概念。

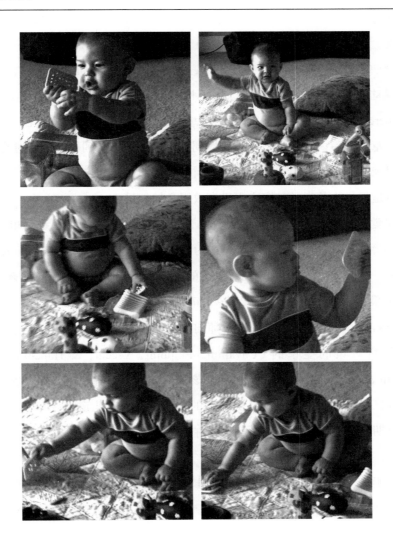

作为宣传工具的记录

许多人没有意识到，当婴幼儿听到隐藏在树枝上的鸟儿的啁啾声时，科学就开始了；当婴幼儿翻阅一本书时，阅读就有了根源；当婴幼儿捡起一块块积木来填满篮筐时，加法就开始了。或者说，婴幼儿对他人行为和语言的敏锐适应能力、协商冲突的微妙艺术始于婴幼儿时期。以视觉叙事的形式进行记录能够让其他人看到婴幼儿建构知识的方式，有助于婴幼儿随后的学习与发展。

学前教育既是对儿童个体的投资，也是对社会的投资（Giudici，2012）。当以视觉叙事的形式准备时，记录为评估学前教育的质量提供了真实的数据（Dahlberg，Moss，& Pence，2013），并证实了学前教育的投资价值。记录可以将儿童的学习内容和学习方式传播到机构之外，传递到那些可能对婴幼儿、家长以及为其服务的教师知之甚少的个体手中。因此，记录是公民参与的工具，也是倡导为儿童及其家庭提供有效服务的工具。

视觉叙事以一种可以与他人分享的方式捕捉婴幼儿的思维。里纳尔迪（2006）将产生视觉叙事的记录描述为"可见的倾听"（visible listening）。她解释道，"如果我们相信儿童拥有自己的理论、解释以及问题……那么在教育实践中最重要的动词不再是'说''解释'或'传递'，而是'听'"（pp.98-99）。瑞吉欧·艾米莉亚学校的教师向世界展示了倾听、观察和记录是如何导致教育政策的变革的（Cavallini，Filippini，Vecchi，& Trancossi，2011；Filippini & Vecchi，2005）。由于每个孩子都与一个家庭相连，每个家庭都与一个社区相连，因此记录能让更广大的社会群体了解儿童的认知方式，参与儿童早期教育政策的相关辩论。马拉古兹（2012）建议：

教师必须遗忘孤立、沉默的工作模式，它不会留下任何痕迹。相反，他们必须找到方法来沟通和记录儿童在学校不断发展的经历……并且

（帮助其他人）以新的、更好奇的方式看待整所学校。

反思：清楚地表达

视觉叙事的形式会影响其效果。思考一下有助于增强视觉叙事的可读性的方法：

- 避免倾斜的照片，因为这会干扰读者，分散他们阅读故事的专注力。
- 裁剪照片以消除不必要的背景，更好地利用页面空间。
- 避免照片拥挤。留点空间让眼睛休息，这会让读者专注于信息。
- 有选择性。只选用一些能清楚地传达信息的照片和作品。
- 避免使用所有可用的照片或收集的每个作品样本。目的不是展示每个儿童的作品，而是传递有关儿童思考和学习的信息。
- 不要添加可爱的题注。文字应该传递清晰的信息，当被放在照片旁边时，应该帮助读者理解儿童的想法。
- 听听儿童说了什么，记录下他们所说的话，并摘取能够揭示他们想法的句子。
- 保持简洁的形式。装饰会分散读者的注意力，使他们无法看到或听到儿童的想法。

反思：你要带走什么

思考一下，你从这本书中学到了什么，并用这些问题来测试你的学习：

- 你知道，如何倾听、观察以及记录吸引婴幼儿的事物吗？
- 你知道，如何解释婴幼儿在游戏中的表现（即他们的想法）吗？你是否有一个词汇表来命名你在游戏和互动时发现的儿童学习呢？
- 你知道，如何让学习变得可见，以便能与他人分享吗？

回顾与展望

在本书中，你探索了揭示婴幼儿在每个领域的学习方式和学习内容的关键研究。在尊重式的婴幼儿照护里，你探索了如何将这些研究应用于实践。布鲁纳（1990）认为，对婴幼儿来说，这就好像他们"走上舞台，进入一出已经在上演的剧本——有些开放的情节决定了他们可以扮演什么角色……他们可能朝着什么方向发展"（p.34）。那些照护婴幼儿的人，在婴幼儿走上人生舞台时，是婴幼儿的向导。里纳尔迪（2006a）提醒我们，在婴幼儿"寻找意义的过程中"，他们要求我们成为他们的旅伴，每一个发现的时刻都是他们探索周围世界的一部分。

后　记

　　玛丽·简·马圭尔-方把婴幼儿描述为"主动的小生命"，他们努力地理解周围世界以及他们与世界的关系。她的文字既优美又敏锐，内容完整而全面。这本书是一本精心的杰作。在我看来，在她的这本书里增加任何东西都是多余的。

　　她写道，婴幼儿是主动的意义建构者，他们不仅仅接受意义。她的观点绝对是正确的。当布鲁纳提到所有的人类（包括婴幼儿）都是意义的创造者时，他谨慎地选择了"创造者"这个词。那些"创造"事物的人不是被动的，而是新事物的主动创造者。人类必须（是的，必须！）理解这个世界以及他们自身，不这样做就是一种精神灾难。婴幼儿敲击一块积木或一个汤匙，就像皮亚杰告诉我们的那样，婴幼儿在做感知运动，意思是两者都是一样的——"可敲击的"。行动就是意义。短短的几个月后，这个孩子将知道，其中一个是用来吃饭的，另一个是用来搭建房子的。建构的意义发生了改变，行动也改变了。婴幼儿创造的意义改变了世界上的人们对婴幼儿的看法，即婴幼儿如何理解世界以及如何理解自己。虽然成人很难理解（因为我们被语言"殖民"了），所有婴幼儿的意义建构都是在没有语言和符号的情况下完成的，但是意义建构是强有力的、连续的。随着婴幼儿使用语言和符号进行意义建构能力的发展，他们的意义建构将会变得更加复杂和连贯。

　　马圭尔-方全面地阐述了个体发展过程，综合了大脑、认知、行为、语言以及社会性发展领域的信息。但至关重要的是，她超越了对能力发展的探索，把根本概念有形化，即正常发展依赖于成功地交流所建构的意义，以及意义建构的典型方式——意义建构的主要过程——是通过儿童与成人之间的主动信息交换发生的。这个过程涉及将两个（或两个以上的）意义建构者结合起来（即儿童与成人）形成双向的交流过程，这个过程不可能只存在于一方。在他们的双向参与中，新的意义被共同创造出来，正如维果茨基所说，这些意义适宜融入双方的自我意识中，对儿童来说更是如此，因为相比成人，儿童的知识更不连贯且不那么复杂。

这就是促进儿童成长的全部意义。马圭尔-方在理论和实践上都清楚地展示了如何做到这一点。她还明确表示，责任就在家长、教师和政策制定者的身上。如果做不到马圭尔-方所说的那样，我们的儿童就会失望，他们的世界就会变得没有意义，甚至完全没有意义。

——埃德·特洛尼克，
美国马萨诸塞大学波士顿分校特聘教授、哈佛医学院研究员

参 考 文 献 *

Acredelo, L., & Goodwyn, S. (1996). *Baby signs: How to talk with your baby before your baby can talk*. Chicago, IL: Contemporary Books.

Adolph, K. E., & Berger, S. A. (2006). Motor development. In W. Damon & R. Lerner (Series Eds.) & D. Kuhn & R. S. Siegler (Vol. Eds.), *Handbook of child psychology: Vol. 2. Cognition, perception, and language* (6th ed., pp. 161–213). New York, NY: Wiley.

Ainsworth, M. D. S., Blehar, M. C., Waters, E., & Wall, S. (1978). *Patterns of attachment: A psychological study of the strange situation*. Hillsdale, NJ: Erlbaum.

Allen, J. G., Fonagy, P., & Bateman, A. W. (2008). *Mentalizing in clinical practice*. Washington, DC: American Psychiatric Publishing.

Als, H., Duffy, F. H., McAnulty, G. B., Rivkin, M. J. Vaj apeyam, S., Mulkern, R. V., Warfield, S. K. , Huppi, P. S., Butler, S. C., Conneman, N., Fischer, C., & Eichen wald, E.C. (2004). Early experience alters brain function and structure. *Pediatrics, 113,* 846–857.

Baillargeon, R. (1994). How do infants learn about the physical world? *Current Directions in Psychological Science, 3*, 133–140.

---

* 为了环保，也为了节省您的购书开支，本书参考文献不在此一一列出。如果您需要完整的参考文献，请通过电子邮箱 1012305542@qq.com 联系下载，或者登录 www.wqedu.com 下载。您在下载中遇到问题，可拨打 010-65181109 咨询。

Baillargeon, R., & DeVos, J. (1991). Object permanence in young infants: Further evidence. Child Development, *62,* 1227–1246.

Barazzoni, R. (2000). *Brick by brick: The history of the XXV April municipal preschool in Villa Cella (RE).* Reggio Emilia, Italy: Municipality of Reggio Emilia.

Bayley, N. (1969). *Bayley scales of infant development* (1st ed.). New York, NY: Psychological Corporation.

Beebe, B., & Lachmann E. M. (1988). The contribution of mother-infant mutual influence to the origins of self and object representations. *Psychoanalytic Psychology, 5,* 305–337.

Bell, S. M., & Ainsworth, M. S. (1972). Infant crying and maternal responsiveness. *Child Development, 43*(4), 1171–1190.

Bloom, L., Margulis, C., Tinker, E., & Fujita, N. (1996). Early conversations and word learning: Contributions from child and adult. *Child Development, 67,* 3154–3175.

Bove, C. (2001). Inserimento: A strategy for delicately beginning relationships and communications. In L. Gandini & C. Pope Edwards (Eds.), *Bambini: The Italian approach to infant/toddler care* (pp. 109–123). New York, NY: Teachers College Press.

Brazelton, T. B. (with Sparrow, J.). (2006). *Touchpoints, birth to 3: Your child's emotional and behavioral development.* Cambridge, MA: DeCapo Press.

Brazelton, T. B., & Sparrow, J. (2013). Foreword. In R. Lally, *For our babies: Ending the invisible neglect of America's infants* (p. xiv). New York, NY: Teachers College Press & San Francisco, CA: WestEd.

Bretherton, I. (1992). The origins of attachment theory: John Bowlby and Mary Ainsworth. *Developmental Psychology, 28,* 759–775.

Bruner, J. S. (1966). *Towards a theory of instruction.* Cambridge, MA: Belnap Press.